国家卫生健康委员会"十四五"规划教材

全国高等中医药教育教材

供中医学、针灸推拿学、中西医临床医学等专业用

医学心理学

第 3 版

中醫

U0207979

主　编　胡　真　李光英

副主编　刘步平　申寻兵　席　斌

编　委　（按姓氏笔画排序）

刁春婷（湖北中医药大学）	陈　洪（湖南中医药大学）
于婷婷（黑龙江中医药大学）	范文翼（滨州医学院）
尹红新（山西中医药大学）	郑　铮（南京中医药大学）
申寻兵（江西中医药大学）	胡　真（湖北中医药大学）
吉宇波（内蒙古医科大学）	胡文彬（天津中医药大学）
乔　雪（北京中医药大学）	席　斌（河南中医药大学）
刘　艳（河北中医学院）	唐清华（广西中医药大学）
刘步平（广州中医药大学）	陶　明（浙江中医药大学）
江陆平（甘肃中医药大学）	姬　菁（陕西中医药大学）
李光英（长春中医药大学）	韩珊珊（长春中医药大学）
张军涛（长江大学医学部）	

秘　书　刁春婷（兼）

人民卫生出版社

·北　京·

图书在版编目（CIP）数据

医学心理学 / 胡真，李光英主编 . —3 版 . —北京：
人民卫生出版社，2021.12（2023.11重印）

ISBN 978-7-117-31604-0

Ⅰ.①医… Ⅱ.①胡…②李… Ⅲ.①医学心理学 —
高等学校 — 教材 Ⅳ.①R395.1

中国版本图书馆 CIP 数据核字（2021）第 215520 号

| 人卫智网 | www.ipmph.com | 医学教育、学术、考试、健康，购书智慧智能综合服务平台 |
| 人卫官网 | www.pmph.com | 人卫官方资讯发布平台 |

医学心理学
Yixue Xinlixue
第 3 版

主　　编：胡　真　李光英
出版发行：人民卫生出版社（中继线 010-59780011）
地　　址：北京市朝阳区潘家园南里 19 号
邮　　编：100021
E - mail：pmph @ pmph.com
购书热线：010-59787592　010-59787584　010-65264830
印　　刷：人卫印务（北京）有限公司
经　　销：新华书店
开　　本：850×1168　1/16　印张：14
字　　数：367 千字
版　　次：2012 年 5 月第 1 版　　2021 年 12 月第 3 版
印　　次：2023 年 11 月第 3 次印刷
标准书号：ISBN 978-7-117-31604-0
定　　价：55.00 元

打击盗版举报电话：010-59787491　E-mail：WQ @ pmph.com
质量问题联系电话：010-59787234　E-mail：zhiliang @ pmph.com

◇◇◇ 数字增值服务编委会 ◇◇◇

◇◇◇ 修 订 说 明 ◇◇◇

为了更好地贯彻落实《中医药发展战略规划纲要(2016—2030年)》《中共中央国务院关于促进中医药传承创新发展的意见》《教育部 国家卫生健康委 国家中医药管理局关于深化医教协同进一步推动中医药教育改革与高质量发展的实施意见》《关于加快中医药特色发展的若干政策措施》和新时代全国高等学校本科教育工作会议精神,做好第四轮全国高等中医药教育教材建设工作,人民卫生出版社在教育部、国家卫生健康委员会、国家中医药管理局的领导下,在上一轮教材建设的基础上,组织和规划了全国高等中医药教育本科国家卫生健康委员会"十四五"规划教材的编写和修订工作。

为做好新一轮教材的出版工作,人民卫生出版社在教育部高等学校中医学类专业教学指导委员会、中药学类专业教学指导委员会和第三届全国高等中医药教育教材建设指导委员会的大力支持下,先后成立了第四届全国高等中医药教育教材建设指导委员会和相应的教材评审委员会,以指导和组织教材的遴选、评审和修订工作,确保教材编写质量。

根据"十四五"期间高等中医药教育教学改革和高等中医药人才培养目标,在上述工作的基础上,人民卫生出版社规划、确定了第一批中医学、针灸推拿学、中医骨伤科学、中药学、护理学5个专业100种国家卫生健康委员会"十四五"规划教材。教材主编、副主编和编委的遴选按照公开、公平、公正的原则进行。在全国50余所高等院校2 400余位专家和学者申报的基础上,2 000余位申报者经教材建设指导委员会、教材评审委员会审定批准,聘任为主编、副主编、编委。

本套教材的主要特色如下:

1. 立德树人,思政教育 坚持以文化人,以文载道,以德育人,以德为先。将立德树人深化到各学科、各领域,加强学生理想信念教育,厚植爱国主义情怀,把社会主义核心价值观融入教育教学全过程。根据不同专业人才培养特点和专业能力素质要求,科学合理地设计思政教育内容。教材中有机融入中医药文化元素和思想政治教育元素,形成专业课教学与思政理论教育、课程思政与专业思政紧密结合的教材建设格局。

2. 准确定位,联系实际 教材的深度和广度符合各专业教学大纲的要求和特定学制、特定对象、特定层次的培养目标,紧扣教学活动和知识结构。以解决目前各院校教材使用中的突出问题为出发点和落脚点,对人才培养体系、课程体系、教材体系进行充分调研和论证,使之更加符合教改实际、适应中医药人才培养要求和社会需求。

3. 夯实基础,整体优化 以科学严谨的治学态度,对教材体系进行科学设计、整体优化,体现中医药基本理论、基本知识、基本思维、基本技能;教材编写综合考虑学科的分化、交叉,既充分体现不同学科自身特点,又注意各学科之间有机衔接;确保理论体系完善,知识点结合完备,内容精练、完整,概念准确,切合教学实际。

4. 注重衔接,合理区分 严格界定本科教材与职业教育教材、研究生教材、毕业后教育教材的知识范畴,认真总结、详细讨论现阶段中医药本科各课程的知识和理论框架,使其在教材中得以凸显,既要相互联系,又要在编写思路、框架设计、内容取舍等方面有一定的区分度。

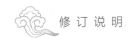

5. **体现传承,突出特色** 本套教材是培养复合型、创新型中医药人才的重要工具,是中医药文明传承的重要载体。传统的中医药文化是国家软实力的重要体现。因此,教材必须遵循中医药传承发展规律,既要反映原汁原味的中医药知识,培养学生的中医思维,又要使学生中西医学融会贯通,既要传承经典,又要创新发挥,体现新版教材"传承精华、守正创新"的特点。

6. **与时俱进,纸数融合** 本套教材新增中医抗疫知识,培养学生的探索精神、创新精神,强化中医药防疫人才培养。同时,教材编写充分体现与时代融合、与现代科技融合、与现代医学融合的特色和理念,将移动互联、网络增值、慕课、翻转课堂等新的教学理念和教学技术、学习方式融入教材建设之中。书中设有随文二维码,通过扫码,学生可对教材的数字增值服务内容进行自主学习。

7. **创新形式,提高效用** 教材在形式上仍将传承上版模块化编写的设计思路,图文并茂、版式精美;内容方面注重提高效用,同时应用问题导入、案例教学、探究教学等教材编写理念,以提高学生的学习兴趣和学习效果。

8. **突出实用,注重技能** 增设技能教材、实验实训内容及相关栏目,适当增加实践教学学时数,增强学生综合运用所学知识的能力和动手能力,体现医学生早临床、多临床、反复临床的特点,使学生好学、临床好用、教师好教。

9. **立足精品,树立标准** 始终坚持具有中国特色的教材建设机制和模式,编委会精心编写,出版社精心审校,全程全员坚持质量控制体系,把打造精品教材作为崇高的历史使命,严把各个环节质量关,力保教材的精品属性,使精品和金课互相促进,通过教材建设推动和深化高等中医药教育教学改革,力争打造国内外高等中医药教育标准化教材。

10. **三点兼顾,有机结合** 以基本知识点作为主体内容,适度增加新进展、新技术、新方法,并与相关部门制订的职业技能鉴定规范和国家执业医师(药师)资格考试有效衔接,使知识点、创新点、执业点三点结合;紧密联系临床和科研实际情况,避免理论与实践脱节、教学与临床脱节。

本轮教材的修订编写,教育部、国家卫生健康委员会、国家中医药管理局有关领导和教育部高等学校中医学类专业教学指导委员会、中药学类专业教学指导委员会等相关专家给予了大力支持和指导,得到了全国各医药卫生院校和部分医院、科研机构领导、专家和教师的积极支持和参与,在此,对有关单位和个人表示衷心的感谢!希望各院校在教学使用中,以及在探索课程体系、课程标准和教材建设与改革的进程中,及时提出宝贵意见或建议,以便不断修订和完善,为下一轮教材的修订工作奠定坚实的基础。

人民卫生出版社

2021 年 3 月

◇◇◇ 前 言 ◇◇◇

在人民卫生出版社关于编写全国高等中医药教育国家卫生健康委员会"十四五"规划教材会议精神的指导下,我们在上一版《医学心理学》教材的基础上,编写了本教材。

医学心理学主要涉及医学和心理学两大学科。这两大学科都与人的健康密切相关。祖国传统医学很早就提出,人的健康必须是身体和心理都健康,二者兼备,"形恃神以立,神须形以存"。1948年,世界卫生组织(WHO)在其章程中也明确提出健康的定义:健康不仅是没有疾病或衰弱,而且是在生理上、心理上和社会适应性方面都处于完好的状态。经历了 2020 年新型冠状病毒肺炎(简称:新冠肺炎)疫情的冲击,越来越多的人意识到健康的重要性,更加注重维护自己的身心健康。

当前,我国正在实施旨在"促进以治病为中心向以人民健康为中心转变"的《健康中国行动(2019—2030 年)》计划。高等中医药教育所培养的学生无疑应成为中华民族健康的卫士,推进健康中国行动的主力军;应既能护卫人的生理健康,又能护卫人的心理健康;不仅"治已病",更"治未病",防患于未然。因此,学习和掌握医学心理学知识对提升医学生的职业素养,提高其在未来临床工作中解除患者疾苦的能力就显得尤其重要。

医学心理学兼具理论性和实践性,包含基础心理学和应用心理学两大板块内容。本教材从医学心理学的学科特点、核心理论、临床应用等角度,全面概括总结医学心理学的作用与优势。首先介绍医学心理学的相关概念和医学心理学的基本理论,以普通心理学现象、心理发展、心理应激为线索逐步展开,再重点介绍心身疾病、心理健康与心理异常、临床心理评估等实用内容,阐述医患心理与医患关系,推荐心理干预的技术手段。结合现实需要,增加了"公共卫生安全事件中的心理干预和心理治疗"一章,提高实践指导性。最后用专门的一章集中介绍了祖国传统医学对心理和情志的认识及其实践运用。教材的数字化部分分别在每章开篇配套提供教学 PPT,书末提供复习思考题答案要点、模拟试卷,为教师提供了广泛的教学空间,为学生预习、复习、自测提供了便利。

本教材注重理论联系实际,选择医学心理学经典理论和实践进行系统讲授,帮助医学生从源头上学习领会经典理论,把握医学心理学理论体系的核心和本质。在加强传统理论阅读,经典案例分享的基础上,坚持以掌握基本知识理论,提高实践能力为目标,重点培养医学生的实际运用能力,实现"学以致用,知行合一"的学习目标。

本教材力求适应高等中医药教育新形势、新要求,在讲授医学心理学知识的同时,重视医学生"以人为本、救死扶伤"的职业道德培养;在传授心理学技术的过程中,坚持立德树人、培根铸魂,以期实现知识育人、文化润心的效果。

在教材编写过程中,人民卫生出版社和湖北中医药大学的领导给予了极大的关怀和悉心指导,来自 19 所高等医药院校医学心理学教学、临床一线的专家学者精诚团结,通力合作。经由各位编委认真编写相应章节内容,副主编初审修订,主编统筹终审全书后定稿,教材编写任务圆满完成。秘书刁春婷老师做了大量协调沟通工作。在此一并向指导、参与、帮助编写工作的各位领导、同仁表示衷心感谢!

由于种种原因,教材难免有未尽如人意之处,敬请读者不吝赐教,以便修改完善。

编者
2021 年 3 月

◇◇◇ 目 录 ◇◇◇

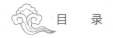目 录

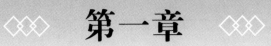

第一章

绪 论

> **学习目标**
>
> 　1. 了解医学心理学的概念、性质、研究对象和医学模式的转变；熟悉学科理论发展现状与前景，奠定本门课程的学习基础。
> 　2. 掌握医学心理学的学科性质和应用范围；研究方法和主要研究领域；学科重点理论、发展现状与研究进展。

第一节　医学心理学概述

一、医学心理学的概念及研究范围

医学心理学（medical psychology）是医学和心理学相结合而建立、发展的新兴交叉学科，是研究心理现象与健康和疾病关系的学科。它既关注心理社会因素在健康和疾病中的作用，也重视解决医学领域中的有关健康和疾病的心理或行为问题。

世界卫生组织（WHO）把健康定义为人们身体、心理、社会适应和道德品质的良好状态。健康的对立面就是疾病，健康和疾病（精神的和躯体的）是人的生命连续链的两极，并在生物、心理和社会因素作用下发生相互转化。数千年来，在探究健康与疾病的过程中，人们先后形成了不同的医学模式，用以指导医学理论研究和临床实践。20 世纪 80 年代开始，医学教育为了适应医学模式的转变，学者们集合国内外研究健康和疾病的有关心理和行为科学理论、方法和技术成果，逐步凝练总结形成一门新兴课程，即医学心理学，它是在特定历史条件下形成的具有医学教育特色的课程。

医学心理学强调从整体上认识和掌握人类的健康和疾病问题。人的身体和心理的健康以及疾病的产生，不仅与自身的躯体因素有关，而且也与人的心理活动和社会因素有密切联系。临床实践和心理学研究证明，有害的物质因素（例如药物、酒精和其他精神活性物质等）能够引起人的躯体疾病与心理疾病，有害的心理因素也能引起人的身心疾病，而良好的心理因素与积极的心理状态能够促进人的身心健康或作为身心疾病的治疗手段。归纳起来，医学心理学的研究范围主要包括：①研究心理或行为的生物学和社会学基础及在健康和疾病中的意义；②研究心身相互作用关系及机制；③研究心理社会因素在疾病过程中的作用规律；④研究各种疾病过程中的心理和行为特征及变化规律；⑤研究医疗过程中医患关系的特征及增进医患关系的途径和方法；⑥研究如何将心理学原理及技术应用于人类的健康促进及疾病防治。

思政元素

健康中国2030,促进心理健康

世界卫生组织对健康的定义是:健康不仅是没有疾病,而且包括躯体健康、心理健康、社会适应良好和道德健康。为推进健康中国建设,提高人民健康水平,中共中央、国务院于2016年10月25日印发并实施《"健康中国2030"规划纲要》。纲要中明确提出要加强心理健康服务体系建设和规范化管理。加大全民心理健康科普宣传力度,提升心理健康素养。加强对抑郁症、焦虑症等常见精神障碍和心理行为问题的干预,加大对重点人群心理问题早期发现和及时干预力度。加强严重精神障碍患者报告登记和救治救助管理。全面推进精神障碍社区康复服务。提高突发事件心理危机的干预能力和水平。到2030年,常见精神障碍防治和心理行为问题识别干预水平显著提高。

2019年7月,健康中国行动推进委员会发布《健康中国行动(2019—2030年)》,专门提出了心理健康促进行动。本行动主要有两个目标:一是提升居民心理健康素养水平,普及心理健康知识、提升心理健康素养是提高全民心理健康水平最根本、最经济、最有效的措施之一。为此,本行动提出到2022年和2030年,居民心理健康素养水平提升到20%和30%。二是心理相关疾病发生的上升趋势减缓。随着今后心理健康促进行动的不断推进,心理健康服务网络更加健全,服务能力和水平也将进一步提升,为此本行动提出抑郁症、焦虑障碍、失眠障碍患病率上升趋势减缓。同时,心理健康促进行动也对个人和家庭维护心理健康倡导了九项行动措施,包括提高心理健康意识、使用科学的方法缓解压力、重视睡眠健康、培养科学的运动习惯、正确认识常见情绪问题、出现心理行为问题及时求助等内容。

《健康中国行动(2019—2030年)》体现了中国共产党以人民为中心,人民至上的健康观念,体现了中国共产党全心全意为人民服务的初心和宗旨。

二、医学心理学的学科性质

(一) 交叉学科

首先,医学心理学不仅要有自然科学还要有社会科学知识基础,所以它是自然科学和社会科学相结合的交叉科学。其次,医学心理学是医学与心理或行为科学的交叉学科。就医学来说,医学心理学涉及基础医学(如神经生物学、病理学等)、临床医学(含内、外、妇、儿、神经精神等各科)、预防医学和康复医学等学科知识。就心理或行为科学来说,医学心理学涉及了几乎所有心理学科各分支学科以及人类学、社会学等众多学科领域的相关知识。以心理社会因素与心脑血管疾病关系研究为例,心理社会因素本身涉及人格特征、生活方式及工作、家庭、婚姻、语言、交际、习俗、社区、居住、工业化等多方面的生活事件,这又与人类学、社会学、生态学等知识密切有关;而心理社会因素影响心脑血管疾病发生和转归的机制,又涉及生物学、神经科学、基础与临床医学等学科知识。

由于医学心理学这种交叉学科的性质,所以在学习过程中应该加强与有关课程知识之间的整合。医学心理学也只有与各交叉学科加强协同研究,才会发展壮大。可喜的是,近十几年来医学心理学科与各相关学科的合作越来越多,显示了医学心理学科的勃勃生机。

（二）基础学科

医学心理学从其工作内容上看也是医学和心理学的基础学科。它揭示人类心理或行为的生物学和社会学基础，心理活动和生物活动的相互作用，及其对健康促进和疾病防治的作用，从而为寻求战胜疾病、维护健康的手段提供基础研究的依据，也为整个医学事业的发展提供心身相关的辩证的科学思维方法。

（三）应用学科

医学心理学具有解决医学和心理学问题的知识与技术，因而具有应用学科的属性。首先，医学心理学的理论与技术可以应用于临床医学各个领域的实践工作。例如，心身相关的知识和技术可为临床各科提供更符合现代医疗模式的诊疗思路和有效的辅助治疗方法，如缓解手术焦虑、减轻疼痛等方法与技术。实际上，医学心理学知识与治疗技术已经在包括医院、疗养院、康复中心、防疫机构、健康服务中心、各种保健部门等领域中得到了广泛应用。其次，医学心理学的知识与技术，可以独立应用于社会人群，以帮助人们解决与健康有关的心理问题与痛苦，以及增进人们心身健康，防止有关疾病的发生。目前在我国许多大型或中型医院已逐步开展的心理咨询与治疗服务，各类大专院校及部分中小学校也已普遍开展了学校心理健康教育实践，这些工作都是医学心理学知识和技术广泛应用的体现。

总之，医学心理学集医学理论与临床实践技能于一身，是既有基础学科性质，又有应用学科性质的一门独立学科，是现代医学教育中必须具备的知识。对于中医高等教育来说，医学心理学是一门不可缺少的课程，我们必须要对医学心理学的发展重视起来，结合其在发展过程中的具体特点，对于授课模式和内容都进行优化和创新，积极引进先进的教学设备和学习先进的教学方法。只有客观、系统地学习医学心理学的理论体系与实践方法，才能更好地适应新的医学模式的要求，在临床工作中学以致用。

三、医学心理学的相关学科

医学心理学是医学与心理学相结合的学科，是心理学在医学领域的应用。其涉及的研究领域相当广阔，可以说在医学领域中与人有关的所有问题大多涉及心理学问题。因此，医学心理学与心理学、医学的交叉学科相关联。

（一）临床心理学

临床心理学（clinical psychology）是根据心理学原理、知识和技术，解决人们心理问题的应用心理学科。该学科主要借助心理测验对患者的心理和行为进行评估，并通过心理咨询和心理治疗等途径调整和解决个体的心理问题。"临床心理学"这一术语由美国心理学家赖特纳·韦特默在 1896 年首次提出。到目前为止，临床心理学已经成为美国最大的心理学分支，从事这项工作的人很多，他们被称为临床心理学家或心理治疗师。临床心理学服务的人群也很广，工作范围遍布学校、医院、机关、政府、军事、商业和法律等。一般而言，临床心理学是医学心理学中的最大临床学科分支，属于应用心理学范畴，但在某些专著中，医学心理学与临床心理学的内容很接近，可将两者视为相似学科。

（二）咨询心理学

咨询心理学（counseling psychology）是研究心理咨询的理论观点、咨询过程及技术方法的学科，它与医学心理学有很大的交叉和重叠。我国心理咨询虽然起步晚，但发展迅速。心理咨询的从业人员主要由心理学专业工作者和社会工作者组成，通常被称为心理咨询师。咨询心理学的研究对象主要是正常人，它为解决人们在学习、工作、生活、保健和防治疾病方面出现的心理问题（心理危机、心理负荷等）提供有关的理论指导和实践依据，使人们的认识、情感、态度与行为有所改变,以达到更好地适应社会、环境与家庭的目的,增进身心健康。

（三）神经心理学

神经心理学(neuropsychology)是从神经科学的角度来研究心理学的问题。脑的神经过程与心理活动的关系是神经心理学的基本问题。当前的神经心理学吸收了神经科学与认知心理学的最新研究成果,采用功能性磁共振成像(functional magnetic resonance imaging, fMRI)和事件相关电位(event-related potential,ERP)等方法,探讨人类脑结构及功能与外在行为的关系,为研究各种正常或异常行为的脑机制提供直接的实验依据。神经心理学的研究结果为医学心理学提供了基础。

（四）异常心理学

异常心理学(abnormal psychology)研究的是人的异常心理活动与病态行为,即用心理学原理和方法研究病态心理与行为发生、发展、变化的原因与规律,并探讨其机制。研究成果也应用于临床精神疾病的诊断、心理评估及其治疗,其研究成果是医学心理学某些理论和依据的重要来源。

（五）健康心理学

健康心理学(health psychology)是应用心理学知识与技术来维护和促进心身健康和预防各种疾病(如精神病、神经症、病态人格、心身疾病和适应不良等)。健康心理学主要探讨心理因素在人们维持健康、生病及生病后反应中的影响,强调健康的促进和维持;尤其重视高应激职业人群如何有效地处理应激,从而使应激不会对健康产生负面影响。由于健康心理学涉及良好心理状态的保持和心理疾病的预防等问题,因而它是医学心理学在预防医学的分支,是公共卫生的重要组成部分。

（六）护理心理学

护理心理学(nursing psychology)是将心理学原理和方法运用于现代护理领域而形成的应用学科。它侧重研究护理工作中的心理学问题,是从护理情境与个体(护理人员和患者)相互作用的观点出发,研究特定护理情境中个体心理活动的发生和发展规律,以取得最佳心理护理的学科。

（七）康复心理学

康复心理学(rehabilitation psychology)是康复医学的重要组成部分。它主要研究解决伤残、慢性患病者和老年患者的心理行为问题,促进其适应社会、适应生活、适应工作,最大限度地降低残废程度。

（八）生理心理学

生理心理学(physiological psychology)是研究心理活动与各种行为引起某些生理变化的机制的一门学科。生理心理学着重探讨生理活动尤其是脑神经活动所导致的心理功能的变化,其研究成果为医学心理学的心身中介机制提供了基本理论依据。

（九）心身医学

心身医学(psychosomatic medicine),从狭义上讲,是研究心身疾病的病因、病理、诊断、治疗和预防的学科;从广义上讲,是研究人类在健康和疾病中的生物学、心理学和社会学等因素的相互关系,其内容几乎涉及目前整个医学心理学所包含的各个领域。

（十）行为医学

行为医学(behavioral medicine)是将行为科学的成果与生物医学的知识与技术整合而应用于医学领域的学科。主要研究将行为治疗方法应用到医学临床以及常见的不良行为(如成瘾、贪食等)上;也研究行为因素与疾病发生、诊断、治疗和预防之间的关系。

第二节 医学模式与医学心理学

医学模式（medical model）是特定时期内人们对疾病和健康的基本看法与态度，是一定时期内医学发展的指导思想，是哲学观在医学上的反映。医学模式受时代的制约相对稳定，影响着医学工作者的思维及行为方式且带有一定倾向性。

医学模式的发展是随着生产力、科学技术的发展而发展的，因而不同时期就有不同的医学模式。人类对疾病与健康的认知与人类对自然界及人类本身的认识密切相关，并随着生产力的发展、科学技术的提高、哲学思想的衍变而发生相应的转变。医学模式迄今主要有以下四种类型：神灵主义医学模式、自然哲学医学模式、生物医学模式和生物 - 心理 - 社会医学模式。其中，最早出现的是神灵主义医学模式，它起源于原始社会，当时生产力水平极低，人类对自然界及自身知之甚少，对许多生命的本质问题尚不能解决。人们相信"万物有灵"，将疾病看作是恶魔作祟或神灵的惩罚。因此，在治疗手段上主要采用驱鬼辟邪，祈祷神灵的保佑或宽恕。自然哲学医学模式出现在公元前 3 000 年左右，是以朴素的唯物论和辩证法来解释疾病和防治疾病的医学思想，以一些传统医学理论为代表，如《黄帝内经》中提出的"天人相应"的观点，西方的希波克拉底体液说等。不过，随着生产力水平的提高和人们对疾病的深入认识，这两种医学模式都有一定的局限性，需要不断发展创新。本节中，我们将重点介绍后两种模式

一、生物医学模式

生物医学模式（biomedical model）形成于 14~15 世纪，其基本观点是：每一种疾病都应该在器官、组织、细胞或生物分子水平上找到可测量的形态学或病理的变化，且都有确定的生物学或理化方面的特定原因，从而找到相应的治疗手段。近百年来，生物医学模式极大地促进了医学科学的发展，使得生物致病因素引起的传染病、寄生虫病、营养缺乏等逐渐得到有效控制，但也给人们造成一种印象，似乎每一种疾病都有一种特殊的生物学原因和特异的治疗方法。

生物医学模式在医学史上发挥了巨大作用，为人类的健康事业作出了伟大贡献。但是随着社会的发展，科学技术的进步，逐渐发现它存在一定缺陷，给人们的思维活动带来一些消极影响。

（一）注重生物医学方面的诊治

生物医学模式，只注重生物医学方面的诊治，在其结构内没有给心理的社会行为方面留下诊治思维空间，这是主要缺陷。

生物医学模式对精神病和心因性、功能性疾病以及原因明确、病理变化清楚的躯体器质性疾病不能予以科学的解释。因为，在现代工业化社会中，传染病、寄生虫病、营养缺乏症等已经不再是人类健康的主要威胁，而心理、社会因素起很大作用的心血管病、脑血管病、癌症、公害病、事故和自杀、吸毒和酗酒、饮食过度、心因性疾病等已成为对人类健康产生威胁的主要原因。对这些疾病只用生物医学模式诊断、治疗和预防，也不能完全解决问题。社会条件改变了，相应地医学模式也必须改变。医学是研究人的健康和疾病的科学。人既是自然的人，又是社会的人。患者，不单是一种生物学状态，也是一种社会状态。决定人是否患病，不仅要考虑其生物学变量，还要考虑心理、社会状态的变量，这就要求在更广泛的联系上研究健康和疾病问题。而生物医学模式不能适应这个要求。

(二) 已形成思维定式难以改变

生物医学模式已形成思维定式难以改变。在近三百年中,已经深入医务人员的思维习惯中,在医疗实践活动中,总是从人的自然属性——生物学特性上进行思考、认识健康、认识疾病、进行防治,习惯地、不自觉地撇开心理、社会因素。老师这样教,学生也这样学,世代相承。另外,由自己的医疗实践体会产生,久而久之,便成了一种相对固定的模式,如果一个医务工作者的头脑里"生物医学模式"概念根深蒂固,在诊治疾病时,总是试图在器官、细胞或生物大分子上寻找形态上、生物化学上的变化,以确定疾病诊断,用手术、药物、理疗等方法改变病理变化。

这种习惯一旦养成,往往不能"自拔"。使医务人员思考范围总是局限在这个领域中,养成了孤立地、片面地考虑问题的习惯。临床思维、医学科学研究材料的总结、卫生管理决策等,都是只在生物医学模式的框架内兜圈子,不能按照事物本身的辩证法,全面地把握事物的辩证发展过程。

这种生物医学模式的思维定式在医学思维方法上,给医务人员传播了某种不健全的"跛脚思维"。无论是临床思维、科研设计还是卫生管理决策,思维模式和思维方法都是一个十分重要的因素;方法正确可获成功,方法错误导致失败。日常工作中,由于注重生物学因素,忽视心理、社会因素而造成的诊治错误、工作失误屡见不鲜。医务卫生人员和卫生管理工作者应从根本上认识生物医学模式的不足,自觉建立正确的、进步的新医学模式,打破固有的思维习惯。

(三) 用静态的观点考察人体

生物医学模式用静态的观点考察人体,常常不能够完全符合人体实际。

常用静止不变的观点考察人体,把人体看成一架精密的"机器"。近代医学采用分门别类的研究方法,使近代医学积累了许多新的事实,分化出比较生理学、病理生理学、病理解剖学、微生物学、免疫学等学科,这种研究方法,促进了医学科学向更深更广的方向发展。但是这种形而上学的认识方式,使近代医学"只看到了它们的存在,看不到它们的产生、发展和灭亡;只看到了它们的静止状态,而忘记了它们的运动"。这就妨碍了对实际过程中多因素综合变化的全面认识。

例如,微生物学的发展,揭示了传染病的原因,但某些微生物学家常常只看到外因对机体的损害,却不注意内、外因相互作用,以及环境因素对微生物和机体的影响,甚至对免疫的理解,也只限于外因。由于这种外因论的影响,在临床工作中往往只依赖于药物和手术消除病灶,不能辩证地对待内因和外因、局部和整体、平衡和运动等关系,因而在科学实验和临床实践中遇到许多问题,出现一系列矛盾,这就促使人们突破形而上学的束缚,向着辩证思维的现代医学模式前进。

(四) 导致医患关系疏远乃至脱离

生物医学模式导致医患关系疏远。生物医学模式只从生物学的角度和还原方法分析研究人,就必然把人的心理、社会因素抛弃了;关心患者,了解患者的伦理观念也淡漠了,医患关系不如从前,在某种程度上倒退了。使患者与疾病分离,为了探求发病因素,找出病原体及关键的生物学变量材料,往往把患者的排泄物、病理组织标本拿来,孤立地进行检验,作为整体的活生生的人的形象完全消失了,看到的只是体液和细胞,而患者的社会、心理因素却完全被忽略或遗忘了。这样,患者与疾病就被分割了。自然的人与社会的人,生理的人与有头脑有理想的人被割裂了。

二、生物 - 心理 - 社会医学模式

1977 年,美国罗彻斯特大学精神病学和内科学教授恩格尔(Engel)提出应当用生物 - 心理 - 社会医学模式(biopsychosocial medical model)取代现今的生物医学模式,要充分考虑个体心理、生活方式、生物遗传、社会环境等各方面因素对于疾病和健康的重要影响,全方位探求影响人类健康的因果关系问题。这种模式的主要特征是强调人的整体性,认为人的心理与生理、精神与躯体、机体内外环境是一个完整的统一体,心理、社会因素与疾病的发生、发展、转化有着密切的联系。强调生物、心理、社会三因素是相互联系、不可分割的,在考察人类的健康和疾病时,既要考虑生物学因素,又要重视心理、社会因素的影响。

生物 - 心理 - 社会医学模式是生物医学模式的发展和完善,它更加准确地肯定了生物因素的含义和生物医学的价值,全方位探求影响人类健康的因果关系,使医学从传统的自然科学回归到自然科学和社会科学相结合、相交叉的应用性学科,对医疗卫生事业的整个领域都产生重大而深远的影响。

医学心理学始终坚持用生物 - 心理 - 社会医学模式来看待健康与疾病的关系,坚持整体性和系统性的观点,把人看成是一个与社会环境、自然环境相互作用的多层次的、完整的连续体(图 1-1)。医学心理学对健康和疾病的认识主要有如下 4 个方面:

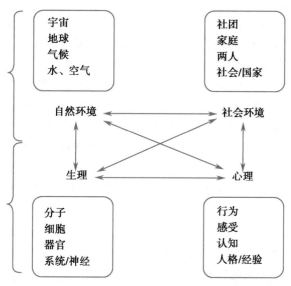

图 1-1 生物 - 心理 - 社会医学模式下的人与环境相互作用

1. 人是一个完整的系统。大脑通过神经系统将各系统、器官、组织、细胞、分子、基因等部分统一起来。如果只重视某个器官和系统功能,或将各个器官和系统分别看待,而忽视它们之间的整体联系,都是不恰当且有害的,易造成在临床工作中“只见树木、不见森林”的被动局面。

2. 人具有生理活动和心理活动,心、身之间相互联系并相互作用。个体的心理行为活动通过心身中介机制影响生理功能;相反,生理活动也影响心理功能。因此,在思考健康和疾病的问题上,须注意心身之间的相互影响。

3. 人与环境是密切联系的。人不仅是自然的人,同时也是社会的人,社会环境和自然环境的各种变化都会对人的心身健康产生不同程度的影响。

4. 心理因素在人类调节和适应内外环境活动中具有一定的能动作用。个人作为一个

整体,对社会、自然环境和个体的内环境的变化能随时作出主动的适应性调整,以保持自身的健康水平。

三、医学模式转变与医学心理学的发展

自古以来,我国传统医学——中医学对中国人的健康水平起到至关重要的作用,它坚持整体论,强调"阴阳平衡""天人合一""辨证施治"的系统论。但从19世纪末,西医作为一门现代科学传入我国以来,在相当长的一个时期内,生物医学模式都在我国医学界占据统治地位,这种局面持续至今。不过,随着时代的发展,越来越多的医学工作者意识到心理、社会因素对疾病和健康的重要影响。

在20世纪前期,排在疾病谱首位的基本上是传染病、营养不良性疾病、寄生虫病等。随着经济条件的改善和科技的发展,我国的疾病谱发生了根本性变化,接近于发达国家,已逐渐由传染病向慢性非传染病转变,如心脑血管、肿瘤、糖尿病等,传染病只排到第四位。传统的传染病如结核、麻疹已得到有效控制,不再是威胁人类生命的主要因素,而人们生活方式的改变使慢性非传染病,如心脑血管疾病、癌症、慢性病等成为现代人健康的主要威胁。同时由于处于社会急剧变化的社会转型期,各种社会矛盾突显,从而导致人们生活和工作压力明显增大,各种应激和心理行为障碍快速增加。因此,为适应形势发展的需要,我国医学模式也必须尽快地向生物-心理-社会医学模式转变。

为了促进我国医学模式的转变,从20世纪80年代初开始,国内医学院校已陆续设置医学心理学课程。医学生和医学工作者通过各种途径系统地学习医学心理学有关知识,将有助于准确认知并推动我国医学模式的转变。相信随着我国更多的医务工作者接受医学心理学知识,我国总体医疗服务水平将会发生质的变化。到时,各种心理行为技术将会在临床上得到广泛应用;综合医院中缺乏心理行为科技人才的局面将会改变;临床医学的研究范围也将大大拓宽,我国的医学管理模式也将随新的医学模式的确立而发生转变。全国各地许多医学工作者在自身的工作领域正在积极促进医学模式的转变,并取得一定成效。

医学模式的转变涉及整个医学体系和全体医学工作者,还涉及整个社会群体的思维意识的转变。如前所述,医学心理学始终坚持用生物-心理-社会医学模式来看待健康和疾病的关系,医学心理学的发展促进了传统的生物医学模式向生物-心理-社会医学模式的转变,同时这种新的医学模式也对医学心理学的发展具有重要指导意义。作为医学生需要树立上述认识,对今后的中医临床和科研工作将大有裨益。

第三节 医学心理学研究方法

任何一门学科都需要进行科学研究。医学心理学与心理学的其他分支学科(如教育心理学、社会心理学等)一样,不仅有自然科学基础,也有社会科学基础。所以它属于自然科学和社会科学相结合的学科,同时是一门理论与实践相结合的学科。因此,在研究方法上主张定性研究和定量研究相结合,纵向研究与横向研究相结合。

医学心理学所涉及的研究内容一般可以概括为以下几类:病因学研究、心理社会因素作用机制的研究、临床心理评估方法的研究和心理干预方法及其疗效的研究。此外,还包括医患关系、患者心理等其他问题。

一般来讲,医学心理学的研究过程包括提出问题和假设、收集资料、检验假设、建立理

论 4 个步骤。具体到医学心理学临床研究,研究过程可以细分为 6 个步骤:提出假设、选择关键变量及其检验方法、确定临床研究范式、选定研究样本、检验假设、结果的解释和发布。

一、根据研究涉及的时间分类

研究分类方法有很多种,如根据研究目的分为基础研究和应用研究,根据研究性质分为描述性研究和控制性研究。常见的分类方法是按照研究所涉及的时间特点,将研究分为横断面研究(cross-sectional study)和纵向研究(longitudinal study)。

横断面研究是指选取几组在某些方面匹配的受试者在同一时间内进行观察和评定,或者进行不同的处理及治疗,以比较其后果、效果或副作用。

纵向研究是指对同一个或同一组对象在指定的时间内进行追踪研究,可用于同一个人或者同组被试的个案研究。纵向研究又分为前瞻性研究(prospective study)和回顾性研究(retrospective study)。

前瞻性研究是以现在为起点追踪到将来的研究方法,可弥补回顾性研究的缺陷。例如在临床心理实验中,对一批 A 型行为类型者使用自我行为管理策略指导,并追踪此后整个行为干预策略实施过程中研究对象 A 型行为的改变情况,从而证明这种治疗技术的实际效果。但由于前瞻性研究条件限制过多,实施比较困难,使用并不很普遍。

回顾性研究是以现在为结果,回溯到过去的研究,是目前医学心理学常见的研究方式之一。这一研究方式的优点是条件限制较少,但是缺陷是被试目前的心身状态会影响对过去资料报告的真实性和准确性。例如,一位患严重疾病者往往将目前的病况归因于自己的过去,结果可能会报告较多的既往负性生活事件,对负性事件严重程度的估计也可能偏高,从而造成了生活事件与现患疾病有关的假阳性结果。

二、根据研究方法分类

医学心理学研究的手段根据所使用的方式分类,可分为观察法、实验法、测验法、个案法和调查法。在实际工作中,根据研究对象、时间、场所等因素,往往综合使用多种方法。

(一) 观察法

观察法在心理评估、心理咨询和心理治疗中被广泛应用。观察法是通过对被观察者的动作、表情、言语等外显行为的观察,来了解人的心理活动的一种方法。通过对研究对象的科学观察与分析,研究各种环境因素影响人的心理行为的规律。即使在主要采用其他研究方法时,观察法也是不可缺少的,通过各种方法搜集来的资料也常常需要用观察法加以核实。

1. 主观观察法与客观观察法　主观观察法是个人对自己的心理活动进行观察和分析,传统上称作内省法。这种方法存在较大的局限性,因为只有当事人自己的体验,往往影响对结果的验证、推广和交流。有时对研究的对象不可能进行直接的客观观察,也可采用听口头报告(或录音报告),查看书信、日记、自传和回忆录的形式进行间接的主观观察与分析。

客观观察法是研究者对个体或群体的行为进行观察和分析研究。科学心理学广泛采用客观观察法开展研究工作。这种方法要求按严格的客观规律真实地记录,以正确反映实际情况,并对观察获得的资料进行科学分析,以解释心理活动变化的本质。

2. 自然观察法与控制观察法　自然观察法是在自然情境中对被观察者的行为进行直接观察、记录,然后分析研究,其优点是不改变被观察者的自然生活条件,所获取的资料比较真实;控制观察法则是在预先设置的某种情境下进行的直接或间接的观察,这样能较快、集中地取得观察资料,但由于人为设置的情境可能会对被试产生影响,因此不易反映真实情况,而且观察的质量在很大程度上依赖于观察者的能力。

3. 临床观察法 是通过医学临床的观察记录来获取资料进行分析研究的一种方法。临床观察在医学心理学研究中十分重要,它可以借此探讨行为变异时人的心理现象的病理生理机制和深入研究患者的超限内心冲突与心理创伤所造成的心理障碍、心身疾病及精神疾病等。

(二) 实验法

实验法是一种经过精心设计,并在严格控制的条件下,通过操作某些因素,来研究变量之间相关或因果关系的方法。根据实验方式的不同,可分为实验室实验、现场实验和临床实验。

1. 实验室实验 是在实验室的条件下,借助各种仪器设备,在严格控制实验条件的情况下进行的实验。它不仅便于观察某一操作变量引发的行为反应,而且可通过仪器精确记录所致的生理变化。实验室可以实现程序自动化控制的各种模拟环境,借此可以研究特殊环境中的生理机制、心理现象和健康情况,故具有实际应用价值。

2. 现场实验 是在工作、学习或各种社会生活情境中,通过实验技术上的改进,尽量使现场条件单一化,分析研究其中的规律的实验方式。现场实地研究可避免由于过度改变习以为常的环境条件而对被试造成的心理活动误差。但现场实验对实验设计的要求很高,期限长,一般成本较高。

3. 临床实验 临床实验是现场实验的特殊形式,对医学心理学研究更为重要。例如,神经外科曾经为人的心理学研究提供大量的宝贵资料,美国神经心理学家罗杰·斯佩里(Roger W. Sperry)关于割裂脑患者的研究为大脑优势半球学说作出了重大修正。临床实验对心身疾病的生理与心理、病理与心理交互作用的研究,不仅可通过仪器等手段探讨病因、确立诊断,还可通过反馈系统进行治疗。随着现代医学技术的进步,临床实验将取得更为重大的发展。

(三) 测验法

测验法又称心理测量,是指以心理测验或评定量表作为心理或行为评定的主要依据,使用经过信度、效度检验的现成测验工具或量表,包括人格测验、智力测验、症状量表等。目前,我国多采用的是经修订的韦克斯勒(韦氏)智力测验、明尼苏达多相人格测验、艾森克人格测验等。由于个体的心理特性极为复杂,心理测验的量表种类繁多,因此要有针对性地选择适宜的测验量表,严格按照心理测量规范实施,正确看待并解释测量结果,不要草率地作出结论。

(四) 个案法

个案研究是对个体单一案例的研究,一般是由训练有素的研究者实施,依据被试者的历史记录、晤谈资料、测验或实验所得到的观察结果,构成一个系统的个人传记。这种深入的、发展的描述性研究,非常适用于医学心理学心理问题的干预、心身疾病或心理障碍的疗效分析、进行心理行为疗法的前后自身比较研究等。个案法特别适用于一些少见案例,例如对"狼孩""猪孩"等全面、深入的考察、研究。个案法十分重视研究结果对于样本所属整体的普遍意义,有时作为大规模抽样研究的准备阶段。

(五) 调查法

调查法一般在不能用直接手段获得可靠资料时使用,通过会谈、填写问卷、调查、访问等方式获得资料。调查范围包括家庭、学校、工作单位,有时还包括医学和司法档案。调查获得的信息,要特别注意其真实程度,应细致地加以分析、取舍,以科学的态度作出结论。

学习小结

绪论

医学心理学概述
- 医学心理学的概念及研究范围
- 医学心理学的学科性质
- 医学心理学的相关学科

医学模式与医学心理学
- 生物医学模式
- 生物-心理-社会医学模式
- 医学模式转变与医学心理学的发展

医学心理学研究方法
- 根据研究涉及的时间分类
- 根据研究方法分类

（胡 真 刁春婷）

复习思考题

1. 试述医学心理学的定义及学科性质。
2. 医学心理学的研究对象是什么？
3. 试述医学模式的转变和医学心理学的兴起。
4. 试述医学心理学的主要研究方法。

◇◇◇ 第二章 ◇◇◇

医学心理学理论

▲ 学习目标

1. 掌握精神分析理论、行为学习理论、人本主义理论、认知心理学理论、心理生物学理论的主要观点。

2. 能够依据理论,分析评价工作、学习、生活中的实际情况。

3. 树立科学的健康教育观,遵循个体的心理规律。

心理学家艾宾浩斯(H. Ebbinghaus,1850—1909)曾说过:"心理学具有漫长的过去,但仅有短暂的历史。"1879 年心理学脱离了哲学的怀抱,走上了科学发展的道路,由于其自身的复杂性,心理学在发展过程中出现许多流派,从不同的角度探索心理学规律。本章主要介绍精神分析理论、行为学习理论、人本主义理论、认知心理学理论以及心理生物学理论。

第一节　精神分析理论

19 世纪末 20 世纪初奥地利精神病学家弗洛伊德(S. Freud,1856—1939)创立了精神分析学派。弗洛伊德在长期治疗癔症与神经症患者的过程中,形成了一系列对心理功能、心理发展及异常心理的概念与设想,称为古典精神分析(classic psychoanalysis)理论。弗洛伊德的理论体系主要包含以下内容:

一、潜意识理论

弗洛伊德在治疗癔症与神经症的患者时发现,通过催眠暗示和宣泄法让患者重新回忆起过去的经历、体验和宣泄被压抑的情绪,或将产生症状的原因说出来后,症状就消失了。因此,他将人的心理活动比喻成一座冰山,人所觉察到的意识部分只是露出海平面的冰山一角,潜藏在海平面下的一大部分则是人的潜意识(图 2-1)。对于个体来说,被压抑在潜意识中未满足的冲动和情感、遭受过的创伤及未解决的冲突,会引发各种心理冲动,最终影响人的行为。弗洛伊德以一种"心理地形"(psychical topography)的观点,将人的心理活动分成意识、前意识和潜意识三个层次,并指出产生症状的原因主要存在于潜意识层面。

(一) 意识

意识(consciousness)是人们可以直接觉察到的心理部分,是心理活动的表层,是有限的外显部分。它直接与外部世界接触,通过对外部现实的知觉来指导与分配资源,调节能量,控制本能冲动。它是我们唯一可以直接到达的心理活动的层次。

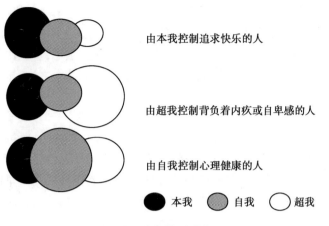

图 2-1　心理地形示意图

（二）前意识

前意识（preconsciousness）介于潜意识与意识之间，是指当前未曾注意到的，但经过他人提醒或自己努力回忆可以回想起来的心理活动，即潜意识中可被召回的部分。其担负着一定的稽查任务，在意识和潜意识间从事"警戒"，充当检察员的作用。它保持人对欲望和需求的控制，使其尽可能按外界道德规范和个人道德标准来调节，是意识和潜意识之间的缓冲区。

（三）潜意识

潜意识（nonconscious）又叫无意识，是人的心理结构的深层部分，那些我们意识不到但却激发我们大多数的言语、情感和行为的原始冲动或本能欲望。潜意识中的内容包括社会伦理道德和宗教法律所不能容忍的欲望、冲动、观念等，特别是性本能和攻击本能。这些带"性"色彩的本能力量和欲望被压抑到潜意识领域中而得不到满足。但它们总是在不断寻找出路，试图进入意识之中去寻求满足，而这种潜意识的矛盾冲突正是各种症状的根源。为了使被压抑的观念或欲望能在意识中出现，潜意识只能乔装打扮，变相出现而得到间接满足。如梦、神经症症状及人的失误行为（如口误、笔误）等，都是变相满足的表现形式。正常情况下，潜意识、前意识和意识之间保持动态平衡。潜意识的概念是精神分析理论的基础。

二、人格结构理论

1923 年弗洛伊德提出了人格结构学说，即一个人的心理由"本我""自我"及"超我"三个部分组成，每一部分都具有独特的内容和功能，相互制约，相互协调，并共同表现出其人格特征。

（一）本我

本我（id）位于人格的核心，是与生俱来的，人的心理经验中最原始的部分，存在于人的潜意识中，包括本能冲动和原始欲望。本我遵循"快乐原则"（pleasure principle），目的是争取最大的快乐、避免最小的痛苦，并维持生存与繁衍。本我的动力强大，但很多时候是被超我压抑或被自我调节，不可以为所欲为。例如，幼儿会因为迫切想要上厕所而随地大小便，即便这不符合社会规范，但依然屈从于生理本能；成人面临同样情况时，会尽可能地克制本我的冲动，找到符合现实规范的方式解决，比如寻找最近的公共厕所，借用别人家的卫生间等。

（二）自我

自我（ego）是从本我中分化出来的部分，代表理性和审慎，是自己可意识到的执行思考、感觉、判断或记忆的部分，主要处理个体与环境的关系。自我遵循"现实原则"（reality principle），调节和控制本我的冲动。按照社会允许的方式，指导自己的行为，满足本我的愿望。在人格结构中，自我发挥调解作用，需要协调本我、超我之间的矛盾以及外界现实的压力。当矛盾冲突或压力超出自我的能力范围时，个体会感到焦虑，甚至出现心理异常乃至精神疾病。弗洛伊德认为，本我、自我、超我三者经常处于矛盾冲突之中，于是产生了应付矛盾的心理防御机制。

（三）超我

超我（superego）是从自我发展出来的，是个体在成长过程中通过内化道德规范、社会及文化环境的价值观念而形成的，包括"自我理想"和"良心"。超我按照"至善原则"（principle of ideal）行事，监督、批判及管束个体的行为。超我是从儿童早期的奖赏和惩罚的内化模式中而来的，是在"社会化"的过程中逐渐发展起来的。例如，孩子拾金不昧这一行为符合"自我理想"，得到他人以及自己的肯定和表扬；当弄坏了别人珍贵的物品时，违背"良心"，受到内心的谴责，从而做出适当的补偿。

弗洛伊德认为，心理健康的个体，本我、自我和超我是统一协调的，由自我起着主导作用，使相互间的冲突降到最低程度。三者协调程度不同，形成不同的人格特征（图2-2）。第一种类型，本我力量强大，自我软弱，超我无力，使得个体不断寻求快乐与满足，无所欲为，丝毫不顾及自己的行为是否符合实际和道德规范；第二种类型，超我力量过于强大，自我力量弱小，过分压抑本我，由于自我不能协调超我与本我之间强烈的冲突，使得个体背负强烈的内疚感或自卑感。第三种类型，自我强大，很好地协调超我和本我的要求，既尊重现实，又满足愿望，内心健康，人格完善。

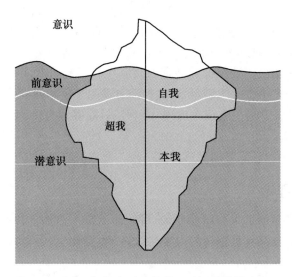

图2-2　本我、自我、超我之间的三种不同的关系类型

三、心理发展阶段理论

弗洛伊德认为人类的心理发展是由两种本能力量推动的。一类是生的本能，包括性本能和生存本能，保持种族的繁衍与个体的生存；另一类是死的本能，个体可能存在着某种侵略、破坏或自我毁灭的本能，促使人类返回生命前非生命状态的力量。

在弗洛伊德看来，性欲是一个非常宽泛的概念，是指人们一切追求快乐的欲望，性本能冲动是人一切心理活动的内在动力。当这种能量积聚到某种程度就会造成机体的紧张，机体会寻求途径释放能量，他将这种内在的力量称作"力比多"（libido）。力比多集中在某一区域,该区域成为性感区(erogenous zone),在儿童的不同发展时期,性感区不同。

弗洛伊德把人的心理发展分为五个阶段,在本能内驱力的推动下,各个发展阶段将经历不同的心理冲突并形成心理结构及其特征。如果性心理发展停留在某个阶段或由于遇到挫折从高级阶段倒退到低级阶段,就可能造成心理和行为的异常。童年时期的未解决的情结、冲突或创伤,在成年期会重新活跃起来,对诱发神经症、精神病及心身疾病有重要作用。

(一) 口唇期

口唇期(oral stage,出生 ~1 岁)力比多集中于口唇区域,嘴唇、舌头和口腔黏膜构成了满足欲望以及进行交流的最重要身体部位。婴儿通过吸吮、舔舐、啃咬等行为获得快感和满足。如果婴儿在该阶段的需要得到恰当的满足,成年后易形成乐观、慷慨、开放、活跃等人格特点,如果得不到适当的满足或者过度的满足,成年后易形成悲观、依赖、被动、退缩、执拗等人格特点。在弗洛伊德看来,一些成年人的行为(如暴饮暴食、吸烟、酗酒、言辞刻薄等)都反映了婴儿期过度的"口欲习惯"。

(二) 肛门期

肛门期(anal stage,1~3 岁)力比多集中于肛门区域,肛门和膀胱括约肌成为儿童获得快感的重要器官。这一时期,家长通过训练儿童定时定点排便,使儿童学会主动控制对肛门和膀胱括约肌的使用,用躯体表达自己的权利和意愿。这一时期,幼儿主要从排泄和滞留中获得满足,象征性的表达"付出还是索取"的关系冲突。如果在这一阶段发生问题,幼儿会体验到强烈的焦虑。这种焦虑如果持续存在,就会使力比多"固着"于肛门期。成年后会表现出固执、吝啬、洁癖、刻板、过分注意细节等特征,也成为罹患强迫症的心理基础。

(三) 性器期

性器期(phallic stage,3~6 岁)力比多集中于生殖器官,儿童可以从摩擦生殖器中获得性欲满足。这个阶段对于儿童的心理发展极为重要,此时的儿童开始关注自身的性器官,并开始爱恋异性父母,出现恋母或恋父情结,也称为"俄狄浦斯情结(Oedipus complex)"或"厄勒克特拉情结(Electra complex)"。在性器期由于男、女儿童对异性父母眷恋,与同性父母竞争,常常引起父母的惩罚或干预,这在孩子的潜意识中就被体验为阉割焦虑(castration anxiety)。这是一种对某种乱伦欲念会受到惩罚而出现对躯体损害的普遍性恐惧。所以当父亲对男孩严厉管教时,男孩会幻想父亲要阉割他,产生阉割焦虑;女孩则潜意识地感觉到来自母亲的焦虑和威胁,害怕母亲约束她的乳房,嫉妒她的身材。在正常情况下,为了解决这种冲突,男、女儿童会潜意识地认同父母的行为、态度等,按照性别角色模仿父母,以"父亲"或"母亲"自居。此期如果出问题,男孩子会出现同性恋、易性、露阴癖等性变态,会担心自己的阴茎大小,怀疑自己的男子气概。女孩则会出现对男性的虐待、性乱交等不良行为方式。

(四) 潜伏期

潜伏期(latency stage,6~12 岁)力比多似乎"冬眠"了,但不意味着性心理发展中断或消失了,而是儿童在外界影响下性欲被暂时"封存"。此期孩子的兴趣投向外界,快乐主要来自儿童的游戏和学习。儿童通过各种活动,形成自信、自强的个性品质。处理不好,也会出现孤僻内向、自卑的个性弱点。只有经过潜伏期到达青春期,性腺成熟才有成年的性欲。

(五) 生殖期

生殖期(genital stage,12~20 岁)大致相当于青春期。此时,性器官的发育已经趋向成熟,性爱的对象不再指向自身和异性的父母,而是指向家庭以外的异性。这种异性之恋是性成熟的标志之一,同时与原生家庭产生心理社会性分离,建立家庭外的亲密客体关系。对一些早期遭受创伤的人来说,这也是一生中很容易受伤害的时期,在此之前的口唇期、肛门期及性器期一些未解决的冲突会从潜意识浮到表面,表现为崩溃、自动退行、药物滥用、酗酒、攻击性和反社会行为。

四、心理自我防御机制

心理防御机制(psychological defense mechanism)最早源于 1894 年弗洛伊德的《防御性神经精神病》一书,它是指个体处在挫折与冲突的紧张情境时,在其潜意识活动中所产生的一种解脱烦恼,减轻内心不安,以恢复情绪平衡与稳定的适应性心理反应。如同一个人生理上的免疫系统或一个国家抵御外敌的军队,心灵自备一套自我保护系统。人格成熟度不同,使用的保护方式也不同。弗洛伊德认为防御机制是在潜意识中进行的,是一种"无意识"的过程。

应用心理防御机制有两种作用:一种是积极的作用,它虽只能暂时地减轻心理症状,不能根本解决问题,但可使个体有更多的机会去寻找应对挫折更为有效的方法;另一种则是消极的作用,使个体依赖于心理防御,逃避现实,而不能学会有效地去解决问题。心理防御机制是常见的心理现象,几乎每个人都在不知不觉中使用,但若使用不当或过多地依赖,则是不正常的,甚至表现为某种病态。

(一)心理防御机制的种类

心理防御机制按照时间出现的先后顺序及心理成熟程度,一般可以分为四大类型:

1. 精神病性防御机制(psychotic defense mechanism)　在婴儿期就开始被使用,因为婴儿尚不能区分自我与客观现实间的界线,常轻易地否定、歪曲现实来保护自己。正常成人偶尔也会暂时使用这种机制,如在遇到重大的精神压力或打击时。精神病患者则常常极端地使用该类型的防御机制。这种类型的防御机制包括否认、歪曲、外射等。

2. 幼稚的防御机制(immature defense mechanism)　出现于幼儿期,成人中多见于较轻的精神病患者或人格障碍者,也称为不成熟的防御机制。包括倒退、幻想、内投射等。

3. 神经症性防御机制(neurotic defense mechanism)　在少年期得到充分利用。因为这时儿童能分辨自己的欲望和现实要求之间的差异,但需要处理内心的矛盾、冲突,故常使用压抑、转移、反向形成、抵消、补偿、合理化等防御机制。成年人中神经症患者经常采用该类型的防御机制。

4. 成熟的防御机制(mature defense mechanism)　出现较晚,是个体成熟之后才能表现出的。这种防御方法不但能有效解除现实的困难,满足自己的欲望,也能被社会所接受,具有积极意义,包括理智化、幽默、升华等。

(二)常用的心理防御机制

1. 否认(denial)　是一种最为原始且简单的心理防御机制,拒不承认某些痛苦、难堪的事实或经历,以减轻心理上承受的压力,可以暂时起到缓解焦虑的作用。如癌症患者否认自己的病情,坚信是医院误诊。医生对否认机制应该有充分认识,以免使诊断治疗受到干扰。

2. 投射(projection)　是以个人想法推断客观事实,或认为别人的想法也是如此,常将自己不接受的观念、品质归于他人,以此来减轻自身的焦虑不安。如一个经常对他人怀有敌意的人会找出许多理由说别人对他都不友好,以减轻自己内心的不安和痛苦。这种外射作用是产生妄想的基本机制,常见于精神疾病患者。

3. 歪曲(misinterpretation)　将客观事实做歪曲性的解释,以符合自己的内心需要。采用此机制的人不仅曲解事实,而且确信他所曲解的就是真相。例如,将别人对自己的排斥当作照顾,把别人的讽刺当作赞扬,即所谓"自我感觉良好",以保持自尊心不受伤害。

4. 压抑(repression)　压抑是把一些不能忍受或者使自己感到痛苦的冲动、情感体验排斥于个人意识之下。例如,人们常把自己不愉快的经历或见不得人的遭遇选择性地"遗忘",一些众所周知的事实偏偏忘记了,似乎未曾发生。压抑和自然遗忘不同,压抑的事物并未真正消失,而是转入了潜意识,从而避免因意识到此事而引起焦虑和痛苦。

5. 退行(regression)　指一个人不能适当地应对紧张的情境,其行为表现出人格发展不成熟阶段的某些特点,以此来争取别人的同情、帮助和照顾,从而减轻心理上的痛苦和压力。如某位妇女排队买火车票时要插队,当大家纷纷指责她这种自私行为的时候,她感到无地自容,竟然一下坐在地上又哭又喊,声称大家合起来欺负她。此种退化行为常见于癔症和疑病症患者。

6. 幻想(hallucination)　是指个体在遇到实际困难而无法处理时,便脱离现实,以其愿望和情感任意想象,以求得内心的满足。如灰姑娘对英俊王子的企盼,或怀才不遇的青年人想象突然有一天被一位伯乐发现而大展宏图。

7. 内投射(introjection)　与投射作用相反,即把原本是外界的东西吸收到自己内心,变为自己人格的一部分。例如,有人常将自己的不幸归咎于"前世作孽",是上天对自己的惩罚。许多抑郁症患者的自伤、自杀行为,正是由于其对自身过分的指责,把对外界的怨恨转向自己的缘故。

8. 合理化(rationalization)　又称为"文饰作用"。人在遭受挫折或做了不符合社会规范的事时,往往会为自己找一些能被自我和社会接受的理由来解释,尽管这些理由常常牵强附会,但个人却据此说服自己,从而免遭精神上的痛苦。例如一位中年男子杀害多名无辜的妇女,被逮捕后坚称自己无罪,理由是"女人都是不可信的坏人"。

9. 转移(transfer)　当一个人对某一对象的情绪、欲望或态度,限于理智和社会的制约时,在潜意识中会把它们转移到另一个可替代的对象身上。小婴儿感到孤独时会哭闹,家长可能会给他嘴里塞个奶嘴来代替母亲暂时安慰他。孩子长大些没有奶嘴就改为啃手指,再大些可能转为用其他替代物含在嘴里。从这个角度讲,有人认为吸烟行为可能是幼年情感缺失或障碍的一种转移。心理治疗过程中,患者也往往会在无意中把自己与亲人、密友之间的关系转移到医师身上。这种特殊关系被称为"移情"(transference),心理医生对这种移情关系要有充分的认识并能妥善处理。

10. 反向(reverse)　是指个体表现出来的外在行为与内在动机截然相反。因为人们的许多动机和欲望不能被意识和社会规范所认可,而常常被压抑到潜意识中不敢表露,最终可能会以反向机制加以伪装和控制。比如,有人对内心憎恨而伺机报复的对象却表现出过分的热情,正是他无意识地用反向作用来掩盖其本意。反向机制容易在某些神经症来访者中表现出来,有的来访者怕自己会杀人,因此见到刀剪之类的锐器,就会紧张不安,唯恐自己失控而致人死亡。

11. 升华(sublimation)　是指将各种不被意识和社会认可的冲动及欲望加以改变,指向能为社会所接受的、比较高尚的目标和方向。这是一种最为积极的、建设性的心理防御机制。歌德不因失恋而自暴自弃,写下了不朽名著《少年维特之烦恼》即是升华的典型范例。在日常生活中,攻击别人会受到道德的批判和法律的惩处,但如果是一名战士保家卫国,奋勇作战,或者是一名拳击运动员参加比赛,这样的攻击行为不仅不会受到批评,相反还会受到人们的尊重。

12. 幽默(humor)　是指通过幽默的语言或行为来应付紧张、尴尬的局面或者间接表达潜意识欲望的防御机制。著名哲学家苏格拉底的夫人是一位脾气非常暴躁的女人。有一次,苏格拉底正在与一群学生谈论学术问题,夫人突然冲进来,先是大骂,接着又往苏格拉底身上浇了一桶水。面对如此难堪的局面,苏格拉底只是微微一笑,说:"我早就料到,打雷之后定会下雨。"可见幽默也是一种积极的心理防御机制。从医学心理学的角度来讲,幽默对心身健康也十分有益。

13. 理智化(intellectualization)　是指以理智的方式对待紧张的情境,借以将自己超然于情绪烦扰之外。这种机制对于经常与痛苦和死亡打交道的医务人员尤为重要,一名优秀的医务工作者无论面对多么危急复杂的病例,都应保持理智、沉着、冷静。

从精神卫生的观点而言,掌握个体对防御机制的选择、应用情况,有助于了解其心理问题,以提高心理治疗的针对性。

尽管弗洛伊德的理论充满"泛性论"的思想,主观思辨的色彩非常浓厚,经常被其他心理学家批判,但他的"潜意识"理论为我们认识心理学打开了一扇全新的大门,同时促进了心理治疗等应用心理学的发展,是心理学历史上的巨大进步,其影响推广到哲学、美学、文学、艺术等领域。有人认为,弗洛伊德所提出的问题比所解决问题的意义更为重大。精神分析理论自诞生以来不断受到来自内部和外部的质疑、挑战以及非议,但至今仍沿着一条曲折不平的道路在发展、补充,这一学派的理论以及相关的临床技术仍在不断传承。

第二节　行为学习理论

1913 年,美国心理学家华生(J. B. Watson,1878—1958)发表一篇题为《行为主义者眼中的心理学》的文章,标志行为主义心理学(behavioristic psychology)的诞生。早期行为学派认为心理学属于自然科学,"心灵""意识"之类的术语不能客观,更无法定量研究。而动物或人类的行为是可以直接观察的,因此他们将行为作为心理学研究的对象。新行为主义心理学家斯金纳(B. F. Skinner,1904—1990)等人通过大量的研究,扩大了人们对行为含义的理解,将行为理解为个体内在的和外在的各种形式的运动,也包括主观体验、意识等心理活动和内脏活动。

行为学习的理论来源主要有三个方面:经典性条件作用理论、操作性条件作用理论以及社会学习理论。这三种理论都阐述了学习的发生机制。在行为主义者看来,除了遗传和成熟的有限作用外,学习是获得行为和改变行为的主要途径。

一、经典性条件作用理论

(一) 经典性条件作用的建立过程

经典性条件作用(classical conditioning),也称为经典性条件反射,是由俄国生理学家巴甫洛夫(I. P. Pavlov,1849—1936)提出的。巴甫洛夫作为一位生理学家,发现经典条件作用纯属偶然。当时巴甫洛夫想要研究狗的消化腺,就在狗的脸颊上做了一个小手术,开了一个小孔,然后用一根细管子把狗分泌的唾液导出来,这样就可以直接观察到狗在不同条件下分泌唾液的变化。最初,狗只有在吃到食物时唾液会增加,后来狗在听到实验助手的脚步声时唾液分泌也会增加。这一度让巴甫洛夫非常郁闷,因为这完全不在他的预期内。不过巴甫洛夫有一探到底的科学精神。他猜想这可能是因为狗把实验助手的脚步声和食物的出现建立了联结,所以对脚步声产生了和食物同样的反应。巴甫洛夫为此做了很多实验,最终提出了经典条件作用理论。该理论正是后来心理学家华生创建行为主义学派的理论基础。

在条件反射形成之前,给狗喂食,狗自然而然会分泌唾液,食物是一种无条件刺激(unconditioned stimulus,UCS),狗看到食物分泌唾液是一种无条件反应(unconditioned response,UR)。实验者在狗的身边摇响铃铛,狗听到铃声除了抬头看一看之外没有任何其他的反应,更不会分泌唾液。在这一阶段,铃声对于狗分泌唾液这一行为而言是一种中性刺激。

实验进行到第二阶段,即条件反射建立阶段,每次给狗喂食的时候摇响铃声,在很长一段时间里,将食物(无条件刺激)和铃声(中性刺激)反复匹配出现。

最后,条件反射形成了,当实验者在狗身边只摇响铃声,而不出现食物时,狗还是分泌了唾液。在这一阶段,对于小狗来说,铃声获得了类似于食物的意义,我们把它称为条件刺激(conditioned stimulus,CS),狗听见铃声就产生的唾液分泌反应称为条件反应(conditioned response,CR)。

简单来说经典性条件作用就是将某一中性刺激与无条件刺激(UCS)反复匹配结合,最终中性刺激变为条件刺激(CS),引起了条件反应(CR)的过程。

(二) 经典性条件作用的规律

在经典性条件作用中存在两组学习规律:

1. 习得与消退　所谓习得(acquisition)就是在条件刺激与无条件刺激之间建立联结的过程。消退(extinction)是指如果条件刺激重复出现多次而没有无条件刺激相伴随,则条件反应会削弱,并最终消失。例如,小狗对铃声形成唾液分泌的条件反射之后,如果后继多次只给铃声不给食物,条件反射就消退了。

2. 泛化与分化　泛化(generalization)是对相似的刺激以同样的方式做出反应。例如长期打针的儿童,不仅看到注射器或药物会产生条件反射性恐惧,而且看到穿白大褂的医生,甚至穿白衣服的人也会害怕,就是泛化的体现。分化(discrimination)是指对相似但不同的刺激做出不同的反应。

二、操作性条件作用理论

(一) 操作性条件作用的原理

操作条件作用理论(operant conditioning),也被称为操作性条件反射。该理论的提出来自于美国心理学家斯金纳(B. F. Skinner,1904—1990)等人的实验。他们设计了一个"斯金纳箱",在实验箱内安装了杠杆,按压杠杆可以从食槽中滚落出食丸。在实验中,饥饿的小白鼠在箱子里不停地活动(如按压杠杆、乱窜、乱咬等),但其中只有一种行为反应即按压杠杆的动作(R)出现时,小白鼠才会立即获得食物,这一结果对小白鼠按压杠杆的行为起一种强化作用。经过多次尝试,小白鼠逐渐学会了积极、主动地按压杠杆,直到自己吃饱为止。

斯金纳认为,这种先由动物做出一种操作反应,然后再受到强化,从而使行为反应发生概率增加的现象是一种操作性条件反射。这种反射与巴甫洛夫的经典性条件反射不同:经典性条件反射是由条件刺激引起反应的过程,即 S-R 公式;而操作性条件反射是先做某种操作反应,然后得到强化的过程,即 R-S 公式。由此,斯金纳进一步提出,有机体有两种习得性行为:一种是应答性行为,通过建立经典性条件作用的方式习得,在这一过程中个体被动地接受刺激,是一种被动的学习;另一种是操作性行为,通过操作性条件作用习得,在这一过程中个体主动地对刺激做出反应,是一种主动地学习。

(二) 操作性条件作用的类型

1. 正强化(positive reinforcement)　个体行为的结果导致了积极刺激增加,从而使该行为增强,如食物奖励使老鼠按压杠杆的行为增加。

2. 负强化(negative reinforcement)　个体行为的结果导致了消极刺激减少,从而使该行为增强,如老鼠的回避条件反射实验结果。

3. 消退(extinction)　行为的结果导致了积极刺激减少,从而使行为反应减弱。例如,小学生做了好事,受到老师表扬和其他同学们的关注(积极刺激),会使这种行为得到加强。但如果大家熟视无睹,就可能会使积极刺激水平下降,导致这种行为逐渐减少。

4. 惩罚(punishment)　行为结果导致了消极刺激增加,从而使行为反应减弱。例如行为疗法中在个体出现不良行为时,立即给予电击等痛苦的刺激,可使吸烟等不良行为逐渐减少。

三、社会学习理论

美国心理学家班杜拉(A. Bandura,1925—2021)是社会学习理论的提出者,他认为在日常生活中,人们是通过观察学习的方式习得知识和技能的。观察学习(observational learning)是个体通过观察榜样在应对外在刺激时的反应及其受到的强化而完成学习的过程。

(一) 观察学习的过程

班杜拉认为观察学习包括四个具体过程:第一是注意过程,即集中注意观察所要模仿的行为示范,其为后面三个过程的基础;第二是保持过程,个体把观察得到的信息进行编码并储存在记忆中;第三是动作复现过程,该过程是记忆向行为的转变过程,个体把记忆中的表象和符号转换成适当的行为,即再现以前所观察到的榜样行为;第四是动机确立过程,经过前面的三个过程后,观察者已经基本习得了榜样行为,但是不一定会主动表现该行为。观察者在动机驱使下才会表现习得的行为。

(二) 观察学习的基本类型

1. 直接的观察学习　也称行为的观察学习,是个体对示范行为的简单模仿。日常生活中大部分观察学习属于这种类型。例如,幼儿学习成人背着手走路的样子。

2. 抽象性观察学习　观察者在模仿榜样所示范的某一具体行为表现的过程中,获得有关这一行为的抽象规则或原理,并在相应的情境条件下以某些变化了的形式产生性地表现出这一行为。例如,学生学会利用公式、原理解决问题。

3. 创造性观察学习　观察者通过观察可将各个不同榜样行为特点组合成不同于个别榜样特点的新的混合体,即从不同的示范行为中抽取不同的行为特点,从而形成一种新的行为方式。例如,画家创作出新的作品,舞蹈家编排一支新的舞蹈,科学家通过大量实验研制出新的疫苗。

(三) 影响观察学习的因素

1. 外部因素　榜样的特征包括性别、年龄、职业、社会地位及社会声望等,这些都会影响观察者对榜样的注意。

2. 内部因素　观察者自身的认知能力、知识背景和价值取向等都会对注意过程起到制约作用。

在班杜拉看来,对行为产生影响的不是实际的强化模式,而是人们怎么看待强化模式。个体不是通过对强化的直接体验进行学习,而是通过"示范作用"而进行学习,即观察其他人,模仿他人的行为。社会学习理论可以较好地解释环境对个体不良行为的影响,运用观察学习的方式帮助患者习得或表现出某种期待的新行为习惯。

笔记栏

第三节 人本主义理论

人本主义心理学(humanistic psychology)在 20 世纪 50 年代兴起于美国并迅速发展。人本主义心理学重视研究人的本性、动机、潜能,关注人的价值与尊严,反对行为主义的机械决定论和精神分析的生物还原论。该学派的主要代表人物是马斯洛(A. H. Maslow,1908—1970)和罗杰斯(C. R. Rogers,1902—1987)。马斯洛强调自我实现的人性论,主张人性本善,指出人的潜能具有建设性地成长和实现的倾向。罗杰斯认为每个人都有与生俱来的积极的、乐观的人性观。人本主义心理学是西方心理学史上一次重大的变革,被誉为心理学的第三势力(third force)。人本主义理论已被公认为是与健康促进与疾病防治相关的重要心理理论之一。

一、马斯洛自我实现心理学

马斯洛是美国人本主义心理学的主要代表,他认为传统的心理学(精神分析学派、行为主义学派)对人性的看法过于狭窄,两者对正常、健康的人都没有进行充分的研究。这一点从研究对象上可见一斑:弗洛伊德正是从对精神病患者的临床治疗中总结出了古典精神分析的理论体系;马斯洛则是对有自我实现倾向的人或者自我实现者,如贝多芬、爱因斯坦、林肯等人物进行研究,提出了自己的理论观点。

(一)马斯洛的需要层次理论

马斯洛认为驱使人类采取某种行为的根源不是性本能,而是人的需要。他把人的需要称为"似本能"(instinctoid)。需要虽然有先天的遗传基础,但其满足与表现取决于后天的环境。人类的"似本能"不像动物的本能那么强烈,与理性并非完全对立的关系。

马斯洛提出了需要层次(hierarchy of needs)理论,他认为人类的需要具有层次性,各种需要是相互联系、相互依赖和彼此重叠的,是一个按层次组织起来的系统,类似于金字塔的形状。该理论将人类的需要分为两大类,第一类需要包括生理需要、安全需要、归属与爱的需要和尊重的需要,这些属于匮乏性需要(deficiency need);第二类需要包括认知需要、审美需要、自我实现需要,这些属于成长性需要(growth need)。马斯洛认为匮乏性需要具有"似本能"的性质,如果长期缺失这些需要会导致人们产生心理疾病,如果这些需要得到满足则可以减少心理疾病。只有低级需要得到持续性的基本满足后才会出现更高一级的需要。每一时刻最占优势的需要支配着个体的意识,成为驱动行为的核心力量,已经满足了的需要就不再是行为的积极推动力量。

(二)自我实现心理学

自我实现(self-actualization)是一种不断实现潜能、智能和天资,完成天职、命运或禀性,更充分认识、承认人的内在天性,在人的内部不断趋向统一、整合的过程。自我实现的需要是超越性的,追求真、善、美,将最终导向完美人格的塑造。马斯洛认为,自我实现就是一个人力求变成他能变成的样子。自我实现的含义有两个:一是完美人性的实现,马斯洛将人类共性的潜能称为完美人性,包括友爱、合作、求知审美、创造等特性;二是个人潜能的实现,个人潜能指个人可能发展的潜在能力,个人潜能的实现是指作为个体差异的个人潜能的自我实现。

自我实现的类型有两种。第一种是健康型自我实现,是指更务实、更能干的自我实现者。这种类型的人以实用的态度待人接物和处理问题,是实践家。第二种是超越型自我实现,是指经常意识到内在价值、具有丰富超越体验的自我实现者。他们除了具有一般自我实现的特征外,还具有超越特征,表现为更重视高峰体验,能够从永恒的意义上观察和理解人和事,更重视整体论的世界观;有更强的协同倾向;能超越自我、超越人我之间的分歧;更重视创新、创造和发现;更关心人类的命运;更尊重他人、平等待人;更重视精神生活。

二、罗杰斯人格自我心理学

1959 年人本主义心理学家罗杰斯在《在来访者中心框架中发展出来的治疗》一书中,系统阐述了以自我为中心、自我实现为驱动力的人格结构理论。

(一) 人的主观性和人性观

罗杰斯创立了当事人中心疗法(client-centered therapy),又称以人为中心的心理疗法(person-centered psychotherapy)。罗杰斯认为每个人都有自己的主观世界,都存在于以其自身为中心的不断改变的体验世界中。人的主观意识状态或体验被称为现象域、经验域。人所感知觉的世界对个体来说就是"现实",因此每个人对世界的认识都具有主观性、独特性。罗杰斯强调人的主观性是在心理咨询与治疗过程中要注意的一个基本特性,强调来访者作为个体也有自己的主观的目的和选择。

罗杰斯认为,人基本上是诚实的、善良的、可以信赖的。这些特性与生俱来,而某些"恶"的特性则是由于防御的结果而并非出自本性,每个人都可以做出自己的决定,每个人都有着自我实现的倾向。若能有一个适宜的环境,一个人将有能力指导自己,调整自己的行为,控制自己的行动,从而达到良好的主观选择与适应。

(二) 自我概念

自我理论是罗杰斯的人格心理学的核心基础。他认为自我(self)是人格形成、发展和改变的基础,是人格能否正常发展的重要标志。这里的自我与弗洛伊德的自我(ego)是有区别的。弗洛伊德的自我指向动力性主体自我,相当于英文中的主格"I",也就是相对于个体本身的自我;罗杰斯所说的自我指向心理经验自我,相对于客体而言的,相当于英文中的宾格"me"。

自我概念(self-concept)是个体对自身存在的体验。个体通过经验、反省和他人反馈逐步形成的对自身的了解,也就是人认识到的自我。在罗杰斯的理论中,自我概念指客体自我,它是个人独特的知觉、看法、态度和价值观的总和。

罗杰斯区分了自我概念与现实自我、理想自我的不同。现实自我是真实存在的自我,个体目前真实的情况;理想自我是指期望中的自我,个体向往的自我形象,例如我希望我自己将来成为什么样的人。自我概念不一定能真实反映现实自我,一个人的现实自我与理想自我越接近,心理健康程度越高;相反,现实自我与理想自我反差越大,越说明人格的不协调。例如,小王的业务能力非常出色,但他却认为自己不够优秀,甚至称得上是一个失败者;小李各方面能力都很普通,也没有什么令人称道的业绩,但小李认为自己非常优秀。

(三) 价值条件化

婴儿存在着对他人积极评价的需要,当得到他人欣赏时这一需要被满足,人会感到自尊。这种需要的满足取决于别人,别人是否给予积极评价根据个体行为是否符合评价者的价值标准,所以是有条件的。但有时他人的价值评价会与其自身的体验相矛盾。罗杰斯曾举过一个例子:一个男孩觉得打他的"小弟弟"(阴茎)使他感到很快活,但他的父母对他说:"你很坏,这种行为很坏,你这样做一点也不可爱。"这个男孩打"小弟弟"的行为没有得到积极的评价,却体验到了消极的评价。这个男孩可能产生不正确的、歪曲的言语评价,如"我觉得这种行为是不能令人满意的"。此时不正确的评价不是建立在有机体的评价过程之上的,而是建立在他人的评价之上的,这就被称之为价值条件。

罗杰斯认为每个人都存在两种价值评价过程:一种是先天具有的机体评价过程,这一过程建立在机体自身评价的基础上;另一种是价值的条件化过程,这一过程建立在他人评价的基础上。当个体过多地采取第二种评价过程时,就会产生错误的知觉,并被吸收到自我概念中,从而在自我意识层面歪曲自我的实现倾向。

人本主义心理学为心理学研究提供了一个全新的视角,即关注个体的需要和自我实现的人生价值,关注人的潜能并为潜能开发提供条件。在病理心理学领域,人本主义心理学为心理咨询和治疗提供了重要的和有价值的看法,包括真诚、共情和积极关注来访者,关心来访者的心理成长。人本主义心理学对人性的看法是积极的。

第四节　认知心理学理论

20 世纪 50—60 年代,心理学界掀起了认知过程的研究热潮。1967 年,美国心理学家奈瑟尔(U. Neisser)出版《认知心理学》,标志着认知心理学(cognitive psychology)的诞生,它的兴起和发展首先是心理学科自身发展的需求,其次也是心理学与其他学科交叉渗透的产物。认知心理学的主要理论基础是信息加工理论,故又称信息加工心理学,它是当今心理学中最热门的分支之一,也是心理学家试图使用科学方法进行研究的重要成果。

认知心理学有广义和狭义两种理解。广义的认知心理学泛指一切以认知过程为对象的心理学研究,狭义的则是指人脑的信息处理过程。

认知心理学通过信息加工的方法去探讨人怎样凭借感官接受信息、贮存信息,以及提取和运用信息的不同阶段,强调人的已有知识结构对行为和当前认知活动的决定作用,对人的知觉、记忆、概念形成、推理、问题的解决以及语言的形成和运用等进行了研究。认知心理学家把人看成是计算机式的信息加工系统,人脑的运作与计算机的运作相似,就是输入信息和输出信息之间的过程。认知心理学在研究方法上继承了实验心理学的传统,吸收了计算机等相关学科的研究成果,形成了一套比较完整的研究方法。

一、情绪认知理论

情绪认知理论(cognitive theory of emotion)认为情绪的产生受到环境事件、生理状况和认知过程 3 种因素的影响,其中认知过程是决定情绪性质的关键因素。它包括阿诺德的"评定 - 兴奋"说、沙赫特的两因素情绪理论、拉扎勒斯的认知评价理论、西米诺夫的情绪认知信息理论、扬和普里布拉姆的情绪不协调理论。

(一) 阿诺德的"评定 - 兴奋"说

美国心理学家阿诺德(Arnold M. R.)在 20 世纪 50 年代提出了情绪的"评定 - 兴奋"学说。这种理论认为,刺激情景并不直接决定情绪的性质,从刺激出现到情绪的产生要经过对刺激的估量和评价,情绪产生的基本过程是刺激情景—评估—情绪。由于对刺激情景的评估不同,所以就会产生不同的情绪反应。阿诺德认为,情绪的产生是大脑皮层和皮下组织协同活动的结果,大脑皮层的兴奋是情绪行为的最重要的条件。她提出情绪产生的理论模式是:作为引起情绪的外界刺激作用于感受器,产生神经冲动,由内导神经上传至丘脑,在更换神经元后,再送到大脑皮层,在大脑皮层上刺激情景得到评估,形成一种特殊的态度。这种态度通过外导神经将皮层的冲动传至丘脑的交感神经,将兴奋发放到血管或内脏,所产生的变化使其获得感觉。这种从外周来的反馈信息,在大脑皮层中被估价,使纯粹的认识经验转化为被感受到的情绪。这就是"评定-兴奋"学说。

（二）沙赫特的两因素情绪理论

20世纪60年代初,美国心理学家沙赫特(Schachter S.)和辛格(Singer J. E.)提出,情绪的产生有两个不可缺少的因素:一是个体必须体验到高度的生理唤醒;二是个体必须对生理状态的变化进行认知性的唤醒。情绪状态是由认知过程、生理状态、环境因素在大脑皮层中整合的结果。这可以将上述理论转化为一个工作系统,称为情绪唤醒模型。这个情绪唤醒模型的核心部分是认知,通过认知比较器把当前的现实刺激与储存在记忆中的过去经验进行比较,当知觉分析与认知加工间出现不匹配时,认知比较器产生信息,动员一系列的生化和神经机制,释放化学物质,改变脑的神经激活状态,使身体适应当前情境的要求,这时情绪就被唤醒了。

沙赫特和辛格设计了一项实验,以证明环境、生理和认知三个因素在情绪中的作用。实验前告诉被试,要考察新维生素化合物对视敏度的影响。在他们同意后进行药物注射,对照组的是生理盐水,实验组的是肾上腺素。肾上腺素使被试出现心悸、颤抖、灼热、血压升高、呼吸加快等反应而处于生理唤醒状态。实验组被试分为三组,"告知组":告诉被试药物会导致心悸、颤抖、兴奋等反应;"未告知组":对被试说药物是温和的,不会有副作用;"误告知组":告诉被试药物会导致全身麻木、发痒和头痛。人为地安排两个实验情境:"欣快"情境与"愤怒"情境。实验组三组被试各有一半进入"欣快"情境,另一半进入"愤怒"情境。"欣快"情境中实验助手在室内唱歌、跳舞、玩耍,表现得十分快乐,并邀请被试一同玩耍。"愤怒"情境中实验助手对填写着的调查表发怒、咒骂、跺脚,最后撕毁调查表;被试也被要求填写同样的调查表,表上的题目带有人身攻击和侮辱性,并会引起人极大的愤怒。实验假设如果生理唤醒单独决定情绪,那么三组被试应该产生同样的情绪;如果环境因素单独决定情绪,那么所有进入"欣快"情境的被试应该产生欣快,所有进入"愤怒"情境的被试应该产生愤怒。结果发现对照组和告知组被试在室内安静地等待;未告知组和误告知组被试倾向于追随室内同伴的行为,变得欣快或愤怒。结果表明控制组被试未经受生理唤醒,告知组被试能正确解释自身的生理唤醒,他们都不被环境中同伴的情绪所影响,因此没有任何情绪反应;未告知组和误告知组被试对自身的生理唤醒没有现成的解释,从而受到环境中同伴行为的暗示,把生理唤醒与"欣快"或"愤怒"情境联系起来并表现出相应的情绪行为。这证实了无论生理唤醒还是环境因素都不能单独地决定情绪,情绪发生的关键取决于认知因素。

（三）拉扎勒斯的认知-评价理论

拉扎勒斯(Lazarus A.)认为情绪是人和环境相互作用的产物,在情绪活动中,人不仅接受环境中的刺激事件对自己的影响,同时要调节自己对于刺激的反应。情绪活动必须有认知活动的指导,只有这样,人们才可以了解环境中刺激事件的意义,才可能选择适当的、有价值的动作组合,即动作反应。情绪是个体对环境事件知觉到有害或有益的反应。在情绪活动中,人们需要不断地评价刺激事件与自身的关系。具体来讲,有三个层次的评价:初评价、次评价和再评价。初评价是指人确认刺激事件与自己是否有利害关系,以及这种关系的程度。次评价是指人对自己反应行为的调节和控制,它主要涉及人们能否控制刺激事件,以及控制的程度,也就是一种控制判断。再评价是指人对自己的情绪和行为反应的有效性和适宜性的评价,实际上是一种反馈性行为。

二、认知行为理论

认知行为理论是一组通过改变思维或信念和行为的方法来改变不良认知,它是认知理论和行为理论的整合,是对认知和行为理论所存在缺陷的一种批评和发展,但是却不是简单的相加或者拼凑。该理论中富有代表性的包括艾利斯理性情绪疗法、贝克认知行为疗法、班杜拉社会学习理论、梅肯鲍姆认知行为疗法、托尔曼认知行为主义理论。

(一)艾利斯理性情绪疗法

美国心理学家阿尔伯特·艾利斯(Albert Ellis)于 20 世纪 50 年代创立了艾利斯理性情绪疗法,治疗基于这样的假设:非理性或错误的思想、信念是情感障碍或异常行为产生的重要因素。对此,艾利斯进一步提出了"ABC"理论。在 ABC 理论中,A 指与情感有关系的激发事件(activating events);B 指信念(beliefs),包括理性或非理性的信念;C 指与激发事件和信念有关的情绪和行为结果(consequences)。通常认为,激发事件 A 直接引起反应 C。事实上并非如此,在 A 与 C 之间有 B 的中介因素。艾利斯用这个框架来说明人们有正确的认知,他的情绪和行为就是正常的;如果他的认知是错误的,则他的情绪和行为都可能是错误的。由此可见,认知评估或信念对情绪反应或行为有重要影响,非理性或错误的信念是导致异常情感或行为的重要因素。

(二)贝克认知行为疗法

美国心理学家贝克(Beck A. T.)在研究抑郁症治疗的临床实践中逐步创建了贝克认知行为疗法。贝克认为,认知产生了情绪及行为,异常的认知产生了异常的情绪及行为。认知是情感和行为的中介,情感问题和行为问题与歪曲的认知有关。人们早期经验形成的"功能失调性假设"或称为图式,决定着人们对事物的评价,成为支配人们行为的准则,而不为人们所察觉,即存在于潜意识中。一旦这些图式为某种严峻的生活实践所激活,则有大量的"负性自动想法"在脑中出现,即上升到意识界,进而导致情绪抑郁、焦虑和行为障碍。如此,负性认知和负性情绪互相加强,形成恶性循环,使得问题持续加重。常见的负性认知有任意推断、选择性抽象、过分概括、放大和缩小、个人中心、二分法思维。

第五节 心理生物学理论

心理生物学认为心理因素对人类健康和疾病产生的影响,必须通过生理活动作为中介机制。心理生物学研究就本质而言是研究心理行为变量与生物学变量之间的关系的,研究方法主要有解剖法、破坏法、电刺激法、电记录法、生物化学法等传统生物学手段及心理测量、行为分析和行为记录等。随着科学技术的发展、实验设备的改进,心理生物学研究领域逐渐兴起一些新的研究方法,包括分子遗传学技术、脑影像技术、神经电生理、生物化学分析法、脑的高级神经网络理论等。

一、心理生物学研究历史

(一)情绪丘脑说

美国生理学家坎农(W. B. Cannon)于 20 世纪 20 年代在生理学实验研究的基础上提出了情绪的丘脑假说,认为情绪的控制中枢在丘脑,丘脑一方面传送情绪冲动至大脑皮层产生情绪体验,另一方面通过自主神经系统影响外周心血管活动和内脏功能,故长期不良的情绪反应可导致躯体疾病的发生。他还提出了应急反应(emergency reaction)概念和机体内平衡(homeostasis)理论,即当个体处于恐慌、饥饿等紧急状态时会引起肾上腺皮质激素的分泌,同时通过交感 - 副交感神经的协调调节使机体保持内环境的平衡。与此同时,俄国巴甫洛夫学派经过长期的研究提出了情绪的动力定型和高级神经活动学说,认为高级神经活动控制情绪并调节内脏功能,进而提出了皮层内脏相关学说,认为高级神经活动的异常可导致内脏功能失调,使机体产生各种各样的疾病。

（二）应激学说

20世纪30年代,加拿大生理学家塞里（H. Selye）通过实验提出应激学说。塞里指出,当机体遭受外界各种不良刺激时就会产生一系列的非特异性反应,即一般适应综合征（general adaptation syndrome, GAS）,由此创立了著名的应激学说。根据这一假说,个体对外界紧张性刺激首先表现为警戒反应,之后是适应或抵抗期,在此阶段,个体将成功地动员有关反应系统,做好应付外界紧张刺激的准备,并使个体内部防御力量与紧张刺激建立新的平衡。如果应激源持续存在,则进入衰竭期,个体抗衡能力逐渐衰竭,出现头痛、血压升高等躯体症状,并可导致心身疾病的产生。塞里在应激方面的开创性工作对后来医学心理学的发展产生了巨大的影响。直至今日,应激仍是医学心理学的重要研究内容。

（三）情绪中枢说

20世纪40年代,赫斯（Hess W.）首先利用电刺激的方法研究动物的情绪反应,发现了"情绪中枢",提出自主功能的中心在延髓、间脑,特别是下丘脑的理论。他发现使用微电流刺激猫下丘脑特定区域可引发出恐惧、愤怒等情绪反应和攻击行为。他的研究带动了寻找"情绪中枢"的热潮。紧随其后,美国生理心理学家奥尔兹（Olds J.）和米尔纳（Milner P.）意外发现了"愉快中枢",已证明下丘脑存在"性中枢""摄食中枢""饱食中枢"和"兴奋中枢"等。这些"情绪中枢"的发现为中枢控制情绪的假设提供了丰富的证据。

（四）心身相关

美国精神科医师沃尔夫（Wolff H. G.）是现代医学心理学中生物学研究方向的代表人物,他的研究在心身医学的发展中起了重要作用。他在1943年出版的 *Human Gastric Function* 这本书中阐述了人类心理变量和生物学变量之间的关系,探讨了心理社会因素与生理因素相互作用对人类健康的影响。其最大的贡献在于:在研究中对心理变量定量化,并客观地测量所观察的生理和病理学变化。他还认为,情绪影响躯体器官的生理活动程度还取决于遗传素质（易感性素质）和个性特征。他所倡导的一系列研究方法成为医学心理学生物学研究方向的标准模式。后续的许多研究者采用类似的方法对心身疾病的发生、发展、诊断、治疗和康复进行了大量心理生物学研究,并把研究成果用于临床实践。

二、现代心理生物学理论发展

随着现代心理生物学理论和实践的发展,特别是医学基础学科如神经解剖、病理、神经生化、内分泌学和免疫学等的发展,人们对脑的结构和功能及人类的心理与行为活动的认识越来越深刻。与其他心理学理论不同,发展迅速的分子生物学和各种成像技术使人们对心理的生物学基础有了更为直观和精细的认识。

（一）遗传学的研究

研究已经证明多数精神疾病属于多基因遗传病,如抑郁症和精神分裂症。如果某种疾病是由一系列遗传易感基因的积累而发病,那么与患者的血缘关系越近,带有相同易感基因的概率就越大,发病率也越高。反之,如果某种疾病在患者亲属中的患病率随亲属级别升高而升高,也可以作为该疾病遗传背景的证据。

目前常用的遗传学研究技术和方法包括分子杂交、聚合酶链式反应（PCR）、基因组扫描、关联分析和连锁分析、基因芯片及动物模型等。疾病遗传学研究的最终目的是疾病的预防和治疗。基因治疗在精神疾病中的应用还处于非常初期的探索阶段,但随着技术的发展,它可能成为对付精神疾病的重要治疗手段。

（二）神经内分泌的研究

心理行为与神经内分泌调节之间的关系十分密切。其中下丘脑、垂体和靶器官之间构成的几个轴起到了重要的调节作用：下丘脑 - 垂体 - 肾上腺（HPA 轴）、下丘脑 - 垂体 - 甲状腺（HPT 轴）、下丘脑 - 垂体 - 性腺（HPG 轴）。

1. 下丘脑 - 垂体 - 肾上腺轴　由下丘脑所释放的促肾上腺皮质激素释放激素（CRH），垂体释放的促肾上腺皮质激素（ACTH）和外周器官肾上腺皮质释放皮质醇都与应激调节有关。心理生物学的研究已证明，处于紧急状态时血中 ACTH 的升高主要是由于下丘脑的室旁核释放 CRH 引起的。脑对应激的调节主要通过以下两条途径：①激活脑干青斑核交感神经 - 肾上腺髓质轴而释放儿茶酚胺；②兴奋下丘脑 - 腺垂体 - 肾上腺皮质轴而增加糖皮质激素的合成和分泌。同时，脑边缘系统如海马、内嗅皮质等也参与应激的调节。

2. 下丘脑 - 垂体 - 甲状腺轴　由下丘脑所释放的激素促甲状腺激素释放激素（TRH）对神经元的兴奋性和神经递质的调节，特别是对中枢隔、海马胆碱能系统和黑质 - 纹状体多巴胺（DA）系统的调节有直接作用。

3. 下丘脑 - 垂体 - 性腺轴　由下丘脑 - 垂体 - 性腺轴中释放的性激素在个体出生后与心理和社会因素共同作用于性的发育。雄性功能不足状态会使攻击性和性动力不足，而补充雄性激素则可提高攻击性和性行为。月经前及产后的情感改变可能与雌激素水平的改变有关。此外生理水平的雌激素还具有神经保护作用，它可增强乙酰胆碱神经元对皮层和海马的投射，从而减少由胆碱能神经元损害所伴随的认知障碍。

此外催乳素（PRL）、生长激素（GH）、缩胆囊素（CCK）和血管紧张素（VAP）等也具有重要的神经内分泌功能，可影响正常与异常心理的发生发展过程。

（三）中枢神经递质的研究

目前的研究证明多巴胺（DA）、去甲肾上腺素（NE）、5- 羟色胺（5-HT）、乙酰胆碱（ACh）、γ- 氨基丁酸（GABA）、谷氨酸等经典的神经递质在正常和异常的心理活动中发挥了作用。中枢 ACh 参与大脑的学习和记忆功能，阿尔茨海默病患者中枢 ACh 神经元发生退行性改变而导致其功能不足。在重性抑郁障碍时可能有中枢 NE 功能不足，特别是在双向情感障碍的抑郁状态时 NE 代谢产物 MHPG 的排泄减少。中枢 DA 功能与人类的心理活动关系非常密切，中枢特别是前额叶 DA 功能不足可能与精神分裂症的阴性症状有关，而中脑边缘系统 DA 功能过高则可能与精神分裂症的阳性症状相关。5-HT 的正常功能对维持人类精神活动正常起着重要作用。药理学研究显示，重性抑郁障碍、强迫性神经症、焦虑症和惊恐障碍以及进食障碍都与中枢某些通路 5-HT 功能不足有关，而中脑边缘系统和前额叶 5-HT 功能过高则可能与精神分裂症有关。

（四）神经免疫学的研究

目前已经在几乎所有的免疫细胞上发现了神经递质和激素的受体，同样，神经递质和激素的受体也大多数在免疫细胞上发现。心理因素和神经 - 内分泌 - 免疫系统有很密切的关系。神经内分泌系统对免疫功能起调节作用，尤其是在机体应激过程中：早期关于应激反应的研究已经发现，长久的应激可严重影响免疫功能，引起肾上腺增大，伴随胸腺和淋巴结的退化。应激过程中 HPA 轴通过改变外周糖皮质醇水平，进而改变各种主要免疫细胞的反应性。总之，神经激素和神经调节激素在应激的作用下影响着免疫功能的不同方面。

心理因素对免疫系统的影响很大，如亲人亡故这样的负性生活事件可使自然杀伤（NK）细胞和淋巴细胞的活性受到抑制，是使恶性肿瘤发病率升高的部分原因。很多重性精神疾病也常伴有免疫功能的改变，如抑郁障碍、精神分裂症、孤独症等。使用精神药物也可使免疫细胞数量和功能发生改变，很多精神药物对免疫功能都有不同程度的抑制作用。

（五）脑影像技术的研究

目前，用于脑定位、脑功能及脑代谢研究的脑影像技术包括磁共振成像（MRI）、功能磁共振成像（fMRI）、磁共振弥散张量成像（DTI）、正电子发射断层显像（PET）和单光子发射型计算机断层仪（SPECT）等，在认知神经科学、临床心理学和临床医学等领域得到了广泛应用。

MRI 广泛应用于医学和心理学领域。这种技术可以用来测量大脑的灰质体积与密度等。

fMRI 是一种以 MRI 研究活体脑神经细胞活动状态的新技术。此技术被应用于很多心理活动的脑功能研究，如语言、感觉、运动、情绪等。

DTI 用于脑白质的连贯性研究，其用途不仅在于研究健康组织的结构及功能，而且对探讨某些影响组织结构连贯性的疾病如精神分裂症、抑郁症等也有重要意义。

SPECT 和 PET 均是受体配体研究的重要手段。

学习小结

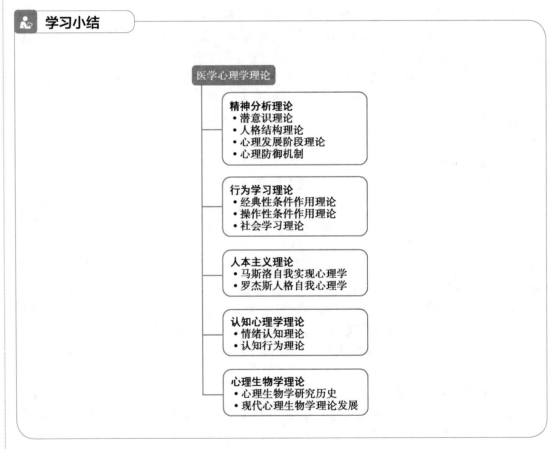

（范文翼　吉宇波）

复习思考题

1. 弗洛伊德认为人的心理发展可以分为哪几个阶段？
2. 经典性条件作用与操作性条件作用的不同之处是什么？
3. 马斯洛将人类需要分为哪些层次？
4. 艾利斯理性情绪疗法中的 A、B、C 各自代表什么？彼此之间有什么关系？
5. 坎农认为长期不良情绪反应可导致躯体疾病发生的原理是什么？

◆◆◆ 第三章 ◆◆◆

心理学基础

第一节 心理现象及心理实质

正确认识心理,是科学认识心理科学的前提。让我们从心理的起源和实质出发,逐步深入医学心理学的殿堂。

一、心理起源

人类起源于动物,两者心理共有渊源。动物心理的发展大致经历了刺激感应、感觉、知觉、思维萌芽 4 个阶段。当动物学会劳动、制作工具、使用语言,出现思维萌芽,逐渐近似先人,就为人类心理的产生奠定了基础。

然而,人类心理离不开人。哲学对人的认知,难免影响对人类心理(下文无说明时均简称心理)的认知。最初,东西方哲学都认为心理即神灵。其中,古希腊哲学家柏拉图(Plato)认为世界由神创造,灵魂不灭。古希腊学者亚里士多德(Aristotle)认为灵魂是生命的动力和身体的形式,包括植物灵魂、动物灵魂和理性灵魂,分别主管人的身体发育、智力发育和道德完善。在东方特别是中国,对"神"记载颇多,诸子百家不乏"神""灵"之论,中医典籍《黄帝内经》已有"神"字 236 个。其中,《素问·八正神明论》载:"神乎神,耳不闻,目明心开而志先,慧然独悟,口弗能言,俱视独见,适若昏,昭然独明,若风吹云,故曰神。"认为神不是有形事物,而是目明、心开、志先、独悟后获得的无形智慧。东西方先人的这种见解,虽然对心理提供了解释,但不同程度地割裂了心理与物质的关联,甚至认为心理可以脱离物质而存在,未能彻底走出唯心主义的泥沼。

二、心理实质

直到唯物主义出现和传播,东西方对心理的认识才逐渐摆脱唯心主义,认为心理(mental)是客观事物在人脑中的主观能动反映,从三个方面揭示了心理的实质。

(一)心理是脑的功能

主要包含:①脑发达是心理产生的基础,随着年龄由少到长,脑的重量由初生的350~400g逐渐增至成年的1 500g左右,对事物的反映能力增强,为心理发展提供了物质基础;②脑是心理活动的器官,心理异常时多有脑损伤,脑损伤后常伴心理异常,脑损伤恢复多伴心理异常改善,例如脑出血患者局部血液栓塞,意识全无,经过溶栓,意识恢复;③心理活动与特定脑区相关,例如枕叶区受损会失明、颞横回受损会失聪,说明脑是心理的器官,心理是脑的功能。

(二)心理是客观事物的反映

首先,客观事物是心理活动的内容和源泉。各国近百年来发现多个被动物哺乳长大的小孩,这些小孩回归人类社会后缺乏人类的心智和情感,说明缺乏客观事物的刺激,人脑不会产生相应心理。其次,客观事物既包括有形事物和无形事物(前者如看到手术刀不寒而栗,后者如想起手术刀倒吸凉气),也包括自然环境和社会环境(前者如眼泪,后者如主张"好男不流泪"),其中起决定作用的是劳动、语言、传统、习惯等。再次,脑的反映不应与客观事物相反,如吃某药,病痊愈,心舒坦,反映多为兴奋而非痛苦。

(三)心理反映有主观能动性

主要体现在:①心理反映有个体选择性,由于事物鲜能独存、彼此关联,个体通常根据经验需要等捕获某些信息、忽视某些信息,例如对单间病室这个客观事物,有人嫌贵拒绝入住,有人喜静优先预定;②心理反映有主观统合性,面对纷繁事物,例如复杂病症,脑能反映某个具体特征(某种症状或体征),也会将这些特征深入加工成某个总体特征(某种中医证型或西医疾病);③心理反映有时空差异性,同一个体面对同样事物,在不同时期、不同条件下作出的反映可能不同,例如面对多发性骨折大出血,实习生因为初次见到倍感棘手,成为主任医师后可能多见不怪,但主任医师遇到没有药物和器械时仍会内心不安。可见,心理反映客观事物,受到个体主观影响。

三、心理现象

客观事物在脑中的反映形式,即心理活动的表现形式,叫心理现象(mental phenomenon),包括心理过程和个性心理,见图3-1。

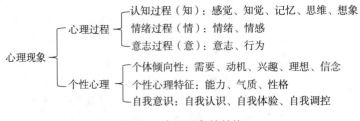

图3-1　心理现象的结构

心理过程(mental process)是人脑对客观事物的反映过程,包括认知过程、情绪过程、意志过程,依次简称为知、情、意。其中,认知过程(cognitive process)指对客观事物认识和觉察,包括感觉、知觉、记忆、思维、想象、注意、语言等。走到医院,看到医护面露微笑,认为医德好,逢人就赞,是一个由感觉、思维到语言的认知过程。情绪过程(emotional process)指对客观事物的态度和体验,包括情绪、情感。如面对新冠疫情,医护奋力抗击,广受各界好评,倍感职业自豪,就是一个由认知引起的情绪过程。意志过程(willed process)指有计划地克服困难、实现目标。例如手术中大出血,医师上止血钳、输止血药、物理压迫、深层缝合……不吃不喝 6 个小时,终于血止术成,就是一个意志过程。知、情、意彼此关联和作用,知是情、意产生和发展的基础,情给知、意提供助力或阻力,意对知、情的结果有重要影响。

个性心理(individual mentality),也叫人格(personality),是个体独特而稳定的心理现象,包括个体倾向性、个性心理特征、自我意识。其中,个体倾向性(individual psychological disposition)指个体心理在特定时间的指向状态,是个性心理中最活跃的部分,包括需要、动机、兴趣、理想、信念等,需要是基础,信念居最高层次。例如确诊肺癌,有人担心治不好而放弃,有人担心家属伤心而坚持,体现了不同的信念和动机。个性心理特征(individual mental characteristics)是个体心理稳定而独特的整体面貌,包括能力、气质、性格等。例如腹腔镜手术操作,有的医师会,有的医师不会,体现了能力;有的医师操作时淡定从容,有的医师操作时火急火燎,体现了气质;有的医师视之若洪水猛兽坚决不碰,有的医师以"不破楼兰终不还"的决心勤于演练,体现了性格。自我意识(self-awareness)指个体对自身的认识、体验、评价和调控,涉及认知、情感、意志、行为等方面,并非与生俱来,而是在社会生活中逐步形成和发展,也是人类心理有别于动物心理的重要标志。

心理过程与个性心理密切联系、相互制约,个性心理在心理过程中形成、发展并表现出来,反过来又会影响心理过程,给心理过程赋予个性色彩。

第二节 心理认知过程

认知过程为心理产生首站,是个体运用知识经验加工事物信息,从表到里、由浅入深反映事物特性和联系的心理活动,包括感觉、知觉、学习、记忆、思维、想象、注意等。其中,注意贯穿全程,思维居于核心。

一、感觉与知觉

(一)感觉与知觉的概念

事物有形状、大小、动静、时间等多个属性,对感受器产生多种相应刺激,进而形成感觉和知觉。感觉(sensation)是脑对作用于感受器的客观事物个别属性的反映,知觉(perception)是脑对作用于感受器的客观事物整体属性的反映。

感觉提供事物各个属性的信息,是心理存在的起点和基础。无感觉,则无心理。感觉剥夺实验显示,被试者蒙眼、堵耳、套手、捆卧在静黑的房间,尽量隔绝其他事物,会逐渐变得无聊、不安、烦躁、失眠、思维紊乱甚至幻觉。需指出:①某种感受器对应某类属性,例如眼内感受器能看到手指黄但闻不到烟熏味;②人能感觉体内器官的状态,例如觉得肚饿、腹痛等;③感觉反映个别而非整体的属性,因此无法知道事物的全貌和意义,单凭手指黄很难判断是抽烟还是黄疸,尚需联合"淡淡烟草味"等方知是吸烟所致、联合面目身体俱黄等方知是黄疸引起。

知觉接收感觉信息,在感觉的基础上形成,但不是感觉的简单相加,而是整体统合,往往需要多种感受器参与,进而将多个属性整合成一个有意义的整体,因此既受感觉系统影响,也受感觉对象、个体心理作用。例如某人失恋后面黄肌瘦、神疲懒言,聋人听不到

笔记栏

懒言,盲人看不到面黄,常人归于"相思病"但不知何故,医师辨证知道属于脾气虚弱,残障人士"不知其然"是感觉系统受损,常人"知其然"、医师"知其所以然"是受个性心理影响。

（二）感觉与知觉的分类

感觉根据刺激来源和感受器位置分 2 类：①外部感觉（external sensation），刺激来自体外,感受器位于 / 接近体表,包括视觉、听觉、嗅觉、味觉和皮肤觉（触觉、压觉、温度觉、痛觉）；②内部感觉（internal sensation），刺激来自体内,感受器位于器官组织,包括运动觉、平衡觉、机体觉（饱、饿、涨、痛、窒息、性、便意）。

根据传导途径,临床把感觉分成 4 类：①特殊感觉（special sensation），由脑神经传导,包括视觉、听觉、嗅觉、味觉、前庭觉等；②肤表感觉（skin-table sensation），由脊神经及某些脑神经的皮肤分支传导,包括触觉、压觉、温度觉、痛觉等；③深部感觉（mesoblastic sensation），由脊神经及某些脑神经的肌肉分支传导,包括肌肉、肌腱、关节的敏感觉以及深部的痛觉、压觉、位置觉等；④内脏感觉（visceral sensation internal sensation），由自主神经系统传导,包括内脏痛觉、饥渴、恶心等。

与感觉相应,根据由何种感受器主导,知觉分为视知觉、听知觉、嗅知觉、味知觉、触知觉等。此外,知觉根据反映对象是否为人,又可以分为社会知觉和物体知觉。社会知觉的对象为人,包括他人知觉、自我知觉、人际知觉、角色知觉。物体知觉的对象是除了人以外的事物,包括空间知觉、时间知觉和运动知觉。空间知觉指对物体大小、形状、深浅、远近、方位等空间特性的知觉,视觉起主导作用。时间知觉指对物体连续性和顺序性的知觉,主要依据潮起潮落、日月升沉等自然节律及呼吸、脉搏、眠醒等生理节律,常与情绪有关。运动知觉指对物体空间位置变化速度、距离等运动特性的知觉,存在相对性。

（三）感觉规律

1. 感觉阈限与感受性　感觉阈限（sensory threshold）指引起感觉的刺激范围,分绝对感觉阈限（absolute threshold）和差别感觉阈限（difference threshold）,前者指能引起感觉的最小刺激,后者指能引起感觉变化的最小刺激。感觉阈限通常反映感受性的高低。所谓感受性（sensitivity）,是指对刺激强度和变化的感觉能力。与感觉阈限相应,对最小刺激强度的感觉能力叫绝对感受性（absolute sensitivity）,对最小刺激变化的感觉能力叫差异感受性（difference sensitivity）。显然,感受性与感觉阈限呈负相关,即感觉阈限越低,感受性越强。例如口服中药,A、B 都觉得温度低时很苦,0℃最苦,加热到 37℃开始觉得没那么苦,分别加热到 60℃、65℃觉得不再苦了,说明 A、B 对中药苦味的感觉阈限分别为 0~60℃、0~65℃,绝对感觉阈限都是 0℃,差异感觉阈限分别为 60℃、65℃,相应地 A 比 B 对中药苦味的感受性高、绝对感受性一样、差异感受性高。掌握感觉阈限,能优化健康干预方案。

2. 感觉适应　感觉适应（sensory adaptation）指感受性随刺激持续时间而提高或降低的现象。例如身处南极,开始觉得很冷,很快就觉得不冷了。通常强刺激持续作用会降低感受性,弱刺激持续作用会提高感受性；前者如电击导致四肢麻木,后者如针灸刺激治愈疾病。现已证实,痛觉最难适应。感觉适应能够让人更好地适应环境,保护身心健康。

3. 感觉后效　感觉后效（sensory after effect）指刺激停止后感觉仍会短暂保留的现象,以视觉尤为明显,有正后象（positive after-image）、负后象（positive after-image）之分,前者指后象的品质与原感觉相同,后者指后象的品质与原感觉相反。短暂注视白炽灯,闭上眼,会感到黑暗背景上有个亮点,是正后象；持续注视白炽灯,闭上眼,会感到光亮背景上有个黑点,是负后象。用好感觉后效,可提高健康干预效益。

4. 联觉 联觉(synaesthesia)指一种刺激同时引起两种以上感觉的现象。患者称赞医师"声音好甜",说明声音这种刺激,既引起了"声音"听觉,也引起了甜的味觉,形成了联觉。联觉的形成可能与事物间经常互动互联有关,颜色尤为突出。病房用浅绿墙围、浅蓝窗帘、白色床单,就是通过联觉让患者感受旷远、平静、安逸,以提高疗效。善用联觉,可提高健康干预的广度和效益。

5. 感觉对比 感觉对比(sensory contrast)指感受性随刺激的种类而提高或降低的现象,分为同时对比(simultaneous contrast)和继时对比(successive contrast),前者是同时刺激(如感到黑人的牙齿更白),后者是先后刺激(如吃糖后吃药感到药更苦、吃药后吃糖觉得药不太苦)。科学设置感觉对比,能够提升健康干预效果。

6. 感觉补偿 感觉补偿(sensory contrast compensation)指某种感觉损失导致其他感觉高度发展的现象。例如盲人的听觉、聋哑人的视觉格外灵敏。这启示感受性可通过实践和训练得到发展。

(四) 知觉特性

1. 选择性 知觉的选择性(selectivity)指感受器优先反映某些属性的特性。这是因为感觉通道有限,感受器难以同时反映诸多事物的所有属性,只能根据通道的容量和个体的需要,优先选中某些属性形成清晰图像,而把其他属性作为模糊背景。医师诊疗先兆流产,会留意阴道出血、腹部下坠感、腰部酸软等关键症状,而不太留意其他反应,体现了知觉的选择性。知觉具有选择性,有利提高知觉的质量和效果。

2. 整体性 知觉的整体性(entirety)指将多个近似或关联的属性统合成一个整体的特性。通常,关键、强烈的属性在知觉整体性的形成中具有决定作用,时空临近、特性近似、关联度高的属性更容易被知觉为一个整体。因此,医师、护士、患者经常处于同一立场就不足为怪了。

3. 理解性 知觉的理解性(understandability)指赋予多个属性一个整体意义并用言词标志出来的特性,常与知觉者的个性心理有关,多会根据知识经验补充缺损部分,使知觉变得便捷、精确和深刻。例如看门诊处方,患者大多不知所云,药师根据知识经验补充相关信息,经常能轻松破解处方内容。

4. 恒常性 知觉的恒常性(constancy)指知觉结果不随知觉条件发生变化的特性,即知觉不随形状、大小、颜色、光线等外部条件而改变,有利于快速准确地适应环境。因此,见到出院的家人,多半不会因为高矮胖瘦、毛发稀稠、肤色深浅等改变而认不出来。

二、学习与记忆

(一) 学习与记忆的概念

学习(learning)指通过体验获得某种行为或行为潜能的认知过程。其中,体验包括亲自实践和向外获取,但不包括婴儿自然生长出现的坐、爬、站以及脚扭伤跛行、脑损伤偏瘫等器质改变引发的行为;获得指行为持久存在而非短暂拥有,演习八段锦后几十年都会属于学习,知道熬夜伤身的当天(而不是长期)早睡则不是学习;行为既可外显,也可内隐,前者如跑步运动,后者如保持乐观。

记忆(memory)指主动保持消失事物相关信息的认知过程,是对事物信息进行编码、加工、储存和提取,包括记(识记、保持)和忆(再认、回忆)两个方面。其中,识记是记忆的开始和前提,保持是记忆的中心环节和再认 / 回忆的必要前提,再认 / 回忆是记忆的结果并进一步强化识记和保持的内容。

（二）学习与记忆的分类

学习分类方法繁多。雷兹兰依据进化水平分为反应性学习、联结性学习、综合性学习、象征性学习，分别对应动物最简单的学习、条件反射的学习、将各种感觉统合成知觉、人类特有的思维；加涅根据繁简程度分为对某种信号做出反应的信号学习、操作条件反射的刺激-反应学习、联合系列刺激-反应的连锁学习、以语言连接为主的言语联想学习、区分刺激异同并做出相应反应的辨别学习、把刺激分类并按类做出相应反应的概念学习、了解概念之间关系的规则学习、运用各种规则的解决问题学习。

记忆的分类相对精要，可以根据内容分为形象记忆、逻辑记忆、情绪记忆、运动记忆，也可以根据意识参与的程度分为外显记忆和内隐记忆，临床常根据信息加工和保留的时间分为感觉记忆、短时记忆和长时记忆。

1. 感觉记忆　感觉记忆（immediate memory）指感受器接收刺激信息后留下瞬时映象，又叫瞬时记忆，特点是信息容量大，以物理特性（形象）为主，持续时间短，仅保持0.25~2.00s，没有引起注意则消失，引起注意则进入短时记忆。

2. 短时记忆　短时记忆（short-term memory）指信息被注意后留下暂时映象，又叫初级记忆、工作记忆，通常信息容量为（7±2）个无意义的组块，以语音及物理特性为主，保持20s~1min，未处理则消失，复述有助延长记忆时间甚至转入长时记忆。

3. 长时记忆　长时记忆（long-term memory）指信息经过复述加工后留下长期映象，又叫二级记忆，特点是信息容量可无限大，以有意义组块或联想组合为主，时间超过1min甚至终身，能实现规律储存和高效提取。眨眼不影响病情观察，是存在感觉记忆；不复述记不住病案号，是存在短时记忆；退休后还能全文背诵《黄帝内经》，是存在长时记忆。

（三）记忆过程

1. 识记　识记（memorization）是将输入信息编码成方便存取信息的过程，即识别和记住事物的过程，其效果受识记目的、态度、知识经验、事物特性、方法技巧等影响，有无意识记、有意识记之分。无意识记（unintentional memorization）没有预定目的，无需方法技巧和意志努力，选择性大，精力耗费少，内容零散偶得，难以形成系统，是获得知识经验的主要渠道。有意识记（voluntary registration）有预定目的，需要方法技巧和意志努力，选择性小，精力耗费多，内容融入已有知识经验，效果通常优于无意识记。有意识记根据事物的意义，又分为意义识记和机械识记。意义识记（meaningful memorization）是通过理解事物的意义进行识记，如识记逻辑严密的保健理论。机械识记（rote memorization）是通过事物的外部联系而非意义进行识记，如死记硬背某个保健动作。意义识记能把新信息快速融入旧信息，速度、精度、深度、长度都优于机械识记。

2. 保持　保持（retention）是人脑主动加工、储存、巩固识记信息的过程，促使识别的信息发生数量和质量的变化，集中体现在：保持信息的数量逐渐减少，不重要的细节趋于消失，内容变得更加地完整、详细、具体、合理、有意义或夸张、突出、有特色。例如八段锦首式"双手托天理三焦"，有很多细节要求，关键在向上拉伸，于是有人调侃该式是"双手托块重石举到最高"。保持对健康的积极意义在于，能留住有利于身心的知识经验。

3. 再认/回忆　再认/回忆都是提取长时记忆信息的过程。经历过的事物再次出现时能够识别称为再认（recognition），经历过的事物没有出现也能呈现称为回忆（recall）。遇到给小孩接生的医师能认出他是谁，是再认；想起小孩出生，脑中浮现某位医师的模糊形象，是回忆。可见，回忆比再认难，能回忆的一般能再认，能再认的未必能回忆。再认/回忆与事物巩固程度和积极思维有关，越巩固、越积极则再认/回忆的效果越好。

(四)遗忘

遗忘(forgetting)指不能或错误提取记忆信息,生理和疾病状态下均可发生,具有以下规律和特点:

1. 进程"先快后慢" 即遗忘速度有时间规律,最初快,后减缓,渐趋稳定。这个规律由德国心理学家艾宾浩斯(Ebbinghaus H.)发现。

2. 程度"先生后熟" 即遗忘与学习程度有关,反复记的熟悉信息忘得慢,偶尔记的陌生信息忘得快,但反复太多因为信息过量反而忘得快。

3. 内容"先散后联" 即遗忘与材料性质有关,无意义、零散、抽象的材料忘得快,有意义、系统、具体的材料忘得慢。

4. 需求"先弱后强" 即遗忘与需要程度有关,感兴趣、情绪佳、动机强的材料因为需求强忘得慢,反之忘得快。

此外,遗忘还与材料的学习顺序、记忆技巧、个性心理等有关。

三、思维与想象

(一)思维与想象的概念

思维(thinking)是深入加工已有信息来揭示事物的本质、共性、规律的认知过程,多借语言、动作等实现,受人脑机能、个性心理、文化环境等制约,具有间接性和概括性。其中,间接性指通过其他媒介而非事物本身来认识事物,如医师通过心电图间接了解心脏的功能、通过望闻问切间接了解病情;概括性指把同类事物的本质特性和内在联系提取出来形成一个表述,如中医师将腰膝酸软、夜尿频多概括为肾阳虚衰。

想象(imagination)是将记忆表象加工改造成新形象的认知过程,为思维的特殊形式,源自实践并靠实践来推动实现,具有形象性和新颖性。其中,形象性指加工后产生某种情景和画面,如听到手术医师就想起无影灯、手术刀;新颖性指想象虽然源自实践,但会形成实践中没有的事物,如在互联网+医院基础上想出"智慧医院"。想象离不开思维,具有预见、补充、代替、调节的作用,多能预见活动的结果、补充感知的不足、满足超现实需求、调节机体的活动。

(二)思维与想象的分类

思维根据凭借物,分为动作思维、形象思维、抽象思维;根据指向性,分为聚类思维和发散思维;根据新颖性,分为常规思维和创新思维。动作思维(action thinking)是通过实际动作认识事物的思维方式,如医师通过阴道触诊来了解妇科状况。形象思维(image thinking)是对事物表象和形象进行分析综合的思维方式,多与视觉关联,如艺术家借助工具宣示情绪。抽象思维(abstract thinking)是运用概念进行判断和推理的思维方式,以语言和符号为媒介,如医师根据症状和体征诊断为某种疾病。聚合思维(convergent thinking)是汇集各类信息后得出唯一答案的思维方式,如根据吹空调后咳嗽鼻塞、流涕如水等信息得出其得了风寒感冒。发散思维(divergent thinking)是从某点出发得出各种可能信息的思维方式,如遇到病理性的阴道出血,先从探血液来源出发,得出病位可能在阴道、子宫、输卵管、附件、腹腔;再从查出血原因出发,得出病机可能与妊娠、创伤、增生、炎症、内分泌、全身疾病有关。常规思维(normative thinking)是按照已有的方案、模式、程序等解决问题的思维方式,如通过运动增强免疫力。创新思维(creative thinking)是提出新的问题或问题解决思路的思维方式,如屠呦呦提出利用青蒿提取物治疗疟疾。

想象根据有无目的性,分为无意想象和有意想象。无意想象(unconscious imagination)是没有目的、不由自主的想象,如经过太平间想起死人。有意想象(conscious imagination)是有目的、自觉进行的想象,根据内容的新颖性又可以分成再造想象和创造想象。再造想象(reproductive imagination)是形成符合语言描述和图形描述的形象,即"有中生新",如根据专利申报材料想象某种医疗器械的模样。创造想象(creative imagination)是形成符合现实需要的全新形象,即"无中生有",如前面提到的智慧医院。

（三）思维过程

思维是人类认识活动的最高形式,多有分析与综合、比较与分类、抽象与概括、系统化与具体化等基本过程。

1. 分析和综合　分析(analysis)是把客观事物分解成多个部分/属性加以考察的思维过程,如把人的一生分为胎儿期、婴儿期、幼儿期、青少年期、成年期、老年期等。综合(synthesis)是把客观事物各个部分/属性作为一个整体来考察的思维过程,如将红、肿、热、痛看成急性感染的主要表现。分析与综合密不可分、相互依存,分析为综合服务才有意义,综合在分析的基础上才能实现。

2. 比较与分类　比较(comparison)是把客观事物的各种属性进行对比进而找出其异同和关系的思维过程,如中医认为感冒有风寒和风热之分,常比较流涕是清水状还是黄浊状。分类(classification)是根据共同点和差异点将属性分成不同种类的思维过程,可揭示事物的从属关系、等级关系,从而使知识系统化。

3. 抽象和概括　抽象(abstraction)是区分客观事物本质属性和非本质属性进而抽取本质属性的思维过程,如将寻找并被接收诊疗的人抽象为患者角色,以别于有恙不治和无恙求治被拒的那部分人。概括(generalization)是把客观事物抽取出来的本质特征加以综合并应用推广到同类事物的思维过程。概括以抽象为基础,把分析、抽象的结果经过综合而形成概念,有高级概括和低级概括之分。高级概括注重事物的本质特性和内在联系,如形成某种医学心理学理论。低级概括停留在感知觉获得的外部特征,如认为穿白大褂就是医师。各种科学知识和理论都是抽象和概括的产物。

4. 系统化与具体化　系统化(systematization)是把一般特性和本质特性相同的事物归纳形成一个完整体系的思维过程,有助于快速准确地提取和运用知识。例如根据药物滋味和治疗作用,认为中药具有辛、甘、酸、苦、咸"五味"。具体化(concretization)是把抽象、概括后形成的一般特征和规律与某个具体事物联系起来的思维过程。例如紫苏叶香甜爽口,因为能发散风寒治疗风寒感冒、行气和胃治疗妊娠呕吐,符合"辛"味药"能散""能行"的特性,所以中药认为其味为"辛"而非"甘"。

四、注意

（一）注意的概念

注意(attention)是心理/意识活动对一定对象的指向和集中,本身不能独立进行或完成,需要通过外显行为来表现,具有指向性和集中性。其中,指向性指心理/意识活动有选择地反映一定对象而忽略其他对象,如网络游戏成瘾者上网就醉心游戏,对其他网络信息不理不睬;集中性指心理/意识活动在被选择对象上的强度和集中度,常抑制和远离无关的活动,如做腹腔镜手术,留心患者反应,能及时发现患者切口的微小收缩。

（二）注意的分类

根据有无目的,注意可分为无意注意、有意注意和有意后注意。无意注意(involuntary attention)是没有预定目的、不需要意志努力的注意,属于注意的初级形式,多为被动行为,与事物的强弱、新旧、动静、显隐等特性以及个体的状态有关,例如医师问诊,突然闻到患者口中发出的异味。有意注意(voluntary attention)是有预定目的、需要意志努力的注意,属于注意的高级形式,服从目的任务,多为主动行为,与行为动机、干扰强度等有关,例如做子宫全切手术时,非常小心地推离膀胱腹膜反折,以免损伤膀胱。有意后注意(post voluntary attention)是有预定目的、不需要意志努力的注意,属于注意的特殊形式,在有意注意的基础上发展而成,需要对目的任务非常熟悉,具有高度稳定性,是创造活动的必要条件,例如针刺操作练得非常熟练以后,无需留意要点也能顺利进针。

（三）注意的品质

注意具有选择、保持、调节、监督的功能,使人能够更好地适应环境及改造世界。相应地,良好注意应该具有范围适当、相对稳定、善于分配和主动转移 4 个品质。

1. 注意的范围　指同一时间内能够清楚把握注意对象的数量,即注意的广度,受对象特性和个体状态的影响。研究显示,成人在 0.1s 内能注意到 8~9 个黑点、4~6 个孤立对象、3~4 个集合图形,对象越近似、越集中、越有规律、联系越紧、分组越科学及个体的经验越丰富、知识越广、技能越特殊,则注意的范围越广。

2. 注意的稳定性　指注意保持在同一对象 / 活动上的时间,是个体顺利完成某种活动的基本条件之一,有广义和狭义之分。广义的注意稳定性指注意保持在同一活动上的时间,例如出门诊,既要问病史,又要开处方,两者都属于出门诊这一个活动。狭义的注意稳定性指注意保持在同一对象上的时间,例如对患者望闻问切。内容丰富、动态、关联的事物,及精力充沛、兴趣盎然的个体,都容易保持注意的稳定性。

3. 注意的分配　指注意同时指向两个或两个以上对象 / 活动的能力,多发生在彼此关联或非常熟悉的对象 / 活动之间,可以通过反复训练获得。例如高年资的医师边给患者伤口换药,边叮嘱患者怎样办出院手续。

4. 注意的转移　指注意主动从一个对象 / 活动转到另一个对象 / 活动上的过程,有助于适应环境、完成多项任务,与原有注意的紧张度、新对象的吸引力、个性心理特点等有关。

第三节　心理情绪过程

人生难免产生喜、怒、哀、乐、爱、恨等情绪体验,进而影响生活质量和事业成败。因此,医学心理学不能不研究和关注心理情绪过程。

一、情绪与情感的概念

广义的情绪(emotion)包括情感(feeling),两者都是对客观事物是否符合自身需要的主观体验,通常伴随认知过程产生并影响认知过程。一方面,情绪与情感以自身需要为中介,客观事物符合自身需要则引起肯定的、积极的情绪体验,否则引起否定的、消极的情绪体验,前者如医师看好了病感到高兴,后者如医师把病治得加重了而郁闷。另一方面,情绪与情感体验具有主观性,多能引起不同的生理变化和外部表现,如同样是害怕,有人满脸通红,有人脸色惨白,有别于反映客观事物的认知过程。

值得注意的是,情绪与情感虽然经常一起使用,但是尚有区别。目前认为,情绪常与生理需要相关,发生较早,为人和动物共有,具有情境性、暂时性、冲动性和外显性,往往伴随情境 / 需要的改变而快速改变,如早餐本想吃面包,看到餐厅里吃面条的每一个人都笑逐颜开,于是高兴地改吃面条,就是情绪导致的行为改变。情感与社会需要相关,发生较晚,为人类独有,既有情境性,又有稳定性、深刻性、持久性、内隐性,深入反映主客观之间的关系,一旦形成不易改变,如对中医好感,不会因为某个中医师没有看好自己的病,就转去找西医。因此,从某种意义上说,情绪是情感的外在表现,情绪变化经常受情感支配并反映情感的深度;情感是情绪的本质内容,情感的产生经常伴有情绪反应并通过情绪来表达。

二、情绪与情感的分类

(一) 情绪分类

情绪的分类比较复杂,心理学家多分为基本情绪和复合情绪。基本情绪(basic emotion)是人和动物共有、与本能活动相联的情绪,也叫原始情绪,包括快乐、愤怒、恐惧、悲哀 4 种。其中,快乐是个体实现盼望和目的后产生的情绪体验,例如一剂中药治好了尿道炎;愤怒是个体的盼望和目的暂时无法达成产生的情绪体验,例如排了 3 小时队仍没看上病;悲哀是失去心爱的事物或理想、愿望彻底破灭时产生的情绪体验,例如糖尿病足保守治疗无效面临截肢;恐惧是企图摆脱某种危险情境但无能为力时产生的情绪体验,例如得知自己肝癌转移。复合情绪(compound emotion)是由基本情绪的不同组合派生出来的情绪,如面对患者时的谦虚、悔恨等,就包含了上述 4 种基本情绪。

此外,中医将情绪分为喜、怒、忧、思、悲、恐、惊 7 种,叫作"七情";情绪还根据行为意愿分为积极情绪和消极情绪,前者伴随接近行为,包括快乐、兴趣、满足和爱等,有助于个体缓解压力、恢复健康;后者伴随回避行为,包括痛苦、悲伤、愤怒、恐惧等,适度存在有利身心健康,长期存在容易导致心理疾病。

(二) 情绪状态的分类

情绪状态(emotional state)指特定情境、时间内情绪活动在速度、强度和持续时间方面的综合表现,常分为心境、激情和应激。

1. 心境　心境(mood)是一种比较微弱而持久的情绪状态,例如牙痛吃什么东西都痛、听什么声音都刺耳,具有弥散性,多无具体对象,常常作为背景,给所有活动打上一层色彩,可以持续几天甚至几年。总体而言,积极心境有利健康,消极心境有损健康。

2. 激情　激情(intense emotion)是一种强烈而短促的情绪状态,常由突然、剧烈、重大的变化引起,具有明显的生理反应和外部表现,会随着时间推移而弱化或消失,例如冒着余震连续 3 天、每天工作 20 小时给震区灾民做手术。与心境相似,积极的激情能激发潜能,有利于攻坚克难;消极的激情会丧失理智,出现冲动行为。

3. 应激　应激(stress)是一种由于意外紧急导致高度紧张的情绪状态,多经历警觉、阻抗、衰竭 3 个阶段,例如车祸重伤,常会激发内在潜能,企图扭转不利,直至精疲力竭,但强度过大会缩小知觉范围、导致言行紊乱,时间过久会导致胃溃疡、胸腺退化甚至休克、死亡。

(三) 情感分类

情感伴随社会生活产生,主要包括道德感、理智感、美感。

1. 道德感　道德感(moral feeling)是个体运用社会道德标准评价自己或他人思想、意图和行为时产生的主观体验,常受历史条件、社会制度、民族文化等影响,具有社会历史性,包括爱国主义、集体主义、责任感、义务感等,例如观看最美医生评选,符合标准会产生积极体验,否则产生消极体验。

2. 理智感　理智感(rational feeling)是评价个体探求或维护真理的需要是否得到满足时产生的主观体验,有别于日常生活中的理智,强调对真理的追求,为学习科学知识、促进社会实践、推动科学发展的重要力量,例如坚信医师能抚慰所有患者。

3. 美感　美感(aesthetic feeling)是个体运用审美标准评价事物时产生的主观体验,与客观事物属性和主观价值理念都有关联,常与道德相连,多带好恶倾向。例如,对男人留胡子,有人觉得性感有型,有人认为慵懒无趣,还有人觉得纯属无谓的个人选择。

三、情绪的外部表现和生理变化

不同情绪状态的身体变化不同,主要体现在内部的生理变化和外部的表情变化。

（一）外部表情

表情(emotional expression)特指与情绪和情感相关的行为特征,主要受社会文化因素的影响,包括面部表情、身段表情和言语表情。

1. 面部表情　面部表情(facial expression)是颜面部肌群变化表现出来的情绪状态。研究显示,人的面部能够产生 2 万多种表情,面部的不同部位在表情中的作用不同,例如眼睛对表达忧伤最重要、口部对表达快乐与厌恶最重要,但不同文化背景下的人们对愉快、悲伤、恐惧、愤怒、惊奇、厌恶 6 种表情的辨别高度一致,启示面部表情可以识别情绪。

2. 身段表情　身段表情(body expression)指情绪发生时身体各部分呈现的姿态,存在个体、种族和地域差异,可分为手势和躯体姿势。研究显示,手势与言语协同可以增强情绪体验,在情绪表达中的作用值得重视。人在不同的情绪状态,躯体姿势会发生不同变化,例如兴奋时手舞足蹈、悔恨时捶胸顿足、忧愁时垂头丧气、恐惧时紧缩双肩。

3. 言语表情　言语表情(language expression)是情绪发生时语调、节奏、速度发生的变化,为人类特有的情绪表达手段和人际交往的重要辅助手段。例如呻吟表示痛苦,大笑表示开心,尖叫表示恐惧,同样一句"真是一个好医师",语调高、语速快时表示赞扬,语调低、语速慢时可能表示讽刺。

（二）生理变化

由于表情多在后天习得,人们为了某种目的往往故意隐瞒或呈现某种表情。因此,在观察情绪反应时,尚需观测以下生理变化。

1. 呼吸系统　情绪状态影响呼吸的频率、深浅、均匀度,例如呼吸平时约 20 次 /min,愤怒时加快到 40~50 次 /min,悲伤时减慢到不足 10 次 /min,因此可用呼吸描计器分析上述指标,推知是否存在某种情绪状态。

2. 循环系统　在不同情绪状态下,循环系统的活动也会发生变化,例如愤怒或恐惧时心跳加速、血管收缩、血压上升,可用心电图记录心脏波动情况、血管容积描记器记录外周血管容积,间接推知有无某种情绪状态。

3. 消化系统　消化系统的功能也会随着情绪状态改变。个体处于抑郁、焦虑、惊恐等消极情绪时,消化腺活动抑制,食欲降低;长期紧张不安引起胃酸分泌持续升高,可导致胃溃疡。积极情绪能促进胃液、唾液分泌,加速消化。

4. 内外腺体　内外腺体分泌的物质随着情绪状态而有所改变,例如悲哀会流泪,恐惧出冷汗,愤怒冒热汗,情绪紧张时因为肾上腺素分泌增加而出现心跳加快、血压升高、瞳孔放大,因此可以通过内分泌检测来判断情绪状态。

5. 脑电波和皮肤电　脑电波(brain wave)和皮肤电(skin electricity)也可以作为情绪状态的检测指标,脑电波通常在清醒安静时呈现 α 波、在紧张焦虑时呈现 β 波、熟睡后呈现 δ 波,皮肤电在紧张时电阻下降,也可用来检测情绪状态。

四、情绪的维度及两极性

情绪的维度指情绪具有动力性、激动性、强度、紧张度等固有特征,每个特征又存在两种对立的状态,即情绪的两极性。

（一）情绪的动力性有增力与减力两极

多与需要的满足程度有关，需要得到满足时产生积极情绪，具有增力，可提高个体的活动能力；需要没有得到满足时产生消极情绪，具有减力，会降低人的活动能力。例如疾病疗效好，患者求医问药的动力增强，反之动力变弱。

（二）情绪的激动性有激动与平静两极

能在很大程度上反映个体的机能状态。其中，激动由重要事件引起，反映一种强烈、外显的情绪状态，例如狂喜、暴怒等。平静反映一种平静安稳的情绪状态，是平时学习、工作、活动的基本状态和基本条件，例如久病无所谓有无病。

（三）情绪的强度有强与弱两极

是划分情绪水平的标志，例如狂怒、激怒、愤怒、恼怒、愤恨到恨之入骨，常与情绪事件对个体意义的大小有关，也受个体的目的与动机影响，意义重大则情绪反应强，反之则情绪反应弱。

（四）情绪的紧张度有紧张与放松两极

是动作强弱的标志，取决于事件的急迫程度、个体的准备准备状态以及应变能力。如果事件紧迫、个体心理准备不足且应变能力较差，会产生紧张感，甚至不知所措，反之会觉得比较放松。

第四节　心理意志过程

人要维持健康，除了认知活动的参与和情绪活动的调控外，还需要另外一个重要的心理过程——意志。古人云："宝剑锋从磨砺出，梅花香自苦寒来。"任何事情要想取得成功都离不开坚强的意志品质。

一、意志概念

意志（will）是自觉明确目标并根据目标支配、调节自己的行为，通过克服困难以实现目标的心理过程。人不仅通过感觉、知觉、记忆、思维等心理过程认识世界，还通过自觉明确目标、积极控制行为来改造世界。意志是人类所特有的心理现象，使人的内部意识转化为外部行为，是意识能动性的集中表现。

意志过程与认知过程和情绪过程相互联系、相互影响。认知过程是意志过程的前提与基础，离开了认知过程，意志过程不可能产生，而没有意志过程，认知过程也不可能深入和持久。一方面，情绪情感既可以成为意志过程的驱动力，也可以成为意志过程的阻力；另一方面，意志对情绪情感具有调节和控制的作用，使情绪服从于人的理智。

二、意志基本过程

意志总是通过一系列的具体行动表现出来，这叫作意志行动。意志行动是心理对行动的内部组织和调节过程并在外部行动中得以表现，主要包括两个阶段，即采取决定阶段和执行决定阶段。

采取决定阶段是意志行动的初始阶段，也是内部决策阶段，包括解决动机冲突、确定行动目标、选择行动方法、制订行动计划。例如骨折后接受小夹板固定的患者，面对适度运动则功能恢复较好、不运动则功能恢复欠佳的动机冲突，决定适度运动以促进功能恢复，并为自己制定了运动目标，选择运动方法，相应制订运动计划，下决心一定要好好执行。

执行决定阶段是意志行动的完成阶段,是意志行动最重要的部分,包括两方面:一是发动行为,即推动人去产生和维持达到一定目标所必需的行动,如勇往直前、坚持不懈、不达目的誓不罢休;二是抑制行为,即阻止和克制与预定目标相矛盾的愿望和行动,例如为了达到控制体重的目标,克制喜欢美食、爱睡懒觉的习性,自觉抵制各种美食的诱惑,坚持早起运动。古人云"有所为,有所不为",意志行动正是通过发动和抑制,对行为进行支配和调节,保证预定目标的顺利实现。

三、意志特征及其品质

(一) 意志的特征

1. 有明确目的　这是意志行动的前提。人的认识、情感未必有明确目的,但意志有明确的目的。人之所以不同于动物,是因为人能根据目的积极主动地改造环境,而不是消极被动地适应环境。人的行动始终在个体自觉目的的意志支配下进行。人的行动目的受客观事物制约,具有一定的社会价值。

2. 与克服困难相联系　在实现目标的过程中,那些与克服困难无关的行为不属于意志行动。克服困难是意志最重要的特征和最集中的表现,也是衡量意志强弱的标志。一个人能克服的困难越大则意志越坚强,反之则越薄弱。困难包括内部困难和外部困难,前者指来自自身内部的困难,如生病后情绪低落;后者指来自外部环境的困难,如治病缺医少药。

3. 行动有意识　即以随意活动为基础。随意活动是由人的主观意识控制的活动。意志行动是有目的的行动,根据实践目的去组织、支配和调节一系列的动作,组成复杂的行为,从而实现预定目标。这就决定了意志行动是受人的主观意识调节和支配的。

(二) 意志的品质

意志的品质指构成意志的某些比较稳定的心理特征,包括自觉性、果断性、自制性和坚韧性。

1. 自觉性　自觉性指个体对行动的目的、意义有充分和自觉的认识,主动支配自己的行动,以达成目标的意志品质。其特点包括:具有明确的行动目的,具有坚定的立场和信念,不屈服于周围人的压力,不随波逐流,能按照自己的认识与信念独立行动。与自觉性相反的品质有盲目性和独断性。盲目性指行为缺乏主见与原则,容易受外界影响,盲目听信他人意见,人云亦云,随波逐流,轻易改变行动目的。独断性指拒绝他人合理的意见和劝告,一意孤行,刚愎自用、固执己见。

2. 果断性　果断性是指个体善于迅速地辨明是非,及时、坚决地采取决定和执行决定的意志品质。果断不同于轻率,它是以充分的根据、周密的思考为前提。果断的人对自己的行为目的、方法以及可能的后果,都有深刻的认识和清醒的估计,能在矛盾冲突中迅速地辨明是非、权衡利弊、当机立断、毫不动摇、绝不退缩。与果断性相反的意志品质是优柔寡断和鲁莽草率。优柔寡断的人总是有无休止的动机冲突,采取决定时犹豫不决、患得患失、顾虑重重,作出决定后又反悔,怀疑自己决定的正确性。鲁莽草率的人则相反,在没有对问题进行全面认识,辨明是非之前,只凭一时冲动,不假思索地做出决断,不考虑行动的方法与后果。

3. 自制性　自制性是个体善于控制情绪、约束和支配自己的语言和行为的意志品质。现代社会充满各种诱惑,如果没有自制性、不能克服各种诱惑,就不能实现理想与目标。自制性体现了意志的抑制功能。自制性强的人,采取决定时不受无关因素的干扰,能控制自我,克制那些影响目标实现的思想和情绪,坚持完成意志行动。与自制性相反的品质是任性和怯懦。任性的人自我约束能力差,不能有效调节自己的言行与情绪,容易被情绪支配,表现为随心所欲、肆无忌惮。怯懦的人胆小怕事,遇到困难或挫折就会惊慌失措、半途而废、畏缩不前。

4. 坚韧性　坚韧性是指个体在行动中能长期保持充沛的精力、顽强地克服困难,直到实现预定目的的意志品质。坚韧性强的人,具有顽强的毅力和坚定的信念,面临千纷百扰,仍然不为所动,坚持不渝地完成意志行动。所谓"锲而不舍,金石可镂",就是意志坚韧性的表现。与坚韧性相反的意志品质是动摇性。动摇性是行为缺乏坚定性,容易放弃对预定目标的追求。这种人不善于迫使自己去达到预定的目的,随意更改目标和行动方向,偶遇挫折便望而却步,做事见异思迁、虎头蛇尾、碌碌无为。

第五节　人　格

一、人格概念及其基本特征

(一) 人格的概念

人格(personality)来自拉丁语"persona",原指戏剧演员在舞台上戴的面具,后被心理学借来说明每个人在人生舞台上扮演的角色及其不同于他人的精神面貌。通常,人格是在遗传与环境的交互作用中形成、带有一定倾向、比较稳定的心理特征的总和。

(二) 人格基本特征

1. 独特性与共同性　人格的独特性源于先天遗传与后天环境的交互作用,不同的遗传及环境造就了各自独特的人格。有人开朗活泼,有人安静内敛,有人冲动鲁莽,有人谨小慎微,说明人格"各如其面"。世界上没有完全相同的心理特征,即使是同卵双生子,他们的心理面貌也不尽相同。人格的独特性并不排斥共同性,文化对人格的发展起着重要作用。同一民族、同一地区、同一阶层、同一时代的个体,受共同社会文化的熏陶和影响,具有共同的人格特征,叫作群体人格。如"勤劳"就是中华民族共同的人格特征。

2. 稳定性与可塑性　人格的稳定性指那些经常表现出来的心理行为是一贯行为方式的总和,暂时、偶然表现出来的心理行为不属于人格特点。人格的稳定性主要表现在不同时间、空间下的一致性。如性格外向的学生,不论是在家里还是在学校都表现得开朗活泼、积极主动,不管是在小学还是大学毕业若干年后的个性依然如此。人格的稳定性并不排斥人格的可塑性。随着年龄的增长、环境的改变、实践的深入以及主观努力等,人格会发生不同程度的变化,这就是人格的可塑性。

3. 整体性　人格由多种成分构成,是内在统一的有机整体。人格的各个成分并非孤立存在,而是相互联系、相互制约、协调运作,某种成分发生变化,其他成分也将发生变化。人格的整体性,表现为人格内在心理成分的统一性和一致性,是人格健康的标志。正常人能正确评价认识自己,能及时调整个性中的矛盾成分,使心理和行为保持一致。人格的内在统一性受到破坏,就会出现自我调节不良,社会适应困难,甚至人格分裂。

4. 功能性　人格决定一个人的生活方式甚至命运。面对挫折和困难,不同人格特征的人采取的应对方式不一样,最终效果也不一样。坚强的人迎难而上,懦弱的人一蹶不振,这就是人格功能性的表现。

5. 生物性与社会性　人既是一个自然的生物个体,也是一个复杂的社会个体,所以人格是个体的生物性与社会性的综合。生物性主要指人格的形成和发展受生物因素的影响和制约,是人格形成的基础,影响着人格发展的模式以及行为形成的难易。社会性指个体的人格都是在社会化过程中形成,在他所处的社会文化历史背景下发展起来的。不同的社会文化对个体有不同的影响,使人格带有明显的社会性。

二、人格心理结构

人格的心理结构主要包括人格倾向性和人格心理特征。

(一) 人格倾向性

人格倾向性是人格系统的动力结构和人格结构中最活跃的因素,以积极性和选择性为特征,决定人对周围世界的态度、对认识对象的选择与趋向,主要包括需要、动机、兴趣、信念等。

1. 需要

(1)概念:需要(need)是有机体感到某种缺乏/不平衡而力求获得满足的心理倾向,为个体心理行为的基本动力。力求满足产生需求,可以来自内部(如想进食),也可以来自外部(如父母要求子女少熬夜)。人的各种活动都在需要推动下进行,需要导致人的活动动机、指引人的行为。

(2)种类:

1)按起源:分为生理性需要和社会性需要。生理性需要也称自然需要,与维持个体生命活动和种族延续相联系,与生俱来,如饮食、睡眠、生育等。社会性需要是个体在社会实践和教育影响下发展起来的需要,为后天形成的高级需要,体现了需要的社会属性,如求知、社会交往、获得成就、被人赞许等。

2)按对象:分为物质需要和精神需要。物质需要是个体对工作和生活中所需物质对象的需求,如衣、食、住、行等需求。通常,物质需要包括生理性需要和社会性需要。精神需要是对社会精神生活及其产品的需要,如知识、文化、艺术、创造等需求,为人类特有,基本都属于社会性需要。

(3)需要层次理论:由美国人本主义心理学家马斯洛提出,认为人类的行为由需要引起,人类的需要由低到高分别如下:

1)生理需要:指人类维持自身生存的最基本的需要,若不能满足则有生命危险,包括对食物、水分、空气、睡眠、健康等的需要。生理需要是人的所有需要中最重要,最具有优势,也是最有力量的一种需要,是推动人类生存的强大动力。如在战乱时期、饥荒之年,人们受生理需要的驱使,会不择手段地获得食物。

2)安全需要:指人们对安全、秩序、稳定及免除恐惧和焦虑的需要。包括生命安全、财产安全、职业安全和心理安全等需要。如人们希望安居乐业,身体健康,没有疾病,生活富足。

3)归属与爱的需要:指人们要求与他人建立情感联系,以及从属于某个集体并在集体中享有地位的需要。归属需要是需要感到自己是某个集体中的一员,并相互关心和照顾,在集体中有一个被承认的不可替代的位置。如渴望归属于家庭、班级、单位、机构、组织等,融入大团体,和大家建立良好的社会关系。爱的需要包括温暖、关怀、爱情、同情、奉献等需要。归属和爱的需要如果得不到满足,就会感到孤独、空虚以及没有价值感。

4)尊重需要:包括自尊和受到他人的尊重。自尊是希望自己有成就、有实力,对环境有施加影响的能力等。自尊需要的满足,会使人相信自己的力量和价值,在生活中变得更有能力、更富创造性。他人尊重是渴望名誉与声望,希望受到他人的尊重、赏识、认可等。基于这种需要,人们愿意把工作做得更好,希望受到别人重视、拥有成功机会。显然,尊重的需要很少能够得到完全的满足,但基本满足就可产生推动力。这种需要一旦成为推动力,将会令人具有持久的干劲。

5)自我实现需要:是需要层次的最高形式。指的是一个人追求自我理想的实现,最大限度地发挥自身潜能,不断完善自己,完成与自己的能力相称的一切事情,是个体存在的最高、最完美、最和谐的状态。很多成功人士,基本需要已经得到满足,依然废寝忘食地工作,竭尽所能使自己趋于完美,就是为了满足自我实现需要。

马斯洛认为,这五种需要都是最基本的需要,为激励和指引个体行为的力量。需要的层次越低,力量越强,潜力越大。随着需要层次的上升,需要的力量相应减弱。通常情况下,这五种需要按次序逐级上升,低级需要满足到一定程度才会出现次高一级的需要,所谓"仓廪实而知礼节,衣食足而知荣辱"。但在特殊情况下,也可以直接出现某种需要。优势需要决定行为。

需要层次理论虽然揭示人的需要存在层次,重视人的自我价值和内在潜能,但忽视了社会因素在个人成长中决定性作用,忽视了多种需要经常同时存在、互相制约。

2. 动机

(1)概念:动机(motive)是由目标或对象引导、激发、维持个体活动的一种内在心理过程或内部动力,与需要密切相关,为推动活动的直接原因。

(2)功能:

1)激活功能:动机可以激发有机体产生某种行为,使个体由静止转向活动状态,体现人的主观能动性。如因饥饿引起进食。研究发现,动机强度与行为效率呈倒 U 型关系,存在最佳的动机强度,中等强度的动机最有利于任务的完成,动机不足或过强都会使工作效率下降;最佳的动机强度与任务难易程度有关,任务越难则最佳动机强度越低,即适当的低强度动机有利于困难任务的完成。

2)指向功能:指在动机的指引下,个体活动朝向一定的对象或目标。由于动机的类型不同,人们的行为方向和追求目标也不同。如在求医动机的指引下,患者的活动指向与疾病诊疗有关的目标。

3)维持和调整的功能:动机激发的个体活动能否坚持下去,受活动目标的影响。个体活动能够实现预定目标,动机就会促使个体坚持这种活动,体现维持功能。个体活动不能实现预定目标,动机就会促使个体改变这种活动,体现调整功能。达到预定目标,动机就会促使有机体终止这种活动。

(3)种类:

1)根据动机的性质:可分为生理性动机和社会性动机。生理性动机以个体的生物性需要为基础,如饥饿、干渴、睡眠、疼痛等产生吃喝、睡觉、止痛等动机。社会性动机以人的社会文化需要为基础,如审美需要产生美容动机。

2)根据来源:可分为内在动机和外在动机。内在动机指由个性、情绪情感等引起的动机,如冒险人格喜欢接受药物临床前实验。外在动机指由外在压力与奖赏等引起的动机,如被家人送到而非自愿到医院体检,或为了 1 000 元报酬自愿配合某种心理实验。

(4)动机冲突:人在日常生活中常有两个以上的目标,一旦这些目标不能同时实现,就会引起动机冲突。人的动机冲突有以下几种基本类型:

1)双趋冲突:指两种目标都想实现但只能选择其中一种目标而产生的冲突。如饮食不当损害身材,既想天天美食,又想保持身材。所谓"鱼与熊掌不可兼得"。

2)双避冲突:指两种目标都是力图回避,但只能回避其中一种目标而产生的冲突。如不愿忍受疼痛,既想阻止牙疼,又怕治牙疼痛。所谓"前怕狼,后怕虎"。

3)趋避冲突:指一个目标既有吸引力又有排斥力,个体既希望接近又不得不回避,从而产生的冲突。如患者既想尽快手术解除病痛,又担心手术带来后遗症。所谓"又想马儿跑,又想马儿不吃草"。

4)多重趋避冲突:指拥有两个或两个以上的目标,每个目标既有利又有弊,分别具有吸引和排斥的作用,从而产生的冲突。如患了重病,到大医院医师名气大、医疗环境好、医术水平高,但路途远、挂号难、费用高;到小诊所路途近、挂号易、费用低,但医师没名气、医疗环境差、医术水平低。

（二）人格心理特征

人格心理特征指个体在心理活动中表现出的比较稳定的心理特征，受人格倾向性的制约，集中反映了个体心理活动的独特性，主要包括能力、气质和性格。

1. 能力

（1）概念：能力（ability）指顺利完成某项活动所必备的心理特征，直接影响活动效率。

（2）分类：

1）一般能力：指在任何活动中表现出来的共有能力，是较容易和有效地认识世界的保证，如观察力、记忆力、抽象概括力、想象力、创造力等，有机综合构成智力。

2）特殊能力：指在某种专业活动中表现出来的能力，是个体顺利完成某种活动必须具备的能力，如音乐能力、绘画能力、运动能力等。

一般能力与特殊能力常常相互促进、相辅相成。人们要顺利进行某种活动，既需要一般能力，也需要特殊能力。一般能力的发展为特殊能力的形成和发展创造了有利条件，而特殊能力的发展也将促进一般能力的发展。

（3）个体差异：受遗传与环境的交互影响，个体在能力上存在差异，一般表现如下：

1）发展水平差异：主要指智力发展水平的差异，呈两头小、中间大的正态分布，即能力很高或很低的人都很少，绝大多数接近平均水平。

2）能力类型差异：指构成能力的各种成分存在差异，主要表现在知觉、记忆、想象、思维等认知能力方面。这些成分按照不同的方式组合在一起就构成了能力类型结构的差异。如有的人善于唱歌，有的人善于画画；有的人记忆力强，有的人想象力强；有的人善于模仿，有的人善于创造；有的人喜欢舞文弄墨，有的人擅长奔跑跳跃。每个人的能力总是既有所长，又有所短，从而构成了能力的类型结构差异。

3）表现早晚差异：人与人之间在能力发展速度上还存在着早晚的差异。有的人能力表现较早，年轻时就显露出卓越的才华，被称为神童。在音乐、绘画等艺术领域，这种情况尤为常见，如莫扎特3岁起显露极高的音乐天赋，5岁开始作曲，8岁试作交响曲，11岁创作歌剧。而有的人则属于"大器晚成"者，在年轻时并未显示出众的才能，但是到中年开始崭露头角，表现出过人的才智。例如鲁迅、爱因斯坦早年均被认为是智力平平的孩子，但最终取得非凡的成就。

2. 气质

（1）概念：气质（temperament）是表现在心理活动的强度、速度、稳定性、灵活性与指向性等方面的一种稳定的心理特征，如情绪的强弱、知觉的速度、注意力集中时间的长短、思维的灵活性、性格的指向性等。气质受先天生物学因素影响较大，孩子一出生就带有某种气质特点。如有的孩子活泼好动，有的孩子安静沉稳。

（2）类型：古希腊医学家希波克拉底认为人体内有四种体液：血液、黏液、黄胆汁和黑胆汁，这四种体液的不同配合使人们有不同的体质。后来古罗马医师加伦继承并发展了希波克拉底的体液说，并把它与气质联系起来，根据四种体液中占优势的体液，将人的气质划分出四种类型：多血质（血液占优势）、黏液质（黏液占优势）、胆汁质（黄胆汁占优势）、抑郁质（黑胆汁占优势），并对四种气质类型的心理行为特点做出了具体概括。

1）胆汁质：具有这种气质的人热情直率，精力旺盛，脾气暴躁，好冲动，反应速度快，情绪易激动，外倾性明显。他们经常以极大的热情从事工作，遇事果断勇敢，行动利落敏捷，但有时缺乏耐心，遇到困难容易烦躁，对问题的理解具有不求甚解、粗枝大叶的倾向。代表人物如《三国演义》中的张飞、《水浒传》中的李逵。

2)多血质:具有这种气质的人活泼开朗,机智灵活,反应迅速,兴趣广泛,善于结交朋友,容易适应新的环境,具有外倾性特点。他们的情绪易于发生也易于改变;语言具有很强的表达力和感染力,姿态活泼,表情生动;反应敏捷,但常表现出对问题不求甚解,遇到困难缺乏忍耐性和抗挫能力;注意力与兴趣比较广泛,但是容易转移、不稳定。代表人物如《红楼梦》中的王熙凤。

3)黏液质:具有这种气质的人动作迟缓、态度稳重,沉默寡言,善于克制与忍耐,具有实干精神,情绪不易发生,也不易外露,具有明显的内倾性特点。这类人的注意力稳定、持久,但难于转移;喜欢沉思,思考问题全面细致,但灵活性较差;忍耐力强,沉着冷静,但缺乏生气,容易循规蹈矩。代表人物如《水浒传》中的林冲。

4)抑郁质:抑郁质的人情绪体验深刻,容易多愁善感,富于想象,聪明且观察入微,具有内倾性的特点。这类人有较高的感受性,情感容易产生,而且体验相当深刻,隐晦而不外露;敏感多思,情感与行为动作都进行得缓慢而柔弱,不善人际交往,行为较孤僻;遇到危险和挫折容易畏首畏尾、胆小怯懦、优柔寡断、心神不安。代表人物如《红楼梦》中的林黛玉。

在现实生活中,四种气质类型的划分更多的是一种理论抽象,并不是每个人的气质都能归入某一气质类型。除少数人具有某种气质类型的典型特征之外,大多数人都属于不同的气质类型的混合型。

(3)生理基础:俄国生理学家巴甫洛夫认为人的气质是由高级神经活动类型决定的。高级神经活动过程是兴奋与抑制的过程,具有强度、平衡性和灵活性三种基本特性。神经过程的强度是指神经系统兴奋与抑制的能力,兴奋与抑制能力强,其神经活动就是强型;兴奋与抑制能力弱,其神经活动就是弱型。平衡性是指兴奋与抑制过程的相对强弱,如果兴奋与抑制的能力大体相等,就是平衡型;兴奋能力明显高于抑制能力,就是不平衡型。灵活性是指兴奋与抑制过程之间相互转换的速度。兴奋与抑制相互转换迅速,为灵活;否则,为不灵活。根据神经过程的这三种基本特性可以将个体的神经活动分为四种基本的类型:兴奋型、活泼型、安静型和弱型。这四种高级神经活动类型分别对应于传统的四种气质类型,即胆汁质、多血质、黏液质和抑郁质,见表3-1。

表3-1 高级神经活动类型与气质类型对照表

气质类型	神经类型	神经过程的三种类型		
		强度	平衡性	灵活性
胆汁质	兴奋型	强	不平衡	
多血质	活泼型	强	平衡	灵活
黏液质	安静型	强	平衡	不灵活
抑郁质	弱型	弱		

(4)意义:

1)气质没有好坏之分,不能决定一个人的能力大小和成就高低:气质使人的行为带有某种动力特征,给人的心理活动渲染上某种独特的色彩,却并不决定一个人能力的发展水平和社会价值,因此气质本身没有好坏优劣之分。任何气质都有积极的一面和消极的一面。任何气质类型的人既可能成为品德高尚、对社会有益的人,也可能成为品德低劣、对社会有害的人。气质不能决定一个人的能力大小和成就的高低,经过个人的努力,任何气质类型的人都能在不同领域中取得杰出成就,也可能成为一事无成、碌碌无为者。

2)气质影响工作效率和职业选择:社会实践的领域众多,不同气质类型的人在不同工作中所做出的工作效率也是因人而异的。不同职业对从业者的气质有不同的要求,不同气质的人对职业的适应度不同。例如要求做出迅速、灵活反应的工作对于多血质和胆汁质的人较为合适,要求持久、细致、耐心的工作对黏液质、抑郁质的人较为合适。因此,在具体实践中,选择适宜的气质特征与职业进行合理匹配,可提高工作效率,减少失误,这对于职业选择和工作调配等具有一定的意义。

3)医疗工作中必须根据气质有的放矢:医师要根据患者的气质特点采取不同的诊疗方式和方法,才能更有效地提高患者的兴趣,发掘患者的内在潜能,使患者克服气质上的消极面,发扬其积极的一面。

4)气质能影响健康:心理和身体是相互影响,相互制约的。由于不同气质类型的人情绪兴奋性的强度不同,适应环境的能力不同,这会直接影响到人的健康。一般来说,气质类型极端的人,情绪兴奋性太强或太弱,都容易影响到身体的健康。因此,这种具有极端气质的人应该学会保护自己,尽量避免强烈的刺激和大起大落的情绪变化。

总之,气质在人的实践活动中具有重要的意义,它是构成人格心理特征的一个重要基础,在实践活动中要加以分析和考虑。

3. 性格

(1)概念:性格(character)是人格的另一个组成部分,指个体对客观事物的稳定的态度和与之相应的习惯性的行为方式,在人格的心理特征中具有核心意义。

性格是个体在社会实践中逐渐形成的对事物的态度,是在后天生活中习得的。不同的人受社会文化影响的不同,对事物的态度各异,所表现出来的行为方式就千差万别。性格是一种典型的、稳定的心理特征,是一个人与众不同的心理特征。性格受社会历史文化的影响,是一个人道德观和人生观的集中体现,直接反映了一个人的道德风貌。所以气质更多地体现了人格的生物属性,而性格则更多地体现了人格的社会属性。

(2)特征:

1)态度特征:所谓态度,是指个体对某一特定事物、观念或他人稳固的心理倾向性,由认知、情感和行为倾向三个因素组成。一个人对事物的态度决定了他的行为方式。稳定的态度产生与之相适应的行为方式,在生活实践中自然而然地表现出来。比如说路遇不平,有的人拔刀相助,有的人退缩自保,有的人趁火打劫。这些不同的态度表现在人们的行为方式中,构成了与众不同的性格。

2)理智特征:指个体在感知、记忆、想象和思维等认知活动中表现出来的心理特征。在认知过程中,有的人主动认真,不容易受外界的干扰;有的人则容易受周围环境刺激的影响;有的人倾向于观察事物的细节,有的人倾向于观察事物的整体和轮廓;有的人倾向于快速感知,有的人倾向于精确感知;有的人善于独立思考、喜欢创新,有的人则盲从权威、喜欢利用现成答案;有的人擅长形象记忆,而有的人擅长抽象记忆等。

3)情绪特征:指个体在情绪活动的强度、稳定性、持续性以及主导心境等方面表现出来的心理特征。在情绪的强度方面,有人情绪反应强烈、明显,不易于控制;有人则情绪表现微弱、迟缓,易于控制。在情绪的稳定性方面,有人情绪容易产生,波动性大;有人则情绪稳定,心平气和。在情绪的持久性方面,有的人情绪持续时间长,久久不能恢复平静;有的人则情绪持续时间短,转瞬即逝。在主导心境方面,有的人经常情绪饱满,处于愉快的情绪状态;有的人则经常郁郁寡欢。

4)意志特征:性格的意志特征是指个体在调节自己的心理活动时表现出的心理特征。如有人目标明确、始终如一,有人盲目性强、随波逐流;有的人自制力强、坚韧不拔,有的人软弱怯懦、畏缩不前;有的人果敢顽强、当机立断,有的人患得患失、优柔寡断。

以上性格结构的四个方面相互影响,相互联系,构成一个有机的统一体,从而形成个体独特的性格。

(3)类型:所谓性格的类型,就是某一类人身上共同具有或相似的性格特征的独特结合。由于性格现象的复杂性,目前人们没有在性格问题上形成统一的认识,心理学家以各自的标准,对性格做出分类。

1)功能优势学说:英国心理学家培因(A. Bain,1818—1903)等根据理智、情绪、意志三种心理功能在人的性格中所占优势的不同,将人的性格分为:理智型、情绪型和意志型。理智型是以理智衡量一切,并以理智支配和控制行为;情绪型是用情绪来控制一切,言行受情绪的控制和支配;意志型是有非常明确的行动目标和自制力。

2)场独立与场依存学说:美国心理学家魏特金(H. A. Witkin,1916—1979)根据认知风格的不同,将人的性格分成场独立型和场依存型。场独立型的人倾向于利用自身内在的参照标准对信息进行加工,他们善于独立地发现问题和解决问题,不易受暗示,不容易受外界的影响,社会敏感性差,不善社交,喜欢独处等。场依存型的人倾向于利用外在参照的标准对信息进行加工,他们独立性差,容易受环境的干扰,受暗示性强,常对他人感兴趣,社会敏感性强,善于社会交往等。

3)内外倾学说:瑞士心理学家荣格(C. G. Jung,1875—1961)根据个体心理活动的倾向性,将性格分为内倾型和外倾型。内倾型是指内向、个性沉静、不善谈吐、做事细心,不善于社会交往的人。外倾型是指外向、开朗、活动能力强、个性好动善于社会交往的人。实际上,绝大多数人既不是典型外倾,也不是典型内倾,而是兼而有之的中间型。

4)ABC型性格分类学说:即根据易感疾病,将性格分为A型、B型、C型。A型性格主要表现:时间紧迫感强,快节奏,高效率;有过强的竞争性和好胜心,雄心勃勃,忘我工作;有高度的敌意和攻击性,好斗、易怒,情绪容易波动。A型性格易患冠状动脉粥样硬化性心脏病(简称冠心病)、高血压、动脉硬化等心身疾病。B型性格是天生的乐天派,遇事从容不迫,态度积极乐观,淡泊名利,情绪稳定,内心平和,容易知足,不爱与人竞争,很少有心理疾病,即使有也容易痊愈,是典型的长寿性格。C型性格偏于内向,不善表达,好生闷气,长期隐忍,过分谨慎,克己忍让,心情总是紧张压抑,易患癌症。

三、人格主要理论

(一)特质理论

特质是决定个体行为的基本特性,是人格的有效组成元素,也是测评人格常用的基本单位。最早提出特质理论的是美国心理学家奥尔波特(G. W. Allport,1897—1967),他把人格特质分为共同特质和个人特质。共同特质是某一社会文化形态下,大多数人所共有的特质;个人特质是个体独具、区别于他人的特质,又分为首要特质、中心特质和次要特质。美国心理学家卡特尔(R. B. Cattell,1905—1998)把特质分为表面特质和根源特质。表面特质是可以直接从外部观察到的特质,特点是经常发生。根源特质则是隐藏在表面特质后面并制约表面特质的特质,它是人格结构中最重要的部分。卡特尔根据因素分析得出了16种根源特质,并以此编制了"卡特尔16种人格因素问卷"(16PF)。20世纪90年代,众多心理学家提出了人格的五因素模型,被称为"大五人格"。大五人格(OCEAN)包括:开放性(openness)、尽责性(conscientious)、外倾性(extraversion)、宜人性(agreeableness)和神经质(neuroticism)5个部分。

(二)类型理论

是指按某种标准将人划分为不同类型加以研究。人格类型理论有三种:

1. 单一类型理论 依据一群人是否具有某一特殊人格特征来确定的。美国心理学家弗兰克·法利（Frank Farley）提出的 T 型人格，就是这一类型理论的代表。

2. 对立类型理论 认为人格类型包含了某一人格维度的两个相反的方向。瑞士心理学家荣格（Jung）依据"心理倾向"来划分人格类型，首次提出内-外倾人格类型学说。

3. 多元类型理论 认为人格类型由几种不同的人格特性构成。古希腊医师希波克拉底（Hippocrates）最早提出体液说，后被罗马医师盖伦（Galen）进一步确定为气质类型，并将人的气质分为胆汁质、多血质、黏液质和抑郁质。德国心理学家斯普兰格（E. Spranger，1882—1963）从价值观角度出发提出了性格类型说；我国著名医书《黄帝内经》中的阴阳五行说都属于多元类型理论。

（三）整合理论

特质理论和类型理论从不同角度描绘了人格的差异，各有所长。整合理论将这两种理论有机地结合起来，使两种理论的特点互为补充，更全面、更系统地描述了人格的结构。整合理论的代表人物艾森克（H. J. Eysenck，1916—1997）认为，人格由内外倾、神经质、精神质三个基本维度构成。其中，内外倾维度表现为内、外倾向的差异，神经质维度表现为情绪稳定性的差异，精神质表现为孤独、冷酷、敌视、怪异等负面人格特质。艾森克依据这一模型编制了人格问卷（EPQ），在人格评价中得到了广泛应用。

学习小结

```
心理学基础
  ├─ 心理现象及心理实质
  │    · 心理起源
  │    · 心理实质（脑的功能、客观事物的反映、反映有主观能动性）
  │    · 心理现象（心理过程、个性心理）
  │
  ├─ 心理认知过程
  │    · 感觉与知觉（概念、分类、感觉规律、知觉特性）
  │    · 学习与记忆（概念、分类、记忆过程、遗忘）
  │    · 思维与想象（概念、分类、思维过程）
  │    · 注意（概念、分类、品质）
  │
  ├─ 心理情绪过程
  │    · 情绪与情感的概念
  │    · 情绪与情感的分类（情绪分类、情绪状态分类、情感分类）
  │    · 情绪的外部表现和生理变化（外部表情、生理变化）
  │    · 情绪的维度及两极性（动力性、激动性、强度、紧张度）
  │
  ├─ 心理意志过程
  │    · 意志概念
  │    · 意志基本过程
  │    · 意志特征及其品质
  │
  └─ 人格
       · 人格概念及其基本特征
       · 人格心理结构（倾向性、心理特征）
       · 人格主要理论（特质理论、类型理论、整合理论）
```

（刘步平 刘艳）

复习思考题

1. 如何理解心理的实质?
2. 简述感觉规律及知觉特性。
3. 简述记忆的过程。
4. 简述遗忘的规律和特点。
5. 简述注意的品质。

◇◇◇ 第四章 ◇◇◇

心 理 发 展

> **学习目标**
>
> 1. 通过对本章的学习,树立毕生发展的观念,了解心理发展的阶段划分、相关的理论观点,熟悉不同年龄阶段身心发展的特点,熟悉不同年龄阶段个体的心理保健措施。
> 2. 掌握心理发展的毕生发展观和四个主要理论;各阶段身心发展的特点及心理保健措施。

第一节 心理发展概述

人的一生都在发展,个体的心理发展也有一定的发展阶段和规律。了解不同发展阶段的心理、行为特征,彼此联系、相互影响,掌握人类心理发展的基本规律,有助于认识和促进个体的人格特质、社会适应方式和心理健康水平。

一、人的发展与生命周期

(一) 人的发展与生命周期的概念

人的发展有两层涵义:其一是指人类种族在地球生物种系发展中的有关过程;其二是指个体从生物学受孕到生理死亡所经历的一系列的生命阶段,即从胎儿、婴儿、幼儿、童年、少年、青年、中年、老年到死亡的发展过程。这种从生到死的过程也被称之为生命周期(life cycle)。其中包括生物意义上的成熟和变化过程,个体年龄结构的过渡,以及不同年龄期社会经历的变化过程;也包括随着其生物学上的成熟,每一阶段随之有着不同的心理发展任务和心理特征,即心理发展。本节主要讨论个体生命周期中的几个重要的发展阶段及其心理健康特点。

(二) 毕生发展观

长期以来,哲学家、宗教学者、社会学家和科学家对人的发展问题争论不休,直到20世纪70年代以后,心理毕生发展的观点才被人们普遍接受并重视。其主要观点有:

1. 发展是毕生的 人的整个一生都在发展,人从胚胎到死亡始终是一个前进发展的过程,人的发展除了在生物意义上的发育、成熟以外,其行为的变化过程贯穿整个一生。这是一个在时间、顺序和方向等方面各不相同的种种变化的体系,个体的发展受多种因素的影响,是年龄阶段、历史阶段、社会环境等多种因素共同作用的结果。生命的每一阶段都受前一阶段的影响,同时也影响以后的发展阶段,个体一生的经验都对发展有重要意义。

2. 发展是多维和多向的 发展的形式具有多样性,是多维度的,发展的方向也因发展

笔记栏

内容的种类不同而有所不同,如行为的各个方面或同一方向的各个成分、特性,其发展的进程各不相同。心理发展存在着很大的个体差异和可塑性,不同的个体有不同的形式,没有一条单一的曲线能描绘个体发展的复杂性。例如:在智力领域,有晶体智力(crystallized intelligence),指人通过掌握文化知识经验而形成的一种能力;流体智力(fluid intelligence),指不依据于人的文化知识经验的能力,表现为空间定向、知觉操作等方面。两者都随年龄的增长而变化,但晶体智力到成年后继续增长,不过增长的速度减慢,而流体智力在成年早期就开始衰退了。

3. 发展是获得(成长)与丧失(衰退)的结合 发展是一个有序变化的过程,不是简单地朝着功能增长方向的运动,生命过程中任何时候的发展都是成长和衰退的结合。任何发展都是新适应能力的获得,同时包含着以前存在的部分能力的丧失。

二、心理发展的主要理论

心理发展理论主要是关于解释个体认知、情绪及社会行为发展的理论,这里不包括对生理发展阶段的解释。这些理论从不同的方面探讨个体生命周期中的各个特定阶段的发展特点,以及各阶段之间的连续性。

在众多的发展心理学理论中,最具影响力的理论为:精神分析理论、认知发展理论、行为理论及社会文化历史理论,这些理论使临床心理工作者、教育家从不同观点来看个体发展的历程。以下将简单介绍这四大理论,使我们对人类发展有全方位的理解。

（一）精神分析理论

1. 弗洛伊德的经典精神分析理论 弗洛伊德的经典精神分析理论以性心理发展理论为主,将心理发展分为五个时期,主要包括:

(1)口唇期(出生~1岁):婴儿出生后经由吸吮、喂乳等口腔活动而获得性本能的满足,口腔对任何刺激均极为敏感,同时亦为婴儿愉悦的中心,在此期中,婴儿的需求、知觉和各种表达方式都集中口部、舌部和唇部,而早期与婴儿接触提供口腔愉悦的人,通常是母亲。弗洛伊德认为婴儿的口腔既是快乐的主要来源又是攻击的器官,婴儿与母亲在心理上彼此尚未完全分化,其生理需要的满足完全依赖于母亲,母亲是否能察觉到婴儿的生理需要而给予适当的满足,是口唇期发展良好与否的重要因素。

(2)肛门期(1~3岁):在这个发展阶段中,儿童肛门和尿道括约肌的神经系统已发展到一个程度。排泄会令儿童感到很大的愉快,但若父母大小便训练得太严或太早,或训练不适当,儿童会产生对同一人或事物具有爱好和厌憎的矛盾心理冲突。此时期可以培养儿童社会化,使其养成守时、负责,以及服从等良好的习惯。

(3)性器期(3~6岁):又称前生殖器期,此阶段儿童之兴趣由肛门转移到生殖器,通过对生殖器的刺激或手淫可获得性的满足,虽然儿童此时可通过刺激生殖器获得性愉快感,但本质上仍不同于青春期以后的性行为或自慰,后者是在自我意识支配下引发的行为。儿童与外界的客体关系(object relationship),也由单纯与母亲的二人关系发展成与父母之间的三角关系:男孩的性本能欲望转而朝向母亲,呈现恋母恨父,而女孩则呈现恋父恨母的关系,目前通称这种关系为"俄狄浦斯情结(Oedipus complex)"。由于男孩对母亲性欲方面的爱慕,当这种欲望逐渐强烈,潜意识中害怕父亲会割除他的阴茎,因而产生阉割焦虑(castration anxiety),如果父母关系良好,儿童自然度过这一阶段。一般而言,男孩模仿父亲及认同作用,学习父亲的特性,言行举止而性化;女孩则认同母亲,期望能获得更多父亲的关怀来解决此情结。

(4)潜伏期(6~12岁):此期对生殖器兴趣减低,性冲动呈潜伏状态,故称潜伏期,儿童大都与同性的同伴玩在一起,同时崇拜英雄人物,在学习过程中多加强与外界其他人士,如老师、长辈等成人接触与认同,逐渐产生超我与社会角色认同,进一步发展与同龄人及同性之间的关系。

(5)生殖期(12~20岁):由于青春期生理的发育,第二性征与性冲动的出现,使其开始对异性充满了好奇并开始学习与异性建立个人或社会的关系,此时可发现青少年最主要的快乐来源为获取异性的欢心,此时期发展正常有利于形成良好的自我概念,成熟的人格、自我实现的能力以及从对工作、爱情积极参与中获得满足,形成对人生更积极的态度和有意义的目标。

弗洛伊德强调人类个体的心理发展以性动机、性发展及情欲发展为始基,个体人格的发展受到性本能的驱动。该理论认为,个体只有顺利通过前一阶段的发展历程,才能进入下一阶段的发展任务,某阶段发展过程的受阻将使个体的心理,行为发展停留在前一阶段,使人格的成熟迟缓,例如:一些性心理障碍者在成年后不能与异性建立正常、健康的性关系,而以早年的性本能满足的方式作为成年性行为的唯一方式,这类性心理障碍包括:恋物癖、易装、露阴等。如特定的发展阶段的剥夺将导致在成年后以神经症状的形式得到象征的满足。

2. 埃里克森的心理社会发展理论　新精神分析代表人物埃里克森强调心理发展受生物、心理和社会等三方面因素的影响,认为生命发展的每个阶段都需要面对一种心理社会困境(psychosocial dilemma)或心理社会危机。心理社会危机并不是一种灾难性的威胁,而是社会要求在个体心理中引起的紧张和矛盾。该危机或困境亦是发展中的重要转折点,其解决与否将直接影响个体的人格发展。并认为每一个时期均有重要发展任务,前一时期的任务未完成,将会影响到后一阶段的学习效果。

他依据发展过程所遭遇的心理社会危机,将人生分为八个发展阶段:

(1)婴儿期(出生~2岁):面临的危机或核心冲突是信任感对不信任感。婴儿的基本任务是发展与看护者之间的依恋与信任关系。通过持续不断的爱,形成对环境的信任。积极解决核心冲突后,可对未来形成希望,对人有信赖、安全感;否则,与人交往可能会焦虑不安。

(2)儿童早期(2~4岁):面临的危机或核心冲突是自主感对羞耻感与怀疑感。婴幼儿习得对自己身体的自主控制,并知道对自己的选择感到羞愧或怀疑,形成自主性。婴幼儿通过尝试完成新事情、激发新想法,并不为失败所击倒;在父母支持下,不断体验成功,形成自主。积极解决核心冲突后可望形成良好的意志品质,自控能力强,行动信心足;否则会自我怀疑,畏手畏尾。

(3)学前期或游戏期(4~7岁):面临的危机或核心冲突是主动感对内疚感。幼儿的基本任务是发展主动性,以及由交流和挑战所导致的探究态度。积极解决核心冲突后,可望形成目的感,做事有目的、方向,能独立进取;否则会自我价值感低,畏惧退缩。

(4)学龄期(7~12岁):面临的危机或核心冲突是勤奋感对自卑感。儿童必须学习文化技能克服自卑情绪,发展学习中的勤奋,通过成功和取得各类成就,体验对任务熟练掌握的胜任感。积极解决核心冲突后,可望在生活学习、接人待物方面能力提高;否则会自感缺乏生活的基本能力,可能会有失败感。

(5)青年期(12~18岁):面临的危机或核心冲突是自我同一感对同一感混乱。青少年的基本任务是确定自我意识,学习社会角色规定,形成人格、社会性别和职业等方面的自我同一感。积极解决核心冲突后,可望形成忠诚的品质,有明确的自我概念和肯定的追求方向;否则生活缺乏目标,对前途彷徨迷失。

(6)成年早期(18~25岁):面临的危机或核心冲突是亲密感对孤独感。成人通过与他人交往,对他人开放,为事业定向,与他人建立亲密的关系,形成亲密感。积极解决核心冲突后,可望形成爱的能力,具有满意的感情生活和事业基础;否则可能会无法与人亲密相处,滋生孤独寂寞感。

(7) 成年中期(25~60 岁):面临的危机或核心冲突是繁殖感对停滞感。通过创造性的生产活动,职业的成功,社会责任感的增强,对社会做出大量富有现实意义的贡献,造福、关爱下一代。积极解决核心冲突后,可望形成关心的品德,热爱自己的家庭,关心下一代成长;否则可能会自我放纵,对未来没有安排。

(8) 成年晚期(60 岁后):面临的危机或核心冲突是自我融合感对绝望感。通过对自己的一生进行回顾,理解个人在整个生命周期中的位置,接受并理解自己的生活。如果愉快接受自己,便可以面对、接受死亡,否则陷于绝境。积极解决核心冲突后,个体变得智慧贤达,可以随心所欲,安享天伦之乐;否则会对往事悔恨惆怅,失望厌恶。

(二) 行为主义的心理发展观

行为主义理论关注可观察的行为。他们认为发展来自学习,行为变化是基于经验或对环境的适应。因此行为主义的目标是找到并应用可观察的行为变化的客观规律。

该理论认为,行为是对刺激(环境)的反应。各式各样的人,都是由不同的后天环境"塑造"出来的。发展的过程是不断学习的过程,学习即指通过反复的练习或经验而产生的持久的行为改变,所指的行为包括:外显行为(即可观察到的行为)和内行为(即内部的心理活动)。行为学习理论强调以下基本观点:

1. 发展过程是个体在生活环境中,通过各种学习而获得的对环境的反应和适应方式。

2. 注重发展的外部因素对个体心理行为的影响,认为心理分析理论是不可客观观察和实证的。

3. 强调当前的环境因素对行为的影响,不关注过去的经历和内部体验的作用。

4. 否认无意识等内部的心理动力过程,注重外显的行为特征。

5. 在同样的环境刺激下,会出现相同的行为反应。

6. 学习理论的原则贯穿于整个人生,没有明显区分发展的阶段性。

美国华生(J. B. Waston)是行为主义的创始人,他认为后天学习对儿童心理发展具有积极作用。认为学习的基础是条件反射,学习的发生就是条件反射的建立。学习的决定条件是外部刺激,外部刺激是可控制的,所以不管多么复杂的行为,都可以通过控制外部刺激而形成。华生的环境决定论否认了遗传的作用,片面夸大环境和教育的作用。

斯金纳(B. F. Skinner)是操作性条件反射学习的创始人,强调行为的后果对初始行为的影响,他把那些能使初始行为频率增加的行为结果称为强化,而把那些使初始行为频率减少的行为后果称为惩罚。个体发展过程中,那些获得适应、被他人和社会文化接受的行为就得以巩固下来,而适应不良或不被接受的和肯定的行为就会消失。这一理论在解释个体的行为习惯、适应方式的获得方面具有更大的价值。在一个阶段被认为是适应的行为在另一个发展阶段就可能是不适应的行为,如儿童的依赖,因此,发展是一个持续不断学习的过程。

新行为主义者班杜拉(A. Bandura)提出了社会学习理论(social learning theory),这一理论虽然建立在传统的学习理论基础上,但加入了许多新的观点。首先,他认为学习并不一定需要直接的强化,它可以通过观察别人的行为而学到,他把这种情况称为"观察性学习"或"模仿(modeling)",在日常生活中这种形式的学习无论在成人或儿童都是很常见的。其次,他还提出"内部强化(自我强化)"的概念,人们经过一番努力完成了一项任务时(例如小孩拼装成玩具),他有满足感、自主感,并不一定需要"外部"的奖励或表扬。第三,班杜拉认为通过模仿不但可以学习到具体的行为,也可以从观察中概括出这些行为的基本原理,即完成"抽象模仿",例如小孩可以通过父母的行为学到"价值观念",学到什么是善,什么是恶,而不需要父母点明。行为学习理论把发展看成是对环境反应方式的累积结果。随着经验和学习的累积,对环境的反应模式和适应方式也在发生变化。

思政元素

终 生 学 习

建设"全民学习、终身学习"的学习型社会,是党的十八大确定的更高水平小康社会建设的重要内容。终生学习是指个体的学习活动是一生中连续不断的过程。这就意味着每个人都有接受教育,参加学习的权利,每个人都应该获得均等的教育机会。

孔子曾说过:"学而不已,阖棺而止。"每个人在人生的不同阶段承担不同的社会角色,有不同的发展任务。仅就其职业生涯而言,也有转换、升迁、失业等等问题。此外,个性、潜能、情感在人的一生中总在发展、变化。人又生活在动态的社会环境中,社会和人都在变化,人要适应社会变化,要促进社会发展,要与社会在动态中达到平衡,学习必然会贯穿于人一生的全过程。

在人一生的学习中,只有充分发挥人的主体作用,才符合学习活动本身的规律。到成人阶段,成人认知、情感、人格的发展都比较成熟,更能感受到社会环境的压力,激发强大的学习动机。相比较而言,成人自我导向学习的能力比儿童和青少年强,即:从自己现有的状况设定下一个学习目标,自己寻求学习的内容和学习的途径,以及对学习的自我调控和自我评价。

(三)皮亚杰的认知发展理论

皮亚杰的认知发展理论(cognitive developmental theory)以解释认知的结构与认知发展为主,即个体解决问题的逻辑思维与推论过程。在心理发展方面的看法,皮亚杰认为,儿童是积极的、主动的建构者,发展的动力来自内部,而不是外部环境,经验只是影响其发展的速度,而不是发展的根本原因。

1. 心理发展的实质 皮亚杰认为,智力或认知,既不是起源于先天的成熟,也不是起源于后天的经验,而是起源于动作。动作的本质是主体对客体的适应,主体通过动作对客体的适应,是心理发展的真正原因。"动作"不仅包含指向于外部的动作,还包含内化了的思维动作,都是适应,智力或思维只是一种适应,适应的本质在于取得机体与环境的平衡。

围绕此观点,皮亚杰通过三个重要的概念加以说明。

(1)图式:皮亚杰认为认知是有结构基础的,即图式(schema),他将图式定义为:一个有组织的、可重复的行为或思维模式。简单地说,图式就是动作的结构或组织,是认知结构的一个单元,一个人的全部图式组成一个人的认知结构。

最初的图式来自遗传,如婴儿的吸吮、哭叫及视听、抓握等基本生存反应,在此基础上,随着年龄的增长及机能的成熟以及在与环境的相互作用中,儿童的图式不断得到改造,认知结构不断发展。

(2)同化与顺应:皮亚杰认为,儿童认知结构的发展,即个体对环境的适应,包括两个既相互对立的,又是彼此联系的过程:同化和顺应。

同化(assimilation)是把环境因素纳入到机体已有的图式或结构之中,以加强和丰富主体的动作。也可以说,同化是通过已有的认知结构获得知识(本质上是旧的方法处理新的情况)。

当机体的图式不能同化客体时,则要建立新的图式或调整原有的图式以适应环境,即改变认知结构以处理新的信息(本质上改变旧观点以适应新情况),这就是顺应(accommodation)。

皮亚杰认为,通过同化和顺应,认识结构不断发展以适应新环境,达到个体与环境间的平衡,在平衡与不平衡的不断交替中实现着认知发展。

2. 影响个体发展的因素　皮亚杰认为,儿童心理发展受四个因素的制约。

(1)成熟:指有机体的成长,尤其指神经系统的成熟。成熟给机体发展提供了可能性,是心理发展的必要条件,成熟而非充分条件。

(2)自然经验:指通过与外界物理环境接触而获得的知识,这包括两类不同的经验,一是物理经验,二是数理-逻辑经验。

(3)社会经验:是指与社会相互作用和社会传递过程中获得的经验,主要包括社会生活、文化教育和语言等。

(4)平衡:指通过同化和顺应达到适应的过程,是儿童心理发展中最重要的因素,是儿童心理发展的内部机制,只有通过这个内部机制才能把上述三个因素整合起来。

3. 个体认知发展的阶段　皮亚杰认为,在环境的影响下,儿童的图式经过不断的同化、顺应、平衡过程,就形成了本质不同的图式,即形成了心理发展的不同阶段。皮亚杰认为,从出生到成熟的心理发过程中,个体的认知发展可划分为以下四个阶段。

(1)感知运动阶段(0~2岁):该阶段的儿童能运用最初的图式对待外部世界,开始协调感知和动作间的活动。新生儿只有一些简单的、笼统的无条件反射,随后他们的条件反射越来越复杂和丰富;儿童通过积极主动地探索感觉和动作之间的关系获得动作经验,形成一些低级的动作图式,以此来适应外部环境。

儿童这一阶段的认知发展主要是感觉和动作的分化,思维也开始萌芽,表现在以下几个方面:①形成客体永久性意识;②建构了时空的连续性;③出现了因果性认识的萌芽。

(2)前运算阶段(2~7岁):运算(operation)是指一种内部的认知活动,是一种内化了的动作。而"前运算"是指儿童不能进行思维运算活动。此阶段的儿童获得了运用符号代表或表征客体的能力,标志着感知运动阶段的结束,前运算阶段的开始。

前运算阶段儿童的认知有了质的变化,但其语词和符号还不能代表抽象的概念,思维仍受直觉表象的束缚,难以从当前事物的知觉属性中解放出来,该阶段儿童的认知有以下四个主要特点:①单维思维;②不可逆性;③静止性;④自我中心性。

(3)具体运算阶段(7~12岁):在这个阶段,儿童能进行具体运算,即儿童能在头脑中对具体事物按照逻辑法则进行思考,能在同具体事物相联系的情况下进行逻辑运算。

守恒是具体运算阶段的一个主要标志,是具体运算阶段和前运算阶段的一个分水岭。守恒是指儿童认识到尽管客体在外形上发生了变化,但其特有的属性不变,具体运算阶段儿童认知发展有如下特点:①多维思维;②可逆性;③转化性;④去自我中心性;⑤具体逻辑思维。

(4)形式运算阶段(12~15岁):形式运算是指对对象的假设或命题进行逻辑转换,此阶段的青少年的思维摆脱具体事物的束缚,把内容和形式区分开来,能根据种种的假设进行推理。他们可以想象尚未成为现实的种种可能,相信演绎得出的结论,使认识指向未来。

该阶段青少年思维的主要特点如下:①假设演绎推理能力的发展;②命题间思维。

(四)维果斯基的社会文化理论

苏联心理学家维果斯基(Lev S. Vygotsky,1896—1934)是文化历史学派的创始人。维果斯基虽然与皮亚杰同年出生并为同时代杰出的心理学家,但其理论却在近五六十年来才开始在北美地区广为流传,对西方心理学的影响以他的《思维和语言》一书 1962 年在美国出版为标志。

1. 文化历史发展理论　维果斯基将人的心理机能区分为两种形式:低级心理机能和高级心理机能。前者具有自然的、直接的形式,而后者则具有社会的、间接的形式。维果斯基强调人类社会文化对人的心理发展的重要作用,认为人的高级心理机能是在人的活动中形成和发展起来并借助语言实现的。

维果斯基认为,无论是在社会历史发展过程中,还是在个体发展过程中,心理活动的发展都应被理解为对心理机能的直接形式(即"自然"形式)的改造和运用各种符号系统对心理机能的间接形式(即"文化"形式)的掌握。这表明,人的心理发展的源泉与决定因素是人类历史过程中不断发展的文化,是作为人的社会生活与社会活动产物的文化。

2. 心理发展及其原因　维果斯基认为,心理发展就是个体心理在环境与教育影响下,在低级心理机能的基础上,逐渐向高级心理机能转化的过程。

(1)由低级心理机能向高级心理机能发展的标志:

1)随意机能的形成和发展:随着儿童的发展,儿童的心理活动越来越主动、自觉,带有明显的目的性,并能有意地调节自己的言行。心理活动的有意性日益增强。

2)抽象概括性的形成和发展:随着儿童的发展,儿童不仅能依靠感知直接认识客观世界,而且能通过抽象概括技能形成关于客观世界的概念,并运用概念进行判断、推理,认识事物的本质和规律。

3)形成间接的以符号或词为中介的心理结构:随着儿童的发展,儿童对客观世界的认识,从最初直接以感官反映事物,发展到依靠各种符号系统(主要是语言)反映事物。婴儿的认知以感知觉和直觉行动思维为主,幼儿的认知则以表象记忆为主,学龄儿童的抽象概括机能逐渐占主导地位。

4)心理活动的个性化:随着儿童的发展,儿童的心理活动越来越带有个人色彩。维果斯基认为,儿童的认知发展不仅是个别机能随年龄增长而提高,更重要的是儿童个性的发展。个性的形成是高级心理机能发展的重要标志。

(2)儿童心理发展的原因:

1)心理发展起源于社会文化历史的发展,是受社会规律制约的。

2)从个体发展来看,儿童在与成人交往过程中通过掌握高级心理机能的工具即语言符号这一中介环节,使其在低级心理机能的基础上形成了各种新的心理机能。因此儿童获得言语能力对他心理发展有重要意义。

3)在儿童的发展中,所有的高级心理机能都两次登台:第一次是作为集体活动、社会活动,即作为心理间的机能;第一次是作为个体活动,作为儿童的内部思维方式,作为内部心理机能。一切心理机能的发展都必然经历外部的社会机能,然后才内化为个人的心理机能。

(3)关于教学与发展的关系:维果斯基将教学定义为"人为的发展",是指成人的帮助和指导,而不仅是狭义上的课堂教学。儿童的发展是在社会交往中,在与年长或同辈中更有经验的社会成员的交往中实现的。儿童从出生后就在成人的"教学"中成长。

在教学与发展的关系上,维果斯基提出了"最近发展区"(zone of proximal development, ZPD)的思想。指出,当我们要确定儿童的发展水平与教学的可能性的实际关系时,至少要确定两种发展水平,一种是儿童在独立活动时所达到的解决问题的水平,另一种是在有指导的情况下借助成人的帮助所达到的解决问题的水平。"最近发展区"即"儿童独立解决问题的实际水平与在成人指导下或与有能力的同伴合作中解决问题的潜在发展水平之间的差距",也就是儿童已经成熟和正在成熟的认知水平的差距。因此,心理矫治既要考虑儿童的现有发展水平,也要根据儿童的"最近发展区"向其提出更高的发展要求。

维果斯基认为"教学应走在发展的前面",在心理矫治中,医护人员的帮助和指导应带动儿童的发展,同时矫治效果也受儿童现有发展水平的制约。

第二节 儿童期心理发展

一、胎儿期及婴幼儿期心理发展

广义的儿童期泛指青春期之前的阶段。

按照人类发展心理的年龄划分,可以将个体发展分为若干相对独立而又相互联系的阶段。从怀孕到出生为胎儿期,0~3 岁被称为婴儿期,3~6、7 岁为幼儿期,6、7 岁到 11、12 岁的小学阶段被称为学龄期或儿童期(狭义)。

心理卫生指采取积极有益的教育和措施,来维护和改进人们的心理状态以适应当前和发展的社会环境,它的任务是按照个体不同年龄发展阶段的心理特征和发展规律,通过各种有益的教育和训练,以及家庭、社会的良好影响来培养和维护健全的人格、健康的心理和社会活动能力,使人在学习、工作、生活、创造活动中保持心身健康,处于完满康宁状态。

(一) 胎儿期的身心发展特点及心理卫生

生理发展是心理发展的物质基础,人的生命是从胎儿期开始的。个体是否心理健康,其先天素质和胎儿期的发育起着重要的作用。有研究证明胎儿期营养不良,会增加终生患病的风险。因此怀孕母亲的健康状况、情绪状态、习惯嗜好等对胎儿的健康,以至个体一生的健康都会有影响。

1. 胎儿心理机能的形成

(1)感觉的形成:感觉是以生理作用为基础的简单心理活动,是一切高级和复杂心理活动的基础,是维持正常的心理活动、保证机体与环境平衡的重要条件。

胎儿在 16 周时开始对光线十分敏感,母亲日光浴时,胎儿对光线变化强弱都有所感觉。孕 28 周以后,胎儿的听觉已经发育得较好,会有喜欢或讨厌的反应及面部表情。胎儿最喜欢、最熟悉的声音是母亲的心跳。孕 10 周左右,胎儿皮肤已有压觉、触觉功能,16~20 周胎儿的触觉与出生后 1 周岁孩子的触觉水平相当。孕 24 周时,嗅觉开始发育胎儿能够嗅到母亲的气味并记忆在脑中。孕 12 周时舌上出现味蕾,味觉在孕 26 周形成。

(2)思维和记忆的形成:胎儿在宫内用大脑接收了大量的信息,能判断其是否重要,决定对哪一类信息做出反应,还要将某些信息传递的记忆储存起来,这就是思维和记忆在工作。

胎儿的大脑在第 20 周左右形成。孕 20 周时,脑的记忆功能开始工作,胎儿能够记住母亲的声音并产生安全感。孕 28~32 周时,大脑皮质已经相当发达。妊娠 32 周,胎儿大脑已如新生儿。通过脑电波已经清楚地分辨出胎儿的睡眠状态和觉醒状态,这是胎儿意识的萌芽时期。

2. 胎儿期的母婴卫生保健

(1)孕期营养及保健与胎儿健康:胎儿期是大脑发育的关键时期,而胎儿的营养完全依赖于母体的供养,因此孕期的营养状况,将严重地影响胎儿的健康。研究证明孕妇营养不良,食物中蛋白质维生素、钙、磷及其他微量元素的缺乏会影响胎儿脑的发育,使婴儿易患克汀病、身体矮小及智力低下等。而营养的过剩或者不平衡也会影响胎儿的发育,如孕妇过多地进食动物肝脏,体内维生素 A 含量过高,可能会影响胎儿大脑和心脏发育。

孕妇吸烟、饮酒、吸毒会影响胎儿心身健康。据美国卫生、教育、福利部报告,吸烟的孕妇产下体重不足孩子的比率大致是不吸烟孕妇的两倍。孕妇吸烟过多还可导致自然流产、死胎、早产及胎儿畸形,吸烟可使胎儿宫内窘迫及新生儿窒息率增加。不仅如此,据日本学者调查证实,丈夫吸烟也会影响胎儿健康,婴儿畸形发生率与父亲每日吸烟数量成正比。

孕妇大量饮酒与药物的不当使用是影响胎儿的重要因素之一,孕妇大量饮酒可造成"胎儿酒精中毒综合征",胎儿出生时矮小,体重轻,长大后智力低下,动作迟缓;有的还会出现畸形,如小头、心脏缺陷、关节骨骼变形、脊髓膜膨出等。

吸毒对胎儿及新生儿的心身健康有不良影响,毒品可经胎盘进入胎儿体内,导致胎儿畸形、流产、早产等。围妊娠期和妊娠早期吸毒会增加胎儿腹裂的风险,增加早产、低体重、新生儿窒息、围产儿死亡的概率;新生儿出生后多有兴奋、拒奶、哭闹、心率加快、四肢肌张力升高、面部及四肢肌肉震颤等戒断反应。

许多临床研究表明,妇女妊娠前3个月感染风疹、流行性感冒、腮腺炎、猩红热等,容易造成胎儿发育畸形或死胎;孕妇内分泌失调、甲状腺功能减退,易使新生儿患痴呆症。孕妇患肺结核、尿路感染、糖尿病等疾病都会影响胎儿发育,胎儿更容易出现先天畸形或缺陷。另外,孕妇使用药物也应特别谨慎,许多药物可致胎儿畸形,例如四环素可致胎儿骨骼发育障碍,牙齿变黄;某些抗组胺药、抗癫痫药、抗精神病药及激素类药等都有可能致畸;链霉素、卡那毒素、磺胺类药物可致耳聋等。此外,孕妇妊娠2~6周受X线辐射也会影响胎儿发育造成胎儿畸形,故应特别注意。因此,孕妇应特别重视保持身体健康。

(2)孕妇的情绪与胎儿健康:孕妇情绪的好坏,不仅直接影响其自身的健康,对胎儿的健康也有很大的影响。现代科学研究表明,情绪波动可影响内分泌功能,减少脑的供血量。孕妇情绪过度紧张,可使与应激有关的激素水平明显增高,包括肾上腺髓质和皮质激素分泌的增加。肾上腺髓质激素分泌增加,可使孕妇心跳加快,血压升高,从而影响胎儿脑的发育,影响小孩出生后的智力;而肾上腺皮质激素分泌增高,会影响胎儿上颌骨发育,容易造成胎儿腭裂、唇裂畸形等。另外,情绪不稳定孕妇发生难产及子痫的概率较高。因此,孕妇应保持稳定、愉快的心情。

(二)婴儿期身心发展及心理卫生

婴儿期是儿童从0~3岁的年龄阶段,在这一时期内儿童从宫内环境到宫外环境,再由以母亲依恋为基础的简单社会关系发展到有一定自主性的较复杂的社会关系。在这一系列过程中,儿童通过其感知、动作、语言,社会性发展不断地适应外界的环境,而适应的好坏会直接影响心理发展与健康。在这一过程中,遗传、教育、社会环境都是影响心理发展和健康的重要因素。

1. 婴儿期的身心发展特点

(1)婴儿动作的发展:婴儿动作的发展是心理发展的基础与源泉,明确而稳定的条件反射的形成是心理发生的标志。婴儿的主要动作发展包括婴儿手的抓握动作和独立行走。婴儿动作的发展存在和遵循着一定的规律性:①从整体向分化发展;②从不随意动作向随意动作发展;③具有一定的方向性和顺序性,头尾原则、近远原则、大小原则是方向性和顺序性的三个原则。

(2)婴儿感知觉的发展:感知觉是个体发展中最早发生、最早成熟的心理过程,也是发展最迅速的时期,更是对儿童感知能力干预和训练的最宝贵时期。婴儿期各种感觉的发展非常迅速,一般在6个月左右会达到或接近成人的水平,以后是感觉不断完善的过程。

2~4个月婴儿的颜色区分能力与成人相似;4个月晶状体能随物体远近而相应变化,视觉调节能力接近成人;在4~6个月,婴儿具有立体觉;婴儿视敏度在5~6个月时可达到6/6

的水平,相当于对数视力表的 5.0。

1 个月的婴儿能鉴别 200~500Hz 纯音的差异,2~3 个月能区分乐音的高音、3~4 个月能区分音色,6 个月听音乐时可出现强烈的身体运动、1 岁 5 个月到 2 岁可随着音乐出现舞蹈动作。新生儿就有视听协调能力,婴儿喜欢听人的语音,即使出生 3 天的新生儿也表现出对人类声音尤其是母亲的语音的偏好。

与物理刺激相关的知觉(形状知觉、深度知觉)在出生 6 个月到 1 年内发展到较完善水平,而与主观经验有关的知觉(方位知觉)则发展较慢,2~3 岁婴儿能分辨上下。出生几周的新生儿可对面孔产生偏好,3 个月的婴儿能区分不同的面孔,婴儿对人的面孔的知觉促进他们的社会关系发展。

(3)婴儿思维的发展:婴儿的思维属于直觉行动思维,它最大的特点是只对当前看到的事物进行操作。其主要特点有:①直观性和行动性;②间接性和概括性;③缺乏对行动结果的预见性和计划性;④思维的狭隘性;⑤思维与语言开始联系,第二信号系统开始发展。

(4)婴儿言语的发展:一般情况下,婴儿的言语发生在 10~14 个月。在前言语阶段语音的发展顺序如下:简单发音阶段(0~4 个月),多音节阶段(4~9 个月),有意义的语音,即学话萌芽阶段(9~12 个月)。世界各国婴儿最初的语音发展规律具有普遍性。3 岁儿童可以掌握母语的基本语法规则和全部发音。婴儿在 1 岁和 1 岁半之间获得第一批词汇,词汇量约 50 个。此后,词汇量迅速发展,到 3 岁能达到 1 000 个左右。

(5)婴儿社会性的发展:婴儿气质是婴儿个性特征的最初表现。学者托马斯(A. Thomas)和切斯(S. Chess)根据婴儿情绪表现、适应能力等将婴儿气质分为三种:容易型(占 40%)、困难型(占 10%)和迟缓型(占 15%)。其余 35% 的儿童的气质属于混合类型。容易型儿童易于适应环境,生活习惯规律,情绪愉快,喜欢探索,易获得成人的最大关怀和喜爱;困难型儿童难以适应环境,生活无节律,情绪紧张不安,交往困难,易使亲子关系疏远;迟缓型儿童适应环境缓慢,也称发展缓慢型,随着爱抚和耐心教育而转化。

依恋(attachment)是婴儿最初的社会性情结,是婴儿与主要抚养者(常为母亲)之间一种积极的情感联系。通常把婴儿对抚养者的依恋表现分为三种类型:安全型依恋(占 65%~70%)、回避型依恋(占 20%)、反抗型依恋(占 10%~15%)。安全型依恋表现为有母亲在就有安全感,对外界积极反应;回避型依恋表现为缺乏依恋,与母亲未建立起亲密的感情联结;反抗型依恋表现为既寻求与母亲接触,又反抗母亲的爱抚,亦称矛盾型依恋。安全型依恋是积极依恋,回避型和反抗型均属消极的不安全型依恋。

个体的自我意识经历着一系列发展变化过程。在 1 岁以内尚无自我意识,1 周岁末开始把自己与周围环境区分开来,这是自我意识的萌芽。1~3 岁儿童开始把自己当作主体来认识,突出的表现是从称呼自己的名字(如"宝宝吃")变为用"我"这一代名词(如"我吃")。这一变化是儿童自我意识发展过程中的一个重要转折,也可以说是自我意识发展的第一个飞跃。

2. 婴儿期的心理卫生

(1)母乳喂养的重要性:有人把物质营养、信息刺激和母爱称为婴儿期的三大营养。母乳营养充足,适合消化吸收,含有抗体和胱氨酸,可增加乳儿的免疫力,促进乳儿的智力发展。而且,哺乳可增加母亲与孩子在视、听、触摸、语言和情感的沟通,使孩子获得心理上的满足,有助于神经系统的发育和健康情感的发展。

(2)增进母爱:母亲的爱抚对婴儿的心理健康发展至关重要,而帮助婴儿建立依恋关系、减少分离焦虑是婴儿期心理卫生的重要内容。依恋是指婴儿与主要照顾者之间的情感联结,这也包括对他人或宠物,甚至是一件物体如毯子浴巾等的情感联系。婴儿形成对母亲依恋的关键期是出生 24 小时到 3 个月。很多研究结果表明,婴儿与抚养者的依恋关系如何,直接影响其社会性与情绪的发展,安全型的依恋关系更有利于儿童发展。分离焦虑(separation anxiety)是指婴儿离开了熟悉的环境或他所依恋的人时所经历的紧张和不安全感。在 8~12 月时更明显,有的可延续到更大的年龄。因婴儿尚未发展到能预期未来的认知阶段,无法预测在新的环境时会发生什么且无求助的对象,所以婴儿对分离充满焦虑。帮助婴儿减轻分离焦虑的方法有:①玩捉迷藏游戏,让婴儿逐渐适应照顾者的暂时消失,并认识到照顾者会再出现的;②在安全的环境下,与婴儿保持适当的距离,观察婴儿的行为;③在必须分离时,可给婴儿一两件柔软的玩具或小毯子,让婴儿将依恋感转移到寄托的物品上,使婴儿适应与照顾者的分离。

(3)保证充足的睡眠:新生儿大脑正在快速发育之中,充足的睡眠是保证其大脑发育和心理健康的重要条件。

(4)促进运动与智力的发展:适宜的信息刺激能促进婴儿运动、感觉器官和智力的发展,因此,应有意识地为孩子提供适量视、听,触觉刺激。婴儿动作发展顺序是口、头、四肢,躯干,所以,2~3 个月的婴儿可帮他做被动体操,空腹时可训练俯卧和渐渐俯卧抬头。4~5 个月的婴儿可在俯卧的基础上训练四肢运动,爬行不仅是一项全身运动的好方法,还能促进大脑的发育,可利用玩具引逗他学爬行,或帮助他学翻身。半岁以后应训练他用手握东西,10 个月以后可训练他站立、迈步走路。研究认为婴儿的动作训练有益于脑的发育和动作的协调。

(5)增加游戏活动:游戏对婴儿来说是一件重要的事情,通过游戏活动不仅可增强体力,更重要的是能够促使婴儿运用感官来认知世界,促进大脑发育,有利于创造性、社会性和认知能力的发展。游戏有如下几种主要的功能:①促进婴儿心身的健康与发育,游戏时要兼用各种感官,可以训练婴儿的知觉能力,增进婴儿的手脑并用,肢体灵活,感官敏锐;②游戏可以增进婴儿的知识,从玩积木中认知形状空间及大小的关系,儿歌中了解事物及词汇并感受到愉快;③游戏可培养婴儿的注意力及自信心,因为婴儿对有兴趣的东西能保持长久的注意,从而增进记忆,游戏中的成功感可增强对事物及环境的探索,增强自信心;④游戏可消除紧张和忧虑,游戏可释放内心的冲突和负性情绪。婴儿的游戏大多是独自游戏,如独自玩玩具,玩自己的身体,观察别人,随着年龄的增长,游戏的方式也发生变化。

二、幼儿期心理健康

(一)幼儿期的身心发展特点

3~6 岁称幼儿期。3 岁幼儿脑重已达成人的四分之三,7 岁时已接近成人。神经纤维髓鞘已基本形成,神经兴奋性逐渐增高,睡眠时间相对减少,条件反射比较稳定,语言进一步发展,掌握词汇量增多,大脑的控制、调节功能逐渐发展。

皮亚杰将 2~7 岁儿童的认知发展称为运算前期。此期认知特点有:①自我中心:以自我中心观点来推测周围事物,无法站在别人的立场思考,假定每个人的思考都与他一样,以为自己喜欢的东西别人也喜欢。不能理解别人会有不同的想法。②万物有灵论:幼儿相信自然界的事物都和他一样,是有生命、有意识、有目标的,如"太阳公公为什么不到我们家来玩一玩"。③符号功能:指 2~4 岁的幼儿以某物、某字或某种心理表象来代表未在眼前出现的另一种东西,也称表象功能。它与符号游戏有关,符号游戏是一种装扮游戏,即幼儿假装扮演的一类游戏,如将凳子作为一辆汽车,扫帚装扮成大炮以及"过家家"游戏等。

幼儿的语言发展经过了单字时期、称呼时期、构句期和好问期。幼儿的智力因素及环境因素影响幼儿语言的发展。

幼儿的感知觉迅速发展,能有意识地进行感知和观察,但不持久,容易转移。记忆带有直观形象性和无意性。无意想象主题多变,以形象思考问题,5、6岁后喜欢提问题,开始出现逻辑思维,但由于知识经验和认识能力有限,判断推理能力还有限。

幼儿的情感强烈、易变,容易受外界事物感染,别的孩子笑,他也笑,别人大声叫嚷,他也大声嚷,6、7岁时情感的控制调节能力有一定发展。

意志行为也有进一步发展,活动的目的性、独立性逐步增长,能使自己行动服从成人或集体的要求。但自觉性、自制力仍较差。

幼儿个性初步形成,自我意识逐渐发展,3岁左右开始出现自主行为,表现不听话,对事物的评价常带有极大的主观性。开始发展性别认同,已能区分男孩、女孩。

（二）幼儿期的心理卫生

1. 促进幼儿言语的发展　对幼儿提供辅导有助于幼儿语言的发展。如:父母为幼儿提供良好的语言示范,语音正确,语速适中,尽量使用各种不同的词汇;不再使用婴儿期的儿语;提供幼儿会话的机会,培养幼儿良好的语言习惯,如礼貌用语;鼓励儿童多讲话,不厌其烦地回答儿童提出的各种问题。

2. 对幼儿的独立愿望因势利导　这一时期的儿童有强烈的好奇心和独立的愿望,无所不问,常要自行其是,表现不听话,学会了不论对错都说"不",心理学上被称之为"第一反抗期"。这是自我意识发展的表现,有积极的意义,应该因势利导,培养他们的自我管理能力。例如,引导幼儿自己起床穿衣、吃饭、系鞋带和大小便等,做得好时应立即予以肯定和表扬,以利好的行为得到强化;同时不要对孩子求全责备,不要因孩子没有完成自己的设想而加以责备或讥笑。

3. 玩耍与游戏　玩耍与游戏是幼儿的主导活动,也是儿童身心健康发展的重要途径,可以帮助幼儿走出自我中心的世界,学会与人交往,与人合作,建立群体伙伴关系。玩具和游戏是幼儿增长知识、诱发思维和想象力的最好途径。幼儿在一起愉快地玩,有利于社会交际、道德品质、自觉纪律、意志、性格和语言表达能力等的培养。

4. 正确对待孩子的无理取闹和过失　幼儿偶尔无理取闹,其动机常是为了引起大人的注意,以达到某个目的。对此,应讲明道理,不能无原则地迁就或哄劝,否则会对哭闹行为起到强化作用。

5. 父母言谈举止的表率作用　家庭的气氛、父母的言谈举止对幼儿心理发展有重要影响,幼儿评判是非对错常常以父母或老师的言行作标准。因此,父母及老师应给幼儿做好表率。

三、学龄期心理发展

（一）学龄期儿童的身心发展特点

儿童期(狭义)指6~12岁,这个时期正是小学阶段,故也称为学龄期。此期儿童除生殖系统外,其他器官已接近成人,脑的发育已趋成熟,是智力发展最快的时期,感知敏锐性提高,感知逐渐具有目的性和有意性;有意注意发展,注意稳定性增长;口头语言迅速发展,开始掌握书写言语,词汇量不断增加;形象思维逐步向抽象逻辑思维过渡,大脑皮层兴奋和抑制过程更为协调,行为自控管理能力增强。其言语、情感、意志、能力和个性也得到不同程度的发展。表现为对事物富于热情,情绪直接、容易外露、波动大,好奇心强,辨别力差。个性得到全面的发展,自我意识与社会意识迅速增长,但性格的可塑性大,道德观念逐步形成,喜欢模仿。

（二）学龄期儿童的心理卫生

1. 科学合理安排学习　这是一个由游戏活动为主导转变为学习主导活动的时期,需要一个适应的时期,根据这一时期儿童的特点,老师和家长对新入学儿童应多给予具体的指导帮助,要重视新生各项常规训练,如课堂学习常规、品德行为常规等;学习时间不宜过长,内容上应生动活泼,要注意教学的直观性、趣味性;培养和激发儿童好学的动机、兴趣和坚强的意志。

2. 组织社会劳动　儿童在劳动中不仅能增加对周围事物的认识,而且能增加与家人以外的成人及小朋友相处的机会,从中学会人际交往,发展友谊感和责任心,培养热爱劳动、助人的人格。

3. 培养开拓创造性思维　成年人容易把多年积累的经验和知识灌输给小孩,容易出现说教式教育,对儿童的行为加以干预,诸如"这是对的,那是错的",这样会影响儿童探索和创造性思维的发展。比如儿童用茶杯盖子喝水,大人会说"这是盖子,不能用来装水喝",其实这是儿童的探索,说明儿童有好奇心。儿童的教育不但要强调传授文化知识,还应注意儿童思维的灵活性、多向性、创造力和想象力的培养。

4. 注意"情商"的培养　"情商"即非智力因素,是良好的心理品质,应着重在三个方面加以培养:①良好的道德情操,积极、乐观和豁达的品格;②良好的意志品质,具有困难面前不低头的勇气及持之以恒的韧性;③同情与关心他人的品质,善于与人相处,善于调节控制自己的情感。

第三节　青少年与青年心理发展

一、青少年心理发展

青少年期一般指 12~18 岁,是介于儿童与成年之间的成长加速器和过渡期,又称青春期。这一阶段的个体在生理上和心理上要经历一系列特殊的变化。

（一）青少年身心发展特点

1. 生长发育迅速,性意识萌发　青少年时期是生长和发育的快速阶段。生理方面发生巨大的变化,其身高、体重快速改变。在内分泌激素的作用下,女孩 11~12 岁,男孩 13~14 岁第二性征相继出现,性功能开始成熟。男性表现为喉结的出现,声音变粗,生长胡须,出现遗精等;女性则出现声音变尖,乳房发育,月经来潮。性意识开始觉醒,产生对异性的好奇、关注和接近倾向,由于社会环境的制约,容易出现性意识与社会规范之间的矛盾。

2. 自我意识迅速发展,独立意识凸显　青少年自我意识飞速发展,开始关注一系列有关于"我"的问题:我是什么样的人? 别人怎样看待我? 这时脑和神经系统发育基本完成,第二信号系统作用显著提高。青少年逐渐意识到自己已经长大成人,希望独立,不喜欢老师、家长过多的管束,喜欢与同龄人集群。但是由于阅历浅,实践经验少,在许多方面还不成熟,经济上不能独立,从而出现独立性与依赖性的矛盾。

3. 认知思维发展成熟,创造性显著提高　思维是智力的核心,青少年的认知发展集中体现在以思维为核心的智力成长上。具体表现为:分析、理解问题的能力显著增强,推理能力提升;抽象逻辑思维开始占主导,思维活动具有一定的精确性和概括性,创造性思维处于高度发展阶段;意义识记增强,有利于学习新知识,接受新事物,是从事脑力活动的"黄金期"。

4. 情绪情感波动明显,呈现矛盾性　青少年的情绪情感表现充分体现出半成熟半幼稚的矛盾性特点。情绪容易兴奋且不稳定,容易从一个极端走向另一个极端,负性情绪感受增多。随着大脑兴奋和抑制功能的进一步发展以及生活经验、社会实践的增多,情感上逐渐脱离童年期幼稚型情感,开始从单纯天真的情感活动向高级社会性情感发展,向往美好理想的成熟型情感。

（二）青少年心理卫生

1. 预防性意识困扰　性是青少年最为困扰的问题之一,特别是青春发育期。应及时地对青少年进行性教育,包括心理和生理两个方面。让青少年对性器官及第二性征有正确的认识,以消除他们对性器官及第二性征产生的神秘、好奇、不安、恐惧感;培养高尚的道德情操,提高法制观念,自觉抵制黄色影视书刊的不良影响;使青少年正确认识和理解性意识与性冲动,增进男女的正常交往,通过心理健康教育解决一些特殊的问题,如手淫、性梦、失恋等。

2. 发展良好的自我意识　学校应开展青春期的自我意识教育,使青少年能够认识自身的发展变化规律,学会客观地认识自己,既看到自己的长处也看到不足,能客观地评价别人。学会从实际出发,确立当前的奋斗目标。

3. 保持情绪稳定　青少年的情绪容易受外界的影响,不稳定、容易冲动。应帮助他们建立正确应对挫折的方法,及时、正确地排解负性情绪,以减少负面情绪对身心健康的影响。父母与老师应以中立的态度接受他们的倾诉和宣泄,让他们学会在遭遇挫折或失败时怎样去获得社会支持,以缓解压力。

4. 促进平等交流与理解　青少年与父母、老师在思维、行为上,尤其是在看待事物的观点上存在差异,容易引起相互之间的隔阂猜疑、苦闷。对于青少年的好奇心和逆反心理,不能简单地禁止或粗暴地压制,应给予耐心的解释、合理地疏导。父母和老师应以平等、真诚、尊重的态度进行交流沟通,将青少年的心理保健融合与亲密、友爱、温馨的师生和亲子关系中。

二、青年期心理发展

青年期一般指 18~35 岁,是介于青少年与中年期之间的阶段,是个体从学习阶段向职业阶段过渡的阶段,也是人生中最宝贵的黄金时期。生理与心理都已达到成熟并进入最佳状态,精力充沛,富于创造力,开始走向完全独立的生活,面临诸多人生发展的重要课题。

（一）青年期身心发展特点

1. 生理特征　青年在 22 岁左右生长发育已经成熟,各种生理功能已进入青壮年的最佳状态。身体素质包括机体在活动中表现出来的力量、耐力、速度、灵敏性和柔韧性等,在青年期进入高峰。脑的形态与功能已趋成熟。

2. 心理特征　青年期的个体在心理的各个方面得到了全面的发展,主要表现在:①认知能力趋于完善,青年人的词汇已很丰富,口语及书面表达趋于完善,抽象逻辑思维能力和注意的稳定性日始发达,观察的概括性和稳定性提高,并富于幻想。②情绪情感丰富、强烈,但不稳定,同时其情感的内容也越发深刻且带有明显的倾向性。随着年龄的增长,其自我控制能力会逐渐提高。③意志活动控制力日渐增强,表现为自觉性与主动性的增强,遇事常常愿意主动钻研,而不希望依靠外力。随着知识与经验的增加,行为的果断性也有所增强。④自我意识趋于成熟,一方面对自身能进行自我批评和自我教育,做到自尊、自爱、自强、自立;另一方面也懂得尊重他人,评价他人的能力也趋于成熟。⑤人生观、道德观已形成,对自然、社会、人生和恋爱等都有了比较稳定而系统的看法,对自然现象的科学解释、对社会发展状况的基本了解、对人生的认识与择偶标准的逐步确定。青年人各种能力发展不一,但观察力、记忆力、思维、注意力等均先后达到高峰。

（二）青年期心理卫生

1. 培养良好的适应能力　青年人要走入社会独立生活,在其社会生活中常常会遇到各种挫折与人际关的矛盾需要应对。当个人对客观事物的判断与现实相统一时,就能形成自我认同,否则,就会产生心理冲突。面对择业、恋爱、婚姻等重要人生课题,应让青年寻找到相应的对策来应对,以增进其心理健康。帮助青年正确地认识自己,了解自己的长处与不足,正确地进行自我评价。同时,要帮助青年人树立适当的目标,从而避免不必要的心理挫折和失败感的产生;促进青年之间的相互交往,提供更多的交往的机会。

2. 及时解决情绪情感问题　青年人富有理想,但容易在客观现实与理想不符时遭受挫折打击,出现强烈的情绪反应,表现为怨天尤人,自尊也可能会转化为自卑、自弃。青年人虽然懂得一些处世道理,但却不善于处理情感与理智之间的关系,以致不能坚持正确的认识和理智的控制,而成为情感的"俘虏",事后又往往追悔莫及,苦恼不已。长期或经常的情绪情感困扰,将严重影响个体的心理健康和事业的发展。对此,可采取以下对策来及时调整好情绪情感,尽早摆脱困扰:

(1)期望值适当:应该根据自己的能力调整期望值在自己的能力范围之内;同时,对他人的期望也不宜过高。

(2)增加愉快生活的体验:每一个人的生活中包含有各种喜怒哀乐的生活体验,对于一个心理健康的人来说,多回忆积极向上、愉快生活的体验,有助于克服不良情绪。

(3)寻找适当的机会及时宣泄自己的情绪:人在情绪不安与焦虑时,不妨找好朋友说说,或去心理门诊咨询。

(4)处理矛盾时多站在对方立场替对方考虑:多从对方角度来观察自己的行为是否合理,相互理解,相互体谅,以豁达大度的胸怀处理各种人际关系的矛盾。

(5)行动转移或者升华法:可以用新的工作、新的行动去转移不良情绪的干扰。

3. 防止性的困扰　青年时期是发生性及相关心理卫生问题的高峰期,与婚姻、家庭的幸福密切相关。应给予青年人正确的指导,对性有科学的认识,培养正确的性态度。性既不神秘也不肮脏,是自然与合理的;但也不能自由、放纵,违反伦理和法律法规。应鼓励男女正常交往,择偶时首先考虑学识、能力、修养、性格、为人等因素,树立正确的婚恋观。婚后注意挖掘对方的优点,相互尊重,互相体谅,共同承担家庭责任,不断学习解决家庭问题、维护幸福婚姻的策略。

第四节　中老年期心理发展

一、中年期心理发展

(一) 中年期身心发展特点

中年期,又称为成年中期,一般是指35~60岁这一阶段。随着生活和医疗条件的改善,人类的平均寿命不断延长,因此对中年期的年龄划分是相对的。有学者甚至将中年的范围划定为45~63岁或65岁。由于中年期时间间隔较长,所以研究者又将35~50岁称为中年前期,50~60岁称为中年后期。在中年前期,个体处在生命的全盛时期,体力好、精力旺盛、工作能力强、效率高,知识经验和智力水平都处于高峰期;而在中年后期,个体的体力和心理发展状态开始呈现下降的趋势。但随年龄增长,个体的经验越来越丰富,知识面更宽广深厚,因而工作能力和效率依然较高。

1. 中年期的生理发展　进入中年期后,人体的各个系统器官功能逐渐从完全成熟走向衰退。具体表现为:个体基础代谢率逐渐下降,容易导致部分中年人体重增加,身体渐胖;各种感觉器官的功能开始减退,在40岁以后视力、听力、感觉、嗅觉等开始降低;大脑和内脏器官系统功能也逐步走向衰退,头发逐渐变白变疏,颜面部皮肤渐显粗糙,中年后期细胞免疫和体液免疫都开始出现功能减退,因而中年期也容易罹患多种躯体疾病。

2. 中年期个体的认知特点　中年人的智力发展模式是晶体智力继续上升,流体智力缓慢下降,智力技巧保持相对稳定、实用智力在不断增长达到最佳状态。中年人知识的积累和思维力都达到了较高的水平,善于联想、善于分析并做出理智的判断,有独立的见解和较强的问题解决能力。

3. 中年期个体的情绪和意志特点　中年人情绪趋于稳定,较青年人更善于控制自己的情绪,较少冲动性,有能力延迟对刺激的反应。意志坚定,做事具有更强的目的性,善于决定自己的言行,有所为和有所不为。对既定目标,勇往直前,遇到挫折不气馁;同时,也能理智地调整目标并选择实现目的的途径。

4. 中年期个体的个性特点　中年人的个性稳定,风格突出,自我意识明确。个体通常了解自己的才能和所处的社会地位,会以自己独特方式建立稳定的社会关系,并努力排除干扰,追求自己既定的人生目标。因而中年期也是最容易出成果和事业成功的时期。

5. 更年期心理的特殊表现　更年期是从中年向老年过渡的阶段。处于更年期的中年人有其特定的生理特征从而导致特定的心理反应,如注意力不集中、记忆力下降、精神紧张、焦虑、烦躁、情绪低沉、处处表现出紧迫感,身体稍有不适,便四处求医,对工作或家中的事情特别操心,事无巨细都要一一过问。

(二) 中年期心理卫生

人到中年,大致走完人生旅途中的一半。中年人不论在社会还是家庭都处于一个承上启下的中坚地位。他们经历了半生奋斗,闯过人生风风雨雨,在事业上已有一定成绩,但肩上仍继续承担着事业的重担。在家庭中,既要抚育尚未完全独立的儿女,还要赡养年迈的父母,有"操不完的心""做不完的事",因而成为心理负荷最大的人群。中年人往往心力交瘁,容易产生心理健康问题。

1. 注意身心健康,避免心理负荷过重

(1)合理安排时间及工作量:中年期任务繁重,工作生活非常忙碌,加之个体意识到"人到中年,此时不搏更待何时",因而常常主动找事情做。但由于中年人生活工作繁忙,常感时间紧迫,又有很多想做的事情做不了,故容易产生紧张焦虑的情绪。因此,中年人要合理地安排自己的时间,注意劳逸结合,避免超负荷的工作,避免身心过劳。

(2)学会处理各种烦恼、保持心态平和:中年期的烦恼也超过其他年龄阶段。据有关研究结果表明,"引起中年人烦恼"的因素依次排列为:身体不好、社会分配不公,想做的事做不了;此外,还有子女成长不称心、工作不理想、个人价值被否定、人际间的内耗(猜忌与摩擦)、真诚不被人理解等,也是引起中年人烦恼的因素。注意保持心态的平和,学会心胸开阔地面对现实,正确对待名与利;凡事要有所为,有所不为,量力而行。不是凡事都和人比较,学会适当地放弃,烦恼便会大大减少,不要为眼前利益而牺牲身心的健康。

(3)缓解压力反应、维护身心健康:紧张感、焦虑和过多的烦恼均容易引起心理和躯体疾病,严重者还可导致自杀。研究表明,30~40岁年龄阶段的个体自杀率明显增高,40~60是自杀高峰期,60岁以后开始下降。尽管自杀者在同龄人中毕竟是极少数,但根据自杀发展的年龄趋势来看,从另一个侧面反映了成年人中期的社会适应、情感适应和承受压力的状况。中年人学会自我调整和缓解压力显得尤为重要。当压力过大时,通过适当的方法宣泄和放松自己,定期参加体育运动,保持身心健康。

2. 处理好家庭中各种关系

(1)适应家庭的变化、调整夫妻感情:中年人是家庭中的一家之主。家庭是中年人事业成功的坚强后盾,家庭的稳定是影响中年人心理健康的重要因素。步入中年,随着子女逐渐长大成人,关心照料子女的负担逐渐减轻,但在子女离家自立之前,无论父母的教育观念和方式怎样,他们的情感指向主要还是子女。当子女离家自立时,原有的家庭则面临向"空巢家庭"的转变。夫妻在情感上,需要重新调整,把注意力再次转移到对方身上,此时的情感体验也较青年期更加深刻。夫妻在这阶段,要相互沟通,相互体谅,特别是在教育子女问题上,多讨论,避免态度的不统一,采取一致的态度对待子女的问题,正确处理家庭与婚姻矛盾。

(2)适应亲子关系的变化、保持良性互动:在中年期,随着子女年龄的增长,亲子间的关系也在发生相应的变化,中年人应注意这些变化,并适时进行调整。①子女未成年之前:绝大多数子女都是与父母生活在一起,亲子之间交往的次数和相处的时间都较多,相互影响也比较明显。随着青春期的到来,子女追求独立与自主的倾向尤为明显,对父母不再言听计从。此阶段如果父母不能认识到子女的发展变化,仍以原来的方式对待他们,把他们当作"小孩子"看待,就很容易和子女产生冲突或隔阂。②子女即将离家自立时:他们已有相当大的独立性和自主能力,他们希望按自己的意愿选择职业,建立家庭。此时做父母的一方面要尊重子女自主权,不宜过多干涉,更不能包办代替,否则易引起亲子矛盾;另一方面,父母还需用自己的知识经验与生活阅历,给子女以指导和帮助。③子女离家后:由于空间上的限制,再加上子女已经成年,他们在各方面都已基本成熟,思想观念、人格特质等都趋于稳定,父母对他们的影响相对减少、减弱,亲子关系也不同于以前。方面父母和子女都是成年人,在许多方面都是平等的、相同的,比如都有工作和家庭等;另一方面,此时情感投入也不同以前。总之,在子女成年前,父母情感投入与指向在子女身上占有很大比例;在子女成年离家后,中年父母的注意力开始转向配偶或第三代身上。而进入成年期的子女,他们的注意力主要指向自己的家庭与事业。中年人需要逐渐适应亲子关系的变化,建立和谐的人际关系。

(3)关心父母、妥善解决其养老事宜:在子女离家独立生活以后,中年人的家庭负担并没有由此而减轻。因为此时父母年岁已高,赡养老人的问题又摆在面前。照顾老年人,尤其是身体状况欠佳经常患病的老人,经济上和心理上都承担一定的压力。中年人需要多和老年人进行情感交流和沟通,解除寂寞孤独造成的心理障碍。

3. 顺利度过围绝经期 　绝经期是生命周期中从中年向老年过渡的阶段,是生育能力由旺盛走向衰退的时期。女性在 45~55 岁之间,男性则在 50~60 岁之间,由于人们逐步走向衰老,身体各器官和各个组织都发生退行性变化,其功能和代谢上也产生相应的改变,其中尤以性腺功能的减退更为明显。对女性来说,在卵巢分泌激素减少的同时,下丘脑、垂体和卵巢之间的平衡关系也发生了改变,因而产生了丘脑下部和垂体功能亢进,表现出自主神经系统功能紊乱等一系列症状,如面部潮红、出汗头痛眩晕、肢体麻木、情绪不稳定、小腹疼痛、心慌、失眠、易怒,甚至多疑等。学者们统称这组症状为妇女围绝经期综合征(perimenopausal syndrome)或更年期综合征(climacteric syndrome)。对男性来说,性器官逐渐萎缩,性功能也出现由盛到衰的变化过程,主要表现为性功能减退、伴有自主神经功能障碍,在医学上这个时期称为男性围绝经期综合征。

围绝经期综合征是由生理内分泌的改变引起的,另外家庭社会地位及复杂的心理社会因素,也参与了整个病理过程,对围绝经期综合征所出现的时间和反应的程度都有重要的影响。因此,应加强中年人围绝经期的心理卫生和保健工作:

(1)加强宣传和教育:说明围绝经期的到来是符合人生客观规律的过程。处于围绝经期的个体需要以科学的态度正确认识和对待这种生理的变化,调整认知结构,消除顾虑,减少思想负担,避免不必要的紧张、焦虑和恐惧情绪,适应更年期变化。

(2)维护心身健康：避免或尽量减少不下必要的刺激，保持精神愉快、心情舒畅，有利于减轻或消除不舒适的感觉。对于躯体的不适感，及时就诊，做到无病放心、有病早治和及时调理，及早预防器质性疾病的产生。注意心理卫生保健，合理安排时间，劳逸结合，维护良好的人际关系。扩大交往，坚持体育锻炼，顺利地度过生命历程中的这一转折期。

二、老年期心理发展

老年期，也称成年晚期，是指60岁至死亡这段时期。老年期是生命周期中的最后一个阶段，世界卫生组织根据现代人生理结构上的变化，将老年期的年龄界限又做了新的划分：60~74岁为年轻老人；75~89岁为老老年人；90岁以上为非常老的老年人或长寿老年人。

根据联合国教科文组织规定，在一个国家或地区人口的年龄构成中，60岁以上者占10%或65岁以上者占7%，则成为人口老龄化的国家或地区。我国在20世纪90年代末进入老龄化行列，根据国家统计局发布的数据，2019年末中国60岁及以上的老年人口数达到2.54亿，占总人口比例18.1%，65岁及以上老年人口达到1.76亿人，占总人口的12.6%。我国是世界上老年人口最多的一个国家。进入老年，个体的生理、心理和社会诸方面都会出现一系列变化。不断提高老年人的心理健康水平，使老年人幸福、愉快地欢度晚年及善终，已成为我国的一个重要卫生课题。

(一) 老年期身心发展特点

1. 生理功能衰退　衰老是个体生长成熟的必然的连续变化过程，是人体对内外环境适应能力减退的表现。老年人生理状况通常发生以下退行性改变。老年人须发变白，脱落稀疏；牙龈组织萎缩，牙齿松动脱落；皮肤组织萎缩，弹性下降；皮脂腺萎缩、汗液分泌减少，皮肤干燥、无光泽、皱纹多；肌肉萎缩，弹性减弱，肌力下降；骨钙含量减少或骨质增生，关节活动不灵，脆性增加，容易骨折；身高、体重随年龄而降低。老年人的各种脏器功能都有不同程度的减退，如脑细胞减少，细胞功能减弱，心血管功能下降，心脏病、高血压等疾病的发病率增多；肺的肺泡部分相对减少，由20多岁时占肺的60%~70%降至50%以下，肺活量下降。肾脏重量减轻、老化，因而控制能力下降；前列腺肥大现象增多。甲状腺重量减轻，甲状腺功能减退，肾上腺重量也减轻，男性激素的合成能力明显下降；甲状旁腺分泌功能下降；性腺萎缩，分泌功能下降。

2. 老年期个体的认知特点　感知觉是个体心理发展过程中最早出现的心理功能，也是衰退最早的心理功能，比如老年人视力减退，出现"老花眼"，听力也出现了下降。记忆力下降，无论是识记、保持，还是再认，重视能力均不如中青年。近期记忆差，易遗忘，表现为常忘事；远期记忆保持效果好，常能对往事准确而生动地回忆。理解记忆尚佳，机械记忆进一步衰退。

3. 老年期个体的情绪特点　人到老年期，由于生理、心理的退行性变化以及退休后角色地位、社会交往的变化，比较容易产生抑郁感、孤独感、衰老感和自卑感等消极情绪情感；情绪趋于不稳定，表现为易兴奋、激惹、喜欢唠叨，情绪激动后需较长时间才能恢复，且情绪表达方式也较为含蓄。

4. 老年期个体的人格特点　人格总体上稳定，较少变化，可塑性小。虽然在日常生活中，老年人经常会表现出以自我为中心，小心谨慎，回避风险，固执刻板，不爱听取反面意见等特点，但许多研究都表明，老年人比中年人和青年人更加有责任心，较少冲动，也更随和。

(二) 老年期心理卫生

1. 培养兴趣爱好，享受老年生活　老年人的工作、生活环境和社会角色都会发生一系列变化，老年人思想上容易从积极状态变为消极状态，在思想、生活情绪、习惯、人际关系等方面容易出现不适应,例如多数退休的老年人存在着或多或少的失落感和自卑感。坚持学习,活到老,学到老,进"老年大学"、社区文娱中心一类的学习场所,不仅可以改善老年人的心理功能,也使生活过得有意义,减少孤独感和失落感;培养和坚持各种兴趣爱好,做到"老有所乐",通过培养各种兴趣爱好,既可丰富生活,激发对生活的兴趣,又可以协调、平衡神经系统的活动,使神经系统更好地调节全身各个系统各个器官的生理活动。

2. 用积极的生活态度延缓衰老 对于老年期出现的各种衰退现象,要有思想准备。改变不良认知,以乐观的态度,面对人生中"赋闲"的这段时间,保持必要的人际交往,积极投身社会生活;对生活中的各种问题,面对现实,以切实的方法解决,不退缩,不逃避。另外,积极参加体育锻炼,维持适量的性生活,对保持身体健康大有裨益

3. 正确应对疾病对生活的影响 老年人免疫防御功能降低,容易患各种感染性疾病,各种癌症也有可乘之机;另外,随年龄的增加,老年人的慢性疾病逐渐累积,容易急性进展,严重影响老年人的生活质量,有些老年人甚至出现"破罐破摔"的心态,不和医护人员合作,不遵医嘱服药。应充分利用各种社会资源,如医养结合的医疗机构、各类养老院、综合医院的老年科等,真正使老年人老有所养、老有所医,即使面临死亡,亦能给以临终的关怀,使其平和尊严的走完人生最后一段路程;同时,由于居家养老是现在大多数老人的第一选择,因此子女应在生活上积极照料老人,对老人多关心多体贴,多进行情感上的交流,老人有病及时医治并耐心陪护,使老人感觉温暖和安全,也能很大程度上促进老年人的身心健康及生存品质。

4. 普及死亡教育,关心老年生命质量 步入老年期,个体常患有一种或多种老年疾病,越来越深刻地意识到死亡的临近,并由此产生心理波动。研究表明,老年人出现死亡念头的频率较高,特别是那些患有一种或多种慢性疾病,给晚年生活带来痛苦和不便的老年人,常会想到与"死"有关的问题,表现出对死亡的恐惧和焦虑。因此,应在全社会加强死亡教育,树立死亡也是生命的一个部分的理念,只有对死亡有思想准备,不回避,不幻想,才能让老年人克服对死亡的恐惧心理,从容不迫地生活。

📖 学习小结

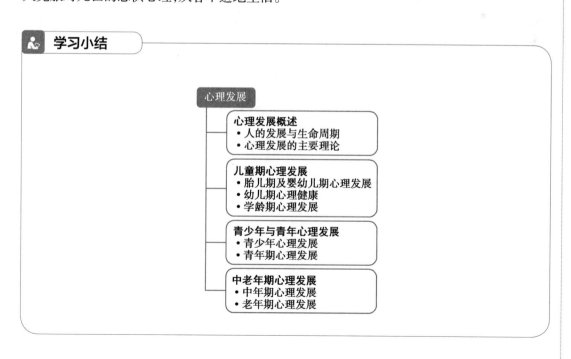

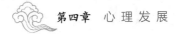

复习思考题

1. 如何促进婴儿期的心理卫生？
2. 幼儿期的心理卫生有哪些注意事项？
3. 哪些因素会影响青少年的健康成长？
4. 谈谈大学生所处的年龄阶段，应该如何进行心理保健？
5. 如何根据老年人的心理特点，实现对老年患者更好的关心和照顾？

◆◆◆ 第五章 ◆◆◆

心 理 应 激

📝 学习目标

1. 通过对应激来源、影响应激的因素、应激反应等内容的学习,为理解医学领域中的心身相关问题和心身疾病奠定基础。

2. 掌握应激的概念、相关理论、意义,应激源的分类和评估,应激的中介机制及其作用,应激反应及应激管理等。

第一节 应 激 概 述

一、应激的概念

半个世纪以来,不同领域的专家学者们基于各自的研究背景和目的提出多个学说来阐释应激。因此,应激(stress)概念和心理应激(psychological stress)理论的产生与发展历经了较长的历史过程。

生活中,"stress"一般被译为"压力",其意为物体对施加于自身的外力所产生的内部抗力。塞里(H. Selye,1907—1982)于1936年首次将应激这一概念引入生物医学领域,并将其定义为机体对外界或内部各种刺激所产生的非特异性应答反应。随着心理学的发展,心理学家发现应激不仅是一种生理反应,同时也涉及个体认知、人格特征、应对方式、社会支持等心理社会因素。因此,现代心理应激理论提出了更符合整体观和系统论的应激概念,将其定义为:个体通过认知评价等心理过程觉察到外界刺激(应激源)对自身构成威胁和挑战时所做出的适应和应对过程。

心理学对应激概念的理解包含以下几个方面:①应激是引起机体产生应激反应的外在或内部刺激,如躯体性刺激、心理性刺激、社会性刺激、文化性刺激等;②应激是机体对有害刺激做出的反应,如生理反应、心理反应等;③应激是应激源与应激反应之间的中介变量,如个体的认知评价、个性特征、应对方式、社会支持等;④应激是一个系统而复杂的反应过程,包含了使机体发生反应的刺激、机体产生的心身反应,以及介于二者之间的各种中介因素。

二、应激相关理论

(一)生物应激理论

应激的生物学理论主要包括坎农(W. B. Cannon,1871—1945)提出的"稳态"概念和应

笔记栏

急学说,以及塞里的一般适应综合征及遗传与压力互动发生论。

1. 稳态(homeostasis)和应急反应(emergency reaction)学说　坎农在研究动物的消化功能时发现,当实验动物情绪兴奋时其胃肠活动常常受到抑制。于是,坎农将研究聚焦于强烈情绪对机体功能的影响和疾病状态的作用上,同时他也注意到交感神经系统在其中发挥的作用。坎农发现,自主神经具有让体内液体环境保持平衡的功能,并命名为"内稳态"或"自稳态"。坎农进一步指出,当某些干扰性刺激影响机体内外环境时,自稳态被打破,机体体内交感 - 肾上腺髓质系统激活,肾上腺髓质分泌增加,引起心率加快、血压升高、呼吸加快、心肌收缩力增加、皮肤黏膜和消化道血流量减少、脑和骨骼肌血流量增加、肝糖原分解等生理变化。坎农把上述变化称为"应急反应"(emergency reaction)或"战斗或逃跑"(fight or flight)反应。

2. 一般适应综合征(general adaptation syndrome,GAS)　塞里继承和发展了坎农的开创性研究并提出应激学说。他通过大量动物实验和对患者的观察发现,当机体处于感染、失血、中毒以及其他紧急状态时,其内部会产生相同的生理生化反应和病理生理变化。他将引起全身多系统反应的需求或有害刺激称为"应激",后改称为"应激源"(stressor),并把机体产生的非特异性症状与体征称为"一般适应综合征"。塞里认为,GAS 是由于下丘脑 - 垂体 - 肾上腺轴被激活所产生的生理变化,是机体对有害刺激做出的防御反应的普遍形式,而与刺激的类型无关。塞里将 GAS 分为三个阶段:警戒期(alarm stage)、抵抗期(resistance stage)和衰竭期(exhaustion stage)。

(1)警戒期:由外部刺激唤起机体内部的防御能力,与应激有关的肾上腺和皮质醇分泌增加。表现为脉搏与呼吸加快,血压升高,心、脑、肺和骨骼肌血流量增加,血糖升高。该阶段与坎农提出的"战斗 - 逃跑"行为反应模式相似。

(2)抵抗期:如果机体持续暴露于有害刺激下,会通过提高体内的结构和机能水平以增强对应激源的抵抗程度。表现为体重恢复正常,肾上腺皮质变小,淋巴结恢复正常,激素水平保持恒定。该阶段以机体对应激源的适应为特征。

(3)衰竭期:如果机体持续暴露于严重的有害刺激之下,较高的皮质醇水平会对循环、消化、免疫和身体其他系统产生显著效应,机体抵抗力下降而转入衰竭阶段。表现为休克、消化溃疡、对感染的抵抗力下降,最终导致死亡。

塞里是首个将外部刺激与疾病和健康相联系的学者,他的应激理论指出:所有生物有机体都有先天的内驱力以保持体内的平衡状态即稳态;无论应激源是正性或负性的,都会打破机体内部的平衡状态,此时机体会通过非特异性的生理唤醒以应对应激源;对应激源的适应按阶段发生,各阶段的时间进程和进度依赖于机体抵抗的成功程度,而成功程度则与应激源的强度和持续时间有关;机体对应激源的适应是有限的,一旦机体缺乏应对持续应激的能力,最终会导致疾病甚至死亡。

塞里的理论对应激研究具有重大影响,他认为长期或反复出现的应激源导致机体自身资源耗尽,是造成生理损伤和疾病的原因,这对于人们探寻某些疾病的原因具有较大的指导意义。但是,塞里的应激理论也存在一定局限性。首先,他忽视了心理、社会因素在应激过程中的作用;其次,并非所有的应激源都会引起同样的应激反应;此外,人们对应激性事件的期待也会导致应激,而这一点塞里并未提及。

(二)社会应激理论

与生物应激理论关注应激的反应不同,社会应激理论更关注引起应激的刺激,尤其是来自社会环境中的刺激,即所谓"事件"。

自 20 世纪 40 年代,心理学家们开始关注到战争、丧偶等重大社会生活事件对人们生理和心理会产生巨大影响。1967年,霍尔姆斯(T. H. Holmes)等人编制了"社会再适应评定量表",开创了对社会生活事件与健康关系的定量研究。1979年,郝洛德将应激定义为:应激是需要个体耗尽可能的资源、做出不寻常反应的任何环境事件。1981年,杜伦温的研究提出,个体在环境中遇到的应激性事件的数量和严重性可以预测其健康水平。

社会应激理论着重于探讨社会环境中事件的数量和性质与健康的关系,但它的不足之处在于对一些现象无法做出解释。例如,环境中的事件并不都会引起应激,事件是否具有应激性以及应激性的大小,取决于个体对该事件的认知评价;有时生活中缺少事件,反而会对个体造成应激。

(三)心理应激理论

这里主要介绍美国心理学家拉扎鲁斯(R. S. Lazarus,1922—2002)于1976年提出的应激的认知评价理论。拉扎鲁斯认为,应激是以认知评价(cognitive appraisal)为核心的个体与环境交互作用的过程。在这个过程中,如果个体把环境事件评价为有害或具有威胁,就会损耗个体的适应性资源,从而导致个体的心身紧张状态。在他看来,应激既非环境刺激,也不仅仅是一种反应,而是当事件和责任超出当事人应对能力的范围时所产生的心身紧张状态。因此,在应激源影响下,个体会对应激源做出生理和心理两个层面的反应,而个体对事件的认知评价、应对以及个体的心身特点等其他因素则在应激源与应激反应之间发挥重要的中介作用。拉扎鲁斯和福尔克曼(S. Folkman)将应激过程中的认知评价分为初级评价、次级评价和重新评价。

1. 初级评价(primary appraisal) 指个体在遇到某个事件时立即通过认知活动判断其是否与自己存在利害关系,以及怎样的利害关系的过程。经过初级评价,该事件对于个体可能是无关的、积极的或消极的。无关的事件不会引起应激反应;积极的事件可能不引起应激反应或引起良性应激;消极的事件则在大多数情况下引起应激反应。

拉扎鲁斯和福尔克曼进一步把"消极的"的评价分为三类。第一类为伤害(harm),是指对某事件实际或预期损失的评价;第二类为威胁(threaten),是指对问题情境所要求的应对超过自己的能力或资源的评价,其感情基调是消极的;第三类为挑战(challenge),是指把问题情境评价为需要且带有冒险性,但可能被克服并从中获益,其感情基调是兴奋和期待的。尽管这三种评价都会引起应激反应,但反应的程度和性质存在差异。如果刺激被评价为"伤害"或"威胁",个体容易产生焦虑、抑郁、愤怒、恐惧等消极情绪,从而不利于健康。把刺激评价为"挑战"的人更可能具有较高的斗志并以愉快的情绪迎接挑战,他们在挑战中有更好的功能性适应,很少出现情感上的不安,能更有效地利用资源,因此不太可能出现适应性疾病。

2. 次级评价(secondary appraisal) 指对自己的应对能力和资源条件的评价过程,又被称为应对评价。应激反应取决于初级评价和次级评价之间的权衡。当个体认为"伤害"和"威胁"大于自己的应对能力时,就会产生强烈的应激反应;而当个体认为自己拥有足够的应对能力时,应激反应会比较小。

3. 重新评价(reappraisal) 应激是个体对应激源的连续性适应过程,直到通过应对努力控制了应激,或者应激源自动停止或消失,应激过程才会结束。在应对努力过程中,个体会接收到各种反馈信息,例如,事件的意义是否明确、应对策略是否合适、应对是否成功等,个体据此再次评定情境,核查初级评价和次级评价的正确性,可能改变事件的意义或调整应对策略,即进行重新评价的过程。

拉扎鲁斯的心理应激理论着眼于个体与环境的交互作用过程,强调认知评价在其中所发挥的重要中介作用。该理论很好地解释了为什么人们面对相同的应激源会出现不同的反应。例如,面对婚姻破裂,有的人悲伤、有的人愤怒、有的人抑郁,而有的人快乐、有的人平静。

三、应激的意义

塞里将应激分为两类:积极应激(eustress)和消极应激(distress)。前者可以提高机体的作业能力;后者则增加机体负担,消耗储备能力,影响机体健康。最适度应激(optimal stress)是指介于消极应激与积极应激之间的最佳阈值点,可以动员机体储备能力以积极有效地应对压力并取得最佳作业效率,维护心身健康。应激与机体健康和作业效率的关系见图5-1。图5-1表明,在到达最佳点之前,健康水平和作业效率将随唤醒水平的提高而提高;在最适度应激状态下唤醒水平的效率最高;一旦超过唤醒水平的最优值,作业效率开始下降,心身健康受到损害。

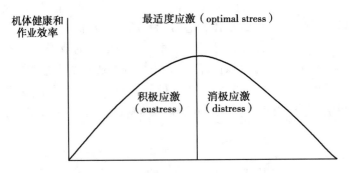

图5-1 应激与机体健康和作业效率的关系

适度的应激有助于维持机体正常的生理和心理功能。例如,适度的心理应激可以激励人们投入行动,适应环境,提高工作和学习效率。适度的应激还有助于个体成长和发展。例如,早年的心理应激经历可以丰富个体的应对资源,提高其在生活中的应对和适应能力,因此儿童期适度的挫折教育有助于心理发展。此外,适度的应激唤醒有利于机体在遇到突发的应激时迅速、全面动员自身潜能,从而应对不良应激。但另一方面,频繁、强烈而突发的应激会造成机体唤醒不足或过度唤醒,导致过度紧张疲劳、适应能力减弱,使心身功能和社会功能障碍,作业能力受损,学习和效率下降。持久和慢性应激还会使机体处于长期紧张和适应不良状态,导致神经内分泌功能紊乱、免疫功能下降,引发心身疾病和心理障碍。应激还可能引起机体负性认知、社会适应下降和行为障碍,甚至导致自杀、物质滥用及依赖。

第二节 应 激 源

心理学将应激源(stressor)定义为向机体提出适应要求并引起应对反应、稳态失衡的客观变化的环境事件或情境。虽然一切环境变化都是潜在的应激源,但只有被个体觉察到对自身构成威胁或挑战的刺激物,才成为有效的应激源。

一、应激源的分类

应激源可以根据不同的维度进行划分,常见的分类如下:

(一) 按应激源性质分类

1. 躯体性应激源 指直接作用于人的躯体而引起心身紧张状态的刺激物,包括物理、化学、生物刺激物。例如,高温、低温、噪声、辐射、环境污染、微生物等,人类的衰老、月经、生物节律等变化也属此类。躯体性应激源是引起人们生理应激和应激生理反应的主要原因。

2. 心理性应激源　指不符合客观规律的非理性认知和情绪波动,如心理冲突与挫折、不切实际的期望、不祥预感等。对于生活中相同的应激事件,有的人无动于衷而有的人耿耿于怀,其区别即在于人们内心对应激事件的认知。

3. 社会性应激源　指引起人们生活方式的变化并要求其做出调整和适应的情境与事件。社会性应激源小到个人生活中的日常变化和困扰,例如,升学、转学、留学、婚恋、职业发展等,大到对当事人可能造成重大打击的事件,包括战争、灾害、政治动荡、经济衰退、恐怖事件等。

4. 文化性应激源　指人们从熟悉的生活、语言和文化环境迁移到陌生环境中所面临的各种文化冲突与挑战。文化性应激源小到社区、城市,大到民族、种族、国家文化环境的影响,使个体面临全新的生活环境、陌生的风俗习惯、不同的生活方式,从而产生应激,即人们通常所说的文化冲突或"文化休克"。

（二）按生活事件的现象学分类

1. 工作事件　指具有紧张性和刺激性的工作环境或性质,如高温、低温、矿井、噪音等工作环境;注意力高度集中和消耗脑力的工作;高度消耗体力或威胁生命安全的工作等。

2. 家庭事件　是日常生活中最常见的应激源,如婚恋、家庭关系、亲子关系中的困难或冲突等。家庭事件既可以是急性的应激源,也可能成为长期存在的慢性应激源。

3. 人际关系事件　指来自同事、朋友、邻里之间的矛盾冲突等。

4. 经济事件　指经济上的困难或变故,如亏损、负债、失业等。

5. 社会和环境事件　指发生在个体所生活的自然环境和社会环境中的各种变化,如自然灾害、战争和动乱、各种社会变革等。

6. 个人健康事件　指由于健康问题或疾病给个体带来的心理威胁,如癌症发生、健康状况恶化等。

7. 自我实现和自尊方面事件　指人们在学业和事业上面临的挫折和失败。

需要注意的是,在上述生活事件中,除了那些人们所公认的负性事件以外,有些正性事件也属于应激源的范畴,这些事件需要个体做出相应的心理调整,如工作中的晋升、立功受奖、结婚等。

（三）按事件对个体的影响分类

1. 正性生活事件（positive events）　指个体认为对自己具有积极作用的事件,如结婚、分娩、升职等。当然,对不同事件性质的理解存在个体差异,相同的事件在某些人看来属于正性事件,在其他人看来可能恰恰相反。因此,生活事件的性质应取决于当事人的主观体验。

2. 负性生活事件（negative events）　指个体认为对自己具有消极作用的事件,会给当事人带来痛苦和困扰,如亲人去世、身患疾病等。研究表明,负性生活事件对个体心身健康的影响明显高于正性生活事件。

（四）按事件的主观和客观属性分类

1. 客观事件（objective events）　指那些不为人们所控制、不以个体的主观意志为转移的事件,如自然灾害、战争、车祸、突发疾病等。如果事件给个体带来强烈的威胁和创伤,则为创伤性事件,可能导致急性应激障碍或创伤后应激障碍。

2. 主观事件（subjective events）　指那些可以被人们所控制和预料,并具有一定主观属性的事件,如对职业不满意而又无法改变、夫妻或亲子关系紧张等。

二、应激源的评估

(一) 应激源的量化评估

1967年,霍尔姆斯(T. H. Holmes)和瑞赫(R. H. Rahe)开创了对应激源的定量研究,他们根据调查列出人们常见的生活事件并编制成生活事件量表。当然,不同人群往往面临不同的生活事件,例如,青少年常见的生活事件包括考试、恋爱、师生同学关系、择业就业等,退休人群的生活事件大多涉及慢性疾病与医疗费用、养老生活保障、空巢现象等,而中年人存在职业、家庭婚姻、比较复杂的社会关系等。霍尔姆斯等人通过对5 000人的社会调查和实验研究,编制了"社会再适应评定量表"(Social Readjustment Rating Scale, SRRS)。SRRS共列出43种生活事件,用生活变化单位(life-change unit, LCU)进行计量评定,表示事件对个体的心理刺激强度。量表中列出的43种生活事件按影响人们的轻重程度划分等级,不同事件的LCU值依次递减。通过该量表可以评估个体在一段时间内所经历的生活事件并累计不同生活事件的LCU总值。

1978年,萨拉森(I. G. Sarason)等人编制了"生活经历调查表"(Life Experiences Survey, LES),由受测者本人评定事件对情绪影响的程度及性质。国内学者张明园(1987)和杨德森(1988)等结合我国文化背景进行大样本测试,进一步编制了适合中国国情的生活事件量表。

(二) 应激源评估与健康的关系

霍尔姆斯的研究发现,LCU与个体身体健康和疾病发生明显相关。若个体一年内的LCU总值小于150,提示来年基本健康;若一年超过300,第二年有75%的可能性罹患疾病;若总值介于150~300之间,则来年有50%的可能性罹患疾病。研究表明,LCU总值升高与心肌梗死、糖尿病等多种疾病明显相关。

除了应激源的强度与健康有关以外,应激源的性质也会对健康产生不同影响。首先,与积极的、可控制的、清楚可辨的、非生活核心的、相对较弱的应激源相比,消极的、不可控制的、模棱两可的、涉及生活核心部分的、过分强烈的应激源往往会造成更强的应激反应和更大的健康损害。其次,与持续时间较短的急性应激源相比,持续时间较长的慢性应激源对健康的损害更大。

第三节 应激的中介机制

在应激源与应激反应之间存在诸多中介因素,既包括人口学因素、认知评价、人格特征、社会支持、应对方式等,还包括参与介导或调节应激源和应激生理反应的生理解剖结构与功能系统。

一、人口学因素

大量研究表明,年龄、性别、种族、受教育程度、职业、经济状况、婚姻状况、家庭结构等人口学因素都可能对应激过程产生影响。

以性别因素为例,女性和男性在面临的应激源数量、应激反应的强度、应激反应的类型等方面均存在差异。与男性相比,女性通常会报告数量更多的应激源。此外,男性在应激发生时会比女性表现出更强的反应。究其原因,一方面因为男性的下丘脑-垂体-肾上腺皮质轴的反应性要强于女性;另一方面,不同性别个体对不同应激性事件的认知评价存在差异。在应激反应方面,女性更倾向于表现出"互助-友好"(tend-befriend)反应而非"战斗-逃跑"反应,即当应激源发生时,女性更愿意寻求社会支持并与他人合作。

二、认知评价

认知评价是个体对体验到的生活事件或情境对自己影响的认知过程,个体对生活事件的性质、程度和可能的危害情况做出估计。个体对事件的认知评价直接影响其应对活动和心身反应,因此成为应激过程中重要的中介因素之一。在应激过程中,个体的认知评价还会受到自尊、心理控制源、自我效能、认知风格、归因风格等因素的影响。

(一) 自尊

自尊是指个体对自我的概括性评价以及由此产生的价值感。自尊对认知、情绪和行为都有较大的影响。因此,个体的自尊水平会影响其对事件的认知评价,既包括初级评价,也包括次级评价。低自尊个体会认为自己是易受外界伤害的,安全感的缺乏导致其更倾向于对事件做出消极性、伤害性、威胁性评价(初级评价)。此外,低自尊个体对自己的能力缺乏信心,会觉得自己不具备应对伤害性、威胁性事件的能力(次级评价),从而产生强烈的应激反应。因此,自尊可以通过影响认知评价,从而影响个体对应激性事件的控制感,进而影响应激反应的强度。

(二) 心理控制源

根据个体不同表现,心理控制源可以分为内部控制源和外部控制源两类。内部控制源的个体认为自己应该对事件结果负责,个人的努力是事件发展的决定因素。外部控制源的个体则认为事件的结局是由诸如运气、社会背景、其他人等外部因素决定的,由于他们常常对事件缺乏控制感,因此更倾向于做出伤害性和威胁性的评价(初级评价),同时觉得自己无法预测、调节和控制伤害性、威胁性事件,自己对于这些事件是无能为力的(次级评价),从而出现强烈的应激体验和生理反应。更有甚者,一些极端外部控制源的个体在面临伤害性和威胁性应激源时,会出现无助感,即放弃应对的努力,消极被动地听天由命。

心理学家塞里格曼(M. E. P. Seligman)发现,当个体面对应激源时,如果多次的、反复的努力均无法奏效,心理控制源就会由内部控制转向外部控制,产生习得性无助(learned helplessness),此时即便有成功的可能,个体也不再尝试控制的努力。

(三) 自我效能

班杜拉(A. Bandura)于1986年提出自我效能(self-efficacy)的概念,指个体认为自己能够成功完成某一任务的信念。自我效能高的人思维敏捷,解决问题能力较强,较少出现焦虑、抑郁和无助,能制订有挑战性的目标,遇到困难时更具韧性,更健康、更有成就。

拉扎鲁斯和福尔克曼提出,自我效能影响认知评价尤其是次级评价。自我效能低的个体不太容易把事件评价为挑战性的,而在面对伤害性、威胁性事件时,更倾向于认为自己无法控制,不能成功应对(次级评价),所以会产生严重的应激反应。因此,高自我效能在应激过程中可以发挥积极作用,从而减轻应激反应。

(四) 认知风格

认知风格指个体在对外界事物进行感知、记忆和思维活动时经常表现出来的、习惯化的认知方式。

贝克(A. T. Beck)在治疗抑郁症患者时发现,大多数患者存在歪曲的认知方式,贝克称之为认知歪曲。常见的认知歪曲包括:

①"全或无"思维:即把生活看成非黑即白的单色世界;②选择性概括:仅凭个别细节

就对整个事件做出评价和结论；③武断性推论：在证据缺乏或不充分时便草率做出结论或判断；④过度引申：基于个别事件做出关于能力或价值的普遍性结论；⑤夸大和缩小：对事件的意义做出歪曲评价，常表现为夸大缺点和错误，缩小优点和成绩；⑥个人化思考：将原本与自己无关的消极事件同自己牵扯在一起。

认知歪曲会严重影响个体对应激源的认知评价，导致他们倾向于把事件解释成消极的、伤害的、威胁的，而且是自己无能为力、不可控制的，从而产生悲观想法甚至引发抑郁。而持久的抑郁又可通过下丘脑-垂体-肾上腺皮质轴影响免疫功能，导致免疫抑制，进而引起疾病发生。

（五）归因风格

阿布拉姆森（L. Y. Abramson）认为，人们主要从自我、事件的原因和结果这三个方面对事件进行归因和解释，即存在三个归因维度：内部的/外部的，稳定的/不稳定的，总括的/具体的。消极的归因风格即对事件的发生倾向于做出消极的解释和归因，个体会将事件归为内部的（是我的原因而非环境的原因引起）；稳定的（非暂时性的，而是永远的）；总括的（会影响生活的各个方面，而非某一方面）。阿布拉姆森认为，当个体遇到应激性生活事件时，消极的归因会使个体更可能因为觉得失去控制感而产生无望和抑郁。

三、社会支持

（一）社会支持的概念

社会支持（social support）指个体受到来自社会各方面，包括家庭、亲属、朋友、同事、伙伴、团体等所给予的精神和物质上的帮助与支援，反映了一个人与社会联系的密切程度和质量。

（二）社会支持在应激中的作用

社会支持可以减少个体在应激过程中的消极情绪反应，有助于个体的心理健康。社会支持还能降低个体在应激过程中的生理反应强度，有助于个体的身体健康。关于社会支持保护健康的机制，目前存在两种理论假说：直接作用和缓冲作用假说。

1. 直接作用假说　该假说认为，无论个体是否面临应激，社会支持对其躯体和心理健康均具有积极意义，即社会支持是直接对健康起保护作用的。社会支持能直接发挥作用，可能有以下几个原因：①高水平的社会支持可以提高个体的自尊与归属感；②高水平的社会支持有助于个体保持良好的情绪；③高水平的社会支持有助于个体采取健康的生活方式。根据该理论假说，改善个体的社会支持水平将有利于健康。

2. 缓冲作用假说　该假说认为，社会支持并非直接影响健康，它对健康的保护作用主要体现在：当个体在日常生活中遇到应激源而产生高水平应激时，社会支持可以发挥缓冲作用，通过降低应激反应来保护健康。

社会支持可以通过影响个体的认知评价发挥缓冲作用。当个体面临强烈的应激源时，社会支持水平高的个体会因为觉得有人会帮助自己，所以在初级评价时就会降低应激源的伤害性和威胁性，甚至把它评价为挑战性的刺激；在进行次级评价时，个体会因为觉得自己拥有丰富的外部资源，所以对自己的应对能力充满信心，相信自己一定可以找到有效的应对策略。即便出现负性的应激反应，社会支持仍然可以帮助个体对问题情境进行重新评价，从而抑制不适应的反应，减弱应激引起的神经内分泌反应。当然，并非所有类型的社会支持都能对应激发挥缓冲作用。根据科恩（S. Cohen）等（1985）提出的社会支持匹配假说，社会支持有效与否取决于个体需要的社会支持与其真正获得的支持是否匹配，不匹配的社会支持基本是无效的。

四、人格特征

(一) 人格的概念

如前所述,心理学将人格定义为个体特殊的、稳定的心理特征,包括个性倾向性和个性心理特征。与应激相关的人格特征,指那些倾向于增强心理应激反应的不良因素或心理行为特点,正是这些倾向或特点促使个体更容易发生心理障碍和心身疾病。人格特征决定了个体的行为方式和习惯倾向,影响个体对应激源的认知评价、情绪反应和生理反应,决定了个体获得和利用社会支持的质量。

(二) 与应激有关的人格特征

1. 坚韧人格(hardy personality) 是一种由奉献(commitment)、挑战(challenge)及控制(control)三种成分构成的人格特征,有助于对抗应激与疾病。坚韧人格中的奉献是一种心理倾向,即个体认识到生活和人际关系具有一定的目的和意义,积极参与生活,在应激环境中精力充沛而富有生机。挑战是指迎接生活变化,主动面对不回避,灵活地适应生活的变化,将挑战视为生活的一部分。控制是一种心理活动,具有高度内在控制感的个体会主动把控生活,对影响自己生活的事件享有决定权并能经受压力。

2. A/B 型行为类型(type A/B behavior pattern) A 型行为与 B 型行为是两种截然相反的行为类型。具有 A 型行为特征的个体表现出争强好胜和时间紧迫感,他们追求成就、容易受到激惹。因此,A 型行为的个体会经常处在应激高反应状态(中枢神经高度唤醒、心血管高反应性)。B 型行为的特点与 A 型行为恰恰相反。

3. C 型行为类型(type C behavior pattern) 该行为类型的主要特征为压抑情绪、克制愤怒不发泄、缺乏自信、过分忍耐、回避矛盾、抑制情绪表达、焦虑、应激反应强。C 型行为是一种应激易感人格。

五、应对方式

(一) 应对的概念

拉扎鲁斯和福尔克曼最早提出应对(coping)的概念,将其定义为个体处理各种需求的过程。应对由各种努力组成,即个体通过行动和内心思索去处理环境和心理内部的各种需求,以及各种需求之间的冲突。

拉扎鲁斯认为,应对的目的包括:减少有害的环境条件;忍受或适应负性的事件或现实;保持积极的自我形象;保持情绪的平衡;保持令人满意的人际关系。Taylor 提出,对应激性事件的应对可能有三种结果:重新获得情绪的稳定状态;恢复被应激源干扰的正常活动;心理挫败感。

(二) 应对方式的分类

应对方式可根据维度的不同,分为问题关注与情绪关注应对、认知与行为应对、面对与回避应对,以及预防与战斗应对。

1. 问题关注应对(problem-focused coping)与情绪关注应对(emotion-focused coping) 这两种应对方式是根据应对目的的不同而划分的,问题关注应对的目的是改变造成应激的事件,针对伤害性、威胁性或挑战性的应激性情境,个体努力尝试做出富有建设性的事情。而情绪关注应对的目的是控制应激性事件引起的情绪反应,努力对体验到的情绪进行调节。

当应激性事件发生时,人们通常会同时采用问题关注应对和情绪关注应对,这表明对大部分应激性事件而言,这两类应对方式都是有效的。当然,对事件性质及应对资源的认知评价会决定个体选择何种应对方式。当个体认为自己无法改变应激性情境或自己可利用的资源不足以应对应激性情境时,会倾向于采用情绪关注应对;当个体认为自己具备的资源足以应对应激性情境时,会倾向于采用问题关注应对。

2. 认知应对(cognitve coping)与行为应对(behavior coping) 这两种应对方式是根据应对活动的性质不同而划分的,认知应对包括问题解决、自我对话和重新评价。其中,问题解决是对应激的情境进行分析、对可采取的行动的有效性进行评估并选择一个有效的行动计划。自我对话是指能指导个体努力应对应激性事件及其相关情绪的陈述或想法,自我对话可以指导个体的行动、敦促个体实施应对策略并提供正确的反馈。重新评价是指为了减少应激性事件的影响而对事件的意义和重要性进行重新认识与考量。行为应对则具体包括寻求信息、直接行动、抑制行动和转向他人。

3. 面对应对(approach coping)与回避应对(avoidant coping) 这两种应对方式是根据个体对应激性事件的态度不同而划分的,面对应对方式是指面对问题、收集信息和直接采取行动。回避应对方式是指淡化事件的重要性或远离应激情境。

这两种应对方式哪种更合适取决于个体所处的情境和应激性事件的持续时间。如果个体需要关注情境信息或应激性事件持续时间较长,则面对应对方式更有效。如果个体需要处理自己的负性情绪或应激性事件持续时间较短,则回避应对方式更有效。如果个体一贯采用面对应对就具有面对的应对风格,反之就具有回避的应对风格。

4. 预防应对(preventive coping)与战斗应对(combative coping) 这两种应对方式是根据应激性事件是否已经发生而划分的,预防应对方式是指个体试图通过认知重建以改变需要,或通过增加应激承受力来预防应激源的出现。预防应对方式更侧重认知,需要长时间的培养和学习。战斗应对方式是指当应激源已经存在时,个体试图以某种方式征服或击败应激源。战斗应对方式更侧重行为,在短时间内就可以学会。

六、应激的生理中介

应激系统

1. 应激系统(stress system)的概念 1992 年,克里斯(G. P. Chrousos)和戈尔德(P. W. Gold)提出"应激系统"的概念,强调应激反应是通过神经、内分泌和免疫系统的中介途径而发生,应激的相关生理基础是一个复杂、互动的整体。具体来说,应激系统包括促皮质素释放激素、蓝斑-去甲肾上腺素/自主神经系统及其外周效应器(垂体-肾上腺皮质轴和自主神经系统支配的组织)。

2. 应激生理中介的组成

(1)交感-肾上腺髓质系统:当机体遭遇急性应激尤其是具有威胁性的紧张情境时,交感神经末梢释放去甲肾上腺素,肾上腺髓质释放去甲肾上腺素和肾上腺素。

(2)自主神经系统:自主神经系统受下丘脑的调节,通过交感神经和副交感神经的共同作用调节机体的应激水平。非应激状态下,副交感神经活动占优势;应激状态下,交感神经活动占优势,机体出现心率加快以保证骨骼肌的血液供给、瞳孔扩大以加强视觉等。

(3)下丘脑-垂体-肾上腺皮质轴:来自中枢神经系统的刺激激活下丘脑-垂体-肾上腺皮质轴,下丘脑释放促肾上腺皮质激素释放激素并传送至腺垂体,引起腺垂体分泌促肾上腺皮质激素进入血液循环,引起肾上腺皮质分泌肾上腺皮质激素。非应激状态下,肾上腺皮质激素对下丘脑释放促肾上腺皮质激素有直接的负反馈效应而达到稳态;应激状态下,上述负反馈效应和稳态则被破坏。

（4）内源性阿片系统：该系统可在应激状态下减少恐惧、镇痛，并抑制与疼痛有关的退缩行为，从而发挥积极应对的作用。

（5）性腺轴：应激状态下，由于下丘脑 - 垂体 - 肾上腺皮质轴的激活反馈作用于下丘脑，从而影响性腺轴功能，引起促性腺激素释放的减少。

（6）肾素 - 血管紧张素 - 醛固酮系统：应激状态下，肾脏分泌肾素以激活肾素 - 血管紧张素 - 醛固酮系统，引起血压升高。

（7）免疫系统：该系统包括免疫器官、细胞和免疫分子。当个体最初暴露于不可控的应激源时，免疫功能受抑制，个体对疾病的易感性增强，随后可能出现免疫功能紊乱或增强。

第四节　应激反应

应激反应（stress reaction）指个体由于应激源影响所致的各种生物、心理、社会和行为方面的变化，也称为应激的心身反应（psychosomatic reaction）。

一、应激的心理反应

（一）情绪反应

个体在应激状态下的情绪反应主要包括焦虑、恐惧、愤怒和抑郁。

1. 焦虑（anxiety）　应激条件下最常见的情绪反应，是个体预期将要发生危险或不良后果时所出现的紧张、恐惧和担心等情绪状态。适度的焦虑可以提高个体的警觉水平，伴随焦虑产生的交感神经系统的激活可以促使人们采取行动、提高人们对环境的应对和适应能力、提高工作或学习效率，是一种保护性反应。但过度的焦虑是有害的，会妨碍人们正确地评价环境条件和自身资源，造成对应激性事件的不适应。

2. 恐惧（fear）　是一种企图摆脱已经明确的危险情境时的情绪状态。恐惧时，交感神经兴奋、肾上腺髓质分泌增加，机体全身动员却没有信心和能力战胜危险，个体只能回避或逃跑。过度或持久的恐惧会严重影响健康。

3. 愤怒（anger）　是一种与挫折和威胁有关的情绪状态。愤怒多见于目标受阻、自尊心受打击时的情境。愤怒时，交感神经兴奋、肾上腺分泌增加，因而心率加快、心输出量增加、血液重新分配、支气管扩张、肝糖原分解，常伴有攻击性行为。

4. 抑郁（depression）　可表现为悲观、孤独、无助、绝望等消极情绪，常伴有失眠、食欲减退、性欲降低、活动水平下降等。与丧失有关的应激性生活事件往往引发抑郁，例如，失去亲人、失恋、失学、失业及长期病痛等，严重时还可能导致自杀。

（二）认知反应

个体在应激状态下的认知反应涉及认知过程的感知觉、记忆、思维、注意等各个方面。在适度的应激影响下，个体表现为警觉性增高、感知觉敏锐、记忆力增强、思维活跃，这将有助于人们应对挑战，产生适应。倘若应激过于强烈或时间过长，就会损害认知功能，甚至导致智力受损、记忆力下降、注意力不集中等认知功能障碍。此外，个体在应激状态下还会出现以下认知特征：

1. 偏执（paranoia）　个体在偏执状态下会表现为遇事偏激、爱钻牛角尖、蛮不讲理，也可表现为对自身感受、想法和信念等内部世界的过分关注。

2. 灾难化（catastrophizing）　指个体在遭遇应激事件后过分强调潜在的消极后果，从而出现整日惴惴不安的消极情绪或行为障碍。

3. 反复沉思(rumination) 指个体不由自主地对应激事件反复思考,甚至带有强迫的性质,从而限制了个体采取适应性的应对策略。

4. 闪回(flashback)与闯入性(intrusive)思维 在创伤性事件发生后,有些个体在生活中常常不由自主地再次体验到灾难性的场景、画面,或在脑海中闯入灾难性的思维且挥之不去,上述表现是创伤后应激障碍的重要特征。

(三)行为反应

人们在应激状态下会表现出多种多样的行为反应,行为反应不仅与情绪和认知反应密切相关,还受到个体人格特点及过去经验的影响。

1. 适应不良的行为反应

(1)逃避(escape)与回避(avoidance):逃避是指遭遇应激源后采取的远离应激源的行为。回避是指预知应激源将会出现,在未遭遇应激源之前采取措施以避免接触应激源。二者的目的都是为了摆脱情绪应激,消除紧张烦恼,避免受到更大的伤害。

(2)敌对(hostility)与攻击(attack):敌对是内心有攻击的欲望但表现出来的是不友好、对抗、憎恨、谩骂等。攻击则是在应激影响下将愤怒等情绪指向人或物,常伴有行为。攻击的对象可以是直接原因者,也可以是替代物,可以针对别人也可以针对自己。

(3)退化(regression)与依赖(dependence):退化是指个体遭遇应激时,采用幼童期幼稚、不成熟的方式应对环境变化或满足自己的欲望,获得他人的同情、保护和关注,以减轻内心的压力和痛苦。退化常伴随依赖,即放弃自己的责任与义务,完全依靠他人关心与照顾。

(4)无助(helplessness)与自怜(self-pity):无助是指个体感到无能为力、无所适从,无法主动摆脱不利的情境,常伴有情绪抑郁。自怜指个体自己可怜自己,常伴有对自身的焦虑和愤怒情绪,多见于性格孤僻者。

(5)物质滥用(substance abuse):指个体在心理冲突或应激状态下,用饮酒、吸烟、滥用毒品或药物来缓解紧张压力、逃避现实。尽管物质滥用危害心身健康,但使用者常常以此达到暂时麻痹自己、摆脱自我烦恼、缓解心理紧张和困境的目的。

2. 积极的行为反应

(1)问题解决策略:指个体发挥主观能动性改变不利环境,具体策略包括:寻求社会支持;获得解决问题需要的信息;制订解决问题需要的计划;面对问题,找到切入点等。

(2)情绪缓解策略:指个体改变自己对事件的情绪反应强度,具体策略包括:宣泄情绪;改善认知;行为放松训练;回避问题等。

二、应激的生理反应

(一)短期的生理反应

主要涉及交感神经-肾上腺髓质(SAM)轴和下丘脑-垂体-肾上腺皮质(HPA)轴。

1. 交感神经-肾上腺髓质轴 当机体处于急性应激状态时,SAM轴被激活,释放大量儿茶酚胺,引起肾上腺素和去甲肾上腺素大量分泌,中枢兴奋性增高,从而导致心理、躯体和内脏的功能改变,即所谓的非特应系统(ergotropic system)功能增强,而与之相对应的向营养系统(trophotropic system)功能降低。机体表现为:血压升高、心率加快、汗液分泌增加、外周血管收缩、血液重新分配、分解代谢加速、肝糖原分解增加、脂类分解增加,从而为机体适应和应对应激源提供充足的能量。

2. 下丘脑-垂体-肾上腺皮质轴 当机体处于急性应激状态时,除SAM轴被激活外,

HPA 轴也被激活。下丘脑释放促皮质激素释放因子（CRF），CRF 刺激垂体释放促肾上腺皮质激素（ACTH），ACTH 刺激肾上腺皮质释放糖皮质激素。血糖上升，蛋白质分解，从而减少炎症反应，使机体恢复到原有的内稳态。HPA 轴的激活还促使垂体分泌生长激素和催乳素。

（二）长期的生理反应

如果应激持续存在，则会损伤下丘脑，造成皮质激素分泌过多，从而导致胸腺和淋巴组织退化或萎缩，淋巴细胞的抗原反应性降低，巨噬细胞活动能力下降，造成机体的体液免疫功能和细胞免疫功能均受到抑制，使机体抗感染、抗变态反应和自身免疫能力大大降低。因此，慢性应激往往会损害个体的免疫功能，对健康造成更大的危害。

三、应激引起的心理障碍

应激引起的心理障碍包括：急性应激障碍、创伤后应激障碍和适应障碍。

（一）急性应激障碍

急性应激障碍（acute stress disorder，ASD）一般在个体遭遇强烈的精神刺激（如战争、自然灾难等）后数分钟至数小时内起病，可表现为麻木、情感反应迟钝、意识清晰度下降、非真实感、分离性遗忘、人格解体、定向力障碍等。上述症状常常在 2、3 天内缓解或消失，一般不超过 1 个月，患者对发作期内的表现可有部分或完全遗忘。

（二）创伤后应激障碍

创伤后应激障碍（posttraumatic stress disorder，PTSD）指个体遭受严重的威胁性或灾难性事件后出现的长期焦虑反应，具体表现为反复闯入性体验、警觉性增高、对创伤性事件的回避及情感麻木等。上述症状的持续时间较长，严重影响患者的社会功能，少数患者持续多年迁延不愈。

（三）适应障碍

适应障碍的表现形式多样，个体可在经历应激性事件后出现情绪障碍、行为障碍或功能受损。成年人常表现为抑郁、焦虑等情绪困扰；青少年以逃学、偷窃、斗殴等品行障碍的表现为主；儿童可出现尿床、吸吮拇指等退行性行为。适应障碍通常在应激性事件发生后的 1 个月内起病，病程一般不超过 6 个月。

第五节 应激管理

应激影响人们的心身健康，通过有效的应激管理，可以改善心身状态、降低应激反应水平、保持良好的情绪、促进疾病康复。这里主要介绍认知重构、应激接种训练和放松训练等应激管理技术。

一、认知重构

应激往往是由于不合理的认知评价引起的，这些认知评价包括贝克提出的两极化思维、武断性推论、选择性概括、夸大和缩小、过度引申等。此外，艾利斯（A. Ellis）还提出灾难化、绝对化等不合理信念，都会让个体因夸大事件的伤害或威胁程度、贬低自身能力而认为自身资源不足，从而增加应激发生的可能性和强度。因此，引导人们改变不合理的认知评价将有助于应激的管理。

1975 年，梅琴鲍姆（D. H. Meichenbaum）提出了认知重构技术，该技术通过以更富建设性、更现实的想法或信念代替那些激起应激的想法或信念,从而减少伤害或威胁性评价。认知重构的过程具体包括四个步骤:①认识:首先,明确应激源,列出当前的挫折和忧虑;其次,分析那些情境和事件为何成为应激源,尤其是要确定与它们相关的情绪状态和信念;第三,进行认知评价,如果认知评价的结果是消极的且阻碍问题解决,例如,无法解决问题、无法减轻愤怒或抑郁,则进入下一步。②重新评价:改变看问题的视角,把问题视为中性的或积极的,明确自己能控制的因素,以及哪些因素需要接受其不可控制性。③替换:将原有不合适的思维框架替换为新的思维框架。④评价:检验新的思维框架是否发挥作用,自己的情绪是否改善,如果答案是肯定的则继续采用,反之则回到第二步,重新寻找合适的思维框架。

二、应激接种训练

梅琴鲍姆于1985年提出应激接种训练(stress inoculation training),该应激管理技术源于认知行为治疗,其基本原理是:当个体在面临强度较小的应激情境时经过指导和训练获得应对该情境的技巧,那么他就具备了对该情境的抵抗力,以后就可以在强烈的应激情境下运用这些技巧。

应激接种训练包括三个阶段:①教育阶段:该阶段是使个体对应激情境重新理解并概念化的过程。首先,个体了解应激的本质是其对环境的适应过程,认知评价在这个过程中起重要作用,并了解一般的应激反应包括哪些;其次,分析自己想要应对的应激情境及自己以往的应激反应,哪些是可以改变的,哪些是不可改变的,针对该情境更适合使用问题关注应对还是情绪关注应对;再次,把要应对的应激情境进行分解,明确短期、中期和长期应对目标。②演练阶段:该阶段是个体学习各种应对技巧并在安全的环境中实践和练习的过程。首先,针对个体具体的应激情境及应激反应,教授有效的应对技巧,例如,合理归因、问题解决、放松训练、认知重构、人际沟通技巧等;其次,运用榜样示范、角色扮演、情境模拟、逐级暴露等方法,让个体对上述应对技巧进行实践和练习。③实施阶段:该阶段是个体把学到的应对技巧运用于真实的应激情境,并进一步广泛用于现实生活的过程。

三、放松训练

放松训练(relaxation training)通过一定程式的训练,让个体学会心理及躯体如何放松。放松具有较好的抗应激作用,可以减少应激引起的心理和生理反应、治疗应激引发的各种疾病、维护和促进心身健康。放松训练的具体方法包括:肌肉放松法、意象放松法、呼吸调节法、正念冥想放松法等。

学习小结

```
心理应激
  应激概述
  • 应激的概念
  • 应激相关理论
  • 应激的意义
  应激源
  • 应激源的分类
  • 应激源的评估
```

应激的中介机制
- 人口学因素
- 认知评价
- 社会支持
- 人格特征
- 应对方式
- 应激的生理中介

应激反应
- 应激的心理反应
- 应激的生理反应
- 应激引起的心理障碍

应激管理
- 认知重构
- 应激接种训练
- 放松训练

（郑 铮）

复习思考题

1. 心理学如何定义应激？心理应激理论的要点是什么？
2. 简述心理应激的中介因素。
3. 简述应激的心理反应和生理反应。

◇◇◇ **第六章** ◇◇◇

心 身 疾 病

📝 **学习目标**

1. 通过对心身疾病概念及临床常见心身疾病的学习,帮助理解社会心理因素与疾病的密切关系,运用心身相关理论为预防和诊疗心身疾病提供思路及解决途径。

2. 掌握心身疾病的概念及特点,心身疾病的分类,临床常见心身疾病的诊断和防治原则等。

第一节 心身疾病概述

临床研究表明,不少疾病的发生、发展及预后都与心理社会因素密切相关,单纯进行躯体治疗的效果有限,或反复发作,或迁延不愈。早期以亚历山大(F. Alexander)为代表,基于精神分析理论解释一些躯体疾病的病因学,认为潜意识心理冲突和器质性原因并存,通过自主神经系统的过度活动,造成躯体功能障碍和损害,并提出 7 种经典心身疾病:即溃疡病,溃疡性结肠炎,甲状腺功能亢进,局限性肠炎,类风湿关节炎,原发性高血压和支气管哮喘等。国内外调查显示,心身疾病占综合性医院门诊患者的1/3 左右。近几十年来,心身疾病已成为危害人类健康和导致人类死亡的主要原因,相关研究越来越受到医学及心理学界的重视。

一、心身疾病的概念

(一) 心身疾病的概念

心身疾病(psychosomatic disease)或称心理生理疾病(psychophysiological disease)有广义和狭义之分。广义心身疾病是指心理社会因素在疾病的发生发展过程中起重要作用的躯体器质性疾病和躯体功能性障碍。与心理社会因素密切相关的躯体功能性障碍习惯称为心身障碍,因其虽有生理功能的紊乱,但未出现躯体器质上的改变。狭义心身疾病则指心理社会因素在疾病的发生发展过程中起到重要作用的躯体器质性疾病,例如原发性高血压、溃疡等。现在,心身疾病所包含的内容已成为并列于躯体疾病和精神疾病的第三类疾病,心身相关的理念亦成为"生物 - 心理 - 社会医学模式"的精髓。

(二) 心身疾病的特点

1. 以躯体症状为主,有明确的病理生理过程,患者以明确的躯体不适求诊,经临床诊断有躯体性病变。

2. 疾病的发生发展与心理社会因素有关,常兼顾心理、社会、躯体三方面原因。

3. 生物或躯体因素是某些心身疾病发病的基础,心理社会因素起"扳机"的作用。

4. 某种人格特质是疾病发生的易患因素,譬如 A 型人格、C 型人格等。

5. 心身疾病一般发生在自主神经支配的系统或器官。

6. 心身综合治疗效果较好。

（三）身心反应——躯体疾病的心理反应

在心身疾病研究中,通常比较注重"心 - 身"的联系,但实际上,躯体疾病同样可以成为应激源而导致心理反应,即身心反应的问题。如在发病后,引起以焦虑忧郁为主的强烈的精神心理因素作用,促使原有症状恶化和复杂化,造成恶性循环,久久不愈,如癌症患者心理反应的四期变化。这些心理反应不但影响患者的社会生活功能,而且可以成为继发的躯体障碍的原因,导致继发性心身障碍。

1. 躯体疾病通过对神经系统的直接、间接作用影响心理活动,如心脑血管疾病引起的脑缺氧;电解质代谢紊乱导致的心理障碍,如血钾增高导致的意识障碍、知觉异常等症状;高血钙导致患者表情淡漠、出现幻觉等。

2. 躯体疾病引起患者的心理反应,包括自我意识转变,对疾病的认知反应、情绪反应、意志行为甚至个性的改变。

3. 躯体疾病影响患者的社会功能,如患病后与亲友的关系,对学习工作的影响,甚至家庭经济的改变、生活方式的改变等。

（四）心身疾病的分类

心身疾病迄今尚无国际公认的分类方法,较有代表性的包括美国精神病学分类法（DSM 分类系统）、世界卫生组织国际疾病分类法（ICD 分类系统）以及日本精神身体医学会分类法。一般认为,以下各系统的一些疾病可归入心身疾病范围:

1. 心血管系统　冠心病、原发性高血压、急性心肌梗死、心源性猝死、二尖瓣脱垂综合征、雷诺病、心绞痛、心脏性偏头痛、情绪性心律失常、神经性低血压等。

2. 消化系统　消化道溃疡、慢性胃炎、慢性胰腺炎、神经性厌食、神经性呕吐、过敏性结肠炎、肠道激惹综合征等。

3. 呼吸系统　支气管哮喘、过度换气综合征、神经性咳嗽。

4. 内分泌系统:糖尿病、甲状腺功能亢进 / 减退、单纯性肥胖、心因性多饮多尿多汗症、艾迪生病等。

5. 神经系统　偏头痛、自主神经功能紊乱、眩晕症、紧张性头痛、脑血管功能障碍、面肌痉挛等。

6. 生殖系统　功能性不孕不育、无菌性前列腺炎、性功能性障碍等。

7. 内科其他心身疾病　类风湿关节炎、坐骨神经痛、系统性红斑狼疮、痛风、过敏性紫癜、胃癌、原发性肝癌、乳腺癌、食管癌、肺癌等。

8. 妇产科　功能性失调性子宫出血、月经失调、经前期紧张、心因性不孕、乳腺增生、原发性痛经、产后综合征,更年期综合征等。

9. 儿科　哮喘、儿童溃疡病、儿童肥胖、神经性厌食、神经性呕吐、遗尿、心因性呼吸困难、肠道功能紊乱、夜惊、口吃等。

10. 骨伤及外科　骨科外科疼痛、肋软骨炎、骨质疏松、肩手综合征、胆道系统疾病、术后肠粘连、术后精神障碍等。

11. 皮肤科　神经性皮炎、银屑病、荨麻疹、瘙痒症、多汗症、斑秃、湿疹等。

12. 眼科　原发性青光眼、眼睑痉挛、眼睑下垂等。

13. 耳鼻喉科　梅尼埃病、慢性鼻窦炎、突发性耳聋、咽部异物感等。

14. 口腔科　口腔黏膜溃疡、心因性牙痛、颞颌关节炎、牙周炎等。

15. 其他　神经症及部分精神病所表现出的心身障碍,职业中毒性心身障碍,与生活相关的心身障碍等。

(五) 中医心身医学相关理论

中医学在 20 世纪 80 年代以前并没有心身医学和心身疾病的概念,与心身相关的理论基本散见于中医各典籍当中。随着心身医学的不断发展,中医学者开展了用中医理论研究和辨证论治防治心身疾病的工作,并于 1994 年成立了中华医学会心身医学分会。早在《管子·内业》中就有 "忧郁生疾,疾困乃死" 的论述;《黄帝内经》认为 "形" 包括脏腑经络、气血津液等,"神" 包括精神活动和躯体生理功能,即身与心。《类经·针刺类》指出 "形者神之体,神者形之用,无神则形不可活,无形则神无以生",概括出了形神即身心的整体观念,强调形神的和谐标志着健康,形神的失调则是疾病的基础。关于心身疾病的治疗与预防,《黄帝内经》也提出了许多方法。包括:①调神以治形。即通过干预心理活动,治疗躯体疾病,如《素问·阴阳应象大论》提出悲胜怒、恐胜喜、怒胜思、喜胜忧、思胜恐的以情胜情法,以及移精变气、顺情从欲等方法。②治形以疗神。即通过治疗躯体疾病来干预心理活动,体现了心身同治原则。关于心身疾病的预防,中医称之为养生。《黄帝内经》就提出要形神兼养,养神为上,并提出 "治未病" 的理论。

二、心身疾病的发病机制

(一) 心身疾病的致病因素

心身疾病在发病过程中,既有生物学方面因素的作用(如遗传素质),又有社会文化方面因素的作用(如特殊的社会文化背景、紧张生活事件等),还有心理方面因素的作用(如情绪作用、人格特征等),共同构成发病基础。

1. 社会文化因素　人不仅是生物的有机体,而且是一个社会成员。人们在各种社会实践活动中,不仅和客观环境的事物发生关系,也和其他社会成员发生人际交往的关系,并从中获得大量的信息。社会对生活在其中的个体有着巨大的影响,并据此时刻调整自己的心理和生理功能及行为,使之适应社会的要求。一旦适应性行为的失败,必然引起心理冲突,进而影响人的生理状况,严重而持久的影响还可造成机体内稳态的失调,从而导致心身疾病的产生。

2. 心理因素

(1) 情绪作用:情绪可以通过生物、心理、社会等多种途径与心身健康产生因果联系。情绪反应是机体适应环境变化的一种必然反应。现代科学证明,大脑是心理活动的器官。而人的心理活动通常与某种情绪状态相联系,心理因素影响躯体内脏器官,一般通过情绪活动的中间媒介作用而实现。强烈的或持续的消极情绪状态,会导致人体生理机能失调,引起心血管、呼吸、神经、内分泌、免疫功能紊乱甚至内脏器官病变。如愤怒或焦虑的情绪反应可使交感神经兴奋,儿茶酚胺分泌增加,表现为呼吸急促、心率加快、血压升高,极易发生心、脑血管疾患,冠心病患者有可能造成心肌梗死,甚至突然死亡;消化系统则表现为胃液分泌增加,胃液酸度和胃蛋白酶的含量增高,胃黏膜充血,易导致胃溃疡;呼吸系统则有可能诱发支气管哮喘和过度换气综合征等。另外,抑郁、惊恐和愤怒等消极情绪与神经性皮炎、皮肤瘙痒症、荨麻疹、斑秃等皮肤病有密切关系,对白癜风、慢性湿疹和牛皮癣等的发生也有一定影响。

(2) 人格特征与行为类型的作用:人格特征与行为类型对于人类疾病尤其是心身疾病的发生、发展和转归具有明显的影响。同样的社会心理因素作用于不同人格特征或行为类型的人,可导致不同的生理生化改变,引起不同类型的心身疾病。目前已确认 A 型行为是一种独立的冠心病危险因素。我国在 20 世纪 80 年代成立了"A 型性格与冠心病"协作组。在调查中发现,在冠心病、脑卒中和高血压等疾病中,A 型行为类型是其他行为类型的 2 倍。癌症易感性格,称作 C 型行为。目前认为 C 型行为的主要特征是:过分压抑自我,克制内心痛苦,有不安全感和不满倾向,其行为特征是过分合作、高度顺从社会环境、生活单调、压抑愤怒等。具有 C 型行为的人,癌症发生率比非 C 型者高 3 倍以上。不健康的行为对心身疾病的致病作用亦非常明显,例如吸烟、酗酒、多食等均可引发心身疾病。研究表明,吸烟和饮酒与肺心病、肺癌和消化道癌症有显著相关。孤僻寡言、消极离群的性格与自杀有关。总之,患者的人格特征和行为方式与疾病有着密切的联系,它既可作为许多疾病的发病基础,又可改变疾病的过程。因此,患者对待某种疾病的态度及与人格有关的反应方式,可影响疾病的转归。

3. 生理因素　社会心理因素总是要通过生理变化的环节,才能导致或加重躯体疾病。心身疾病的生理因素主要集中于生理基础方面的研究。生理基础是指某些心身疾病患者在患病前的生理学特点。同样的心理社会刺激使人所患的心身疾病的类型并不相同,主要是因为人们生理基础各不相同。例如在溃疡病的发病中,胃蛋白酶原的增高起着重要的作用。有调查发现,溃疡病患者在病前胃蛋白酶原的水平较高,这种胃蛋白酶原增高被认为是溃疡病发病的生理基础。然而,有溃疡病的生理基础,并不等于有溃疡病。在心身疾病的发病过程中心理社会刺激起着"扳机"的作用。如果只有高胃蛋白酶原血症,而没有心理社会刺激,一般也不易发生溃疡病;反之,如果只有心理社会刺激,而没有溃疡病的生理基础,也不会导致溃疡病。现已发现,高甘油三酯血症是冠心病的生理基础;高尿酸血症是痛风的生理基础;而高蛋白结合碘者是甲状腺功能亢进的生理基础。对于生理基础的研究,不但对于了解心身疾病的发病因素有重要意义,而且为心身疾病的预防提供了依据。

(二)心身疾病发病机制的心理学理论

心身疾病的发病机制较为复杂,目前有多种理论对其进行解释,主要包括心理动力学理论、心理生理学理论和行为学习理论。

1. 心理动力学理论　这一理论始终重视潜意识心理冲突在各种心身疾病发生中的作用。目前认为,潜意识的心理冲突是通过自主神经系统功能活动的改变来造成某些脆弱器官的病变而致病。例如潜意识心理冲突在迷走神经功能亢进的基础上可造成哮喘、溃疡病等;在交感神经功能亢进的基础上可造成原发性高血压、甲状腺功能亢进等。所以只要查明相应的潜意识心理冲突即可弄清发病机制。心理动力学理论认为心身疾病的发病有三要素:①未解决的潜意识心理冲突;②自主神经系统的过度活动;③身体器官的脆弱易感性倾向。心理动力学理论解释发病机制的缺陷在于夸大了潜意识的作用。

2. 心理生理学理论　心理生理学理论的研究则侧重于心身疾病的发病过程,其重点包括有哪些心理社会因素、通过何种生物学机制、作用于何种状态的个体、导致何种疾病的发生。

心理生理学理论认为,心理神经中介途径、心理神经内分泌途径和心理神经免疫学途径是心身病发病的重要中介机制。由于不同的人可能产生不同的生物学反应并涉及不同的器官组织,因而可能存在不同的中介途径。免疫系统与心身疾病的联系,可能涉及以下 3 条途径:①下丘脑-垂体-肾上腺轴:应激造成暂时性皮质醇水平升高,从而损伤细胞的免疫作用,但长期应激与短期应激对免疫系统的影响效果不同,有时也可使细胞免疫功能增强;②自主神经系统:交感神经系统释放儿茶酚胺类物质,与淋巴细胞膜上的 β 受体相结合,影响淋巴细胞功能;③免疫系统:免疫抑制可因条件反射学习获得,从而改变免疫功能。

心理社会因素与神经、内分泌和免疫的关系研究是阐明心身疾病机制的重要研究方向。

当机体遭受到应激时,需要通过神经、内分泌、免疫系统的共同协调作用来维持机体内环境的稳定,整个过程有神经递质、激素和细胞活性因子参与的信号调控作用。应激刺激通过视觉、听觉等感觉系统的介导,把应激信号传递到中枢神经系统,激活介导紧张、恐惧、愤怒反应的相关脑区(如杏仁核),通过下丘脑调动神经内分泌系统和自主神经系统,进而对中枢免疫器官(骨髓和胸腺)、外周免疫器官(脾脏、淋巴结等)和免疫细胞进行支配和调节,导致免疫系统功能的改变。同时免疫系统功能的改变又会通过免疫细胞产生的多种细胞因子和激素样物质(免疫信息物质)反馈作用于神经系统和内分泌系统。神经系统、内分泌系统及免疫系统两两之间均存在直接和间接的交互作用,在结构和功能上构成了一个整体调控网络,称为"神经 - 内分泌 - 免疫调节网络",共同维持着机体内环境的稳定。

心身疾病的发生主要与慢性应激有关。长期持久的应激会导致中枢神经系统结构和功能发生改变,包括神经递质的慢性改变(如五羟色胺水平的改变)、神经递质受体的慢性改变、神经网络的慢性改变(例如抑郁状态下的负性情绪信息加工神经环路的异常),同时自主神经系统、内分泌系统和免疫系统的反应也发生慢性持续性的改变,导致身体出现器质性改变。这是心身疾病发生的重要机制。机体神经 - 内分泌 - 免疫网络功能的紊乱是发生癌症、糖尿病和高血压等复杂性疾病的重要因素。

此外,心理生理学研究也重视不同种类的心理社会因素,如紧张劳动和抑郁情绪,可能产生不同的心身反应,以及在不同个体素质上的疾病易感性的重要作用。

3. 行为主义学习理论　巴甫洛夫经典条件反射说明条件反射是一种独立的生理反应。心理神经免疫学奠基人之一——罗伯特·艾德(Robert Ader),通过厌恶性味觉实验证明免疫系统也可以形成条件反射。行为主义学习理论认为某些社会环境刺激引发个体习得性心理生理反应,表现为情绪紧张,呼吸加快、血压升高等,由于个体素质上的或特殊环境因素的强化,或通过泛化,使得这些习得性心理和生理反应被固定下来,演变成为症状和疾病。

心身障碍部分属于条件反射性学习,如哮喘儿童哮喘发作可因获得父母的额外照顾而被强化;也有部分是通过观察或认知而习得的,如儿童的某些习惯可能是对大人的模仿。米勒(N. E. Miller)等关于"自主反应的操作条件反射性控制"的实验(即内脏学习实验),说明人的某些具有方向性改变的疾病可以通过学习而获得,如血压升高或降低、腺体分泌的增强或减弱、肌肉的舒张或收缩等。基于此原理提出的生物反馈疗法和其他行为治疗技术,已被广泛应用于心身疾病的治疗中。

(三) 综合的认识

当前心身疾病的研究并不拘泥于某一学派,而是综合各种理论互为补充,发病机制的很多细节问题尚待进一步研究和证实,综合起来可以分为以下几方面:

1. 心理社会刺激信息传入大脑　心理社会刺激信息传入大脑皮质并得到加工处理和储存,形成抽象观念,此过程在中介因素诸如认知评价、人格特征、观念、社会支持、应对类型和资源等综合作用下完成。其中认知评价是关键,人格特征是核心。

2. 大脑皮质联合区的信息加工　传入信息通过联合区与边缘系统的联络,转化为调节内脏活动的信号及情绪,通过与运动前区的联络,传达随意运动的信号。

3. 传出信息触发应激、应急相关系统并引起生理反应　即下丘脑 - 腺垂体 - 肾上腺皮质轴和交感神经 - 肾上腺髓质系统,引起神经 - 内分泌 - 免疫的整体变化。

4. 心身疾病的发生　遗传和环境因素决定个体的薄弱环节,机体适应应激需求的能量储存过度使用就合会耗竭,在强烈、持久的心理社会刺激的作用下就会产生心身疾病。

无论哪种理论对心身疾病进行解释,均强调了心理、社会因素对于躯体的影响,而这也正是我们所努力向"生物 - 心理 - 社会医学模式"转变的核心思想。新的医学模式是一个完整统一的系统,在这个系统之下,传统的心身疾病名单已经逐渐淡化于临床之中,但心身疾病的精髓却已经随着医学模式的转变逐渐深入临床各个范围,开始以心、身的相关问题考虑临床疾病。

三、心身疾病的诊断与防治原则

(一)诊断原则

1. 心身疾病的诊断原则

(1)疾病的发生发展有心理社会因素,与躯体症状有时间关系。

(2)有明确的躯体症状,存在器质性病变或病理生理学变化。

(3)排除躯体疾病、神经症或精神病。

根据心理生物学研究观点,心身疾病是心理应激作用的一种严重结果。在心理因素引起躯体生理变化的初始阶段,躯体反应如血压升高,肌紧张增高,呼吸急促等在心理因素消除后会随之消失,此时仅称为心身反应。当这种心理因素长期反复发生作用时,躯体的生理反应开始向病理反应转变,表现出躯体功能的障碍或紊乱,且持续时间较长,但仍未见出现组织病理损害,此时的心身变化过程为心身障碍。当上述情况进一步发展时,机体出现病理性损害,这就是狭义的心身疾病。

2. 心身疾病的诊断程序　包括生物医学诊断和心理诊断:

(1)病史采集:除与临床各科病史采集完全相同之处以外,对心身疾病还应注意收集患者心理社会方面的有关材料,例如心理发展情况、个性或行为特点,社会生活事件以及人际关系、家庭支持等,从中初步寻找与心身疾病发生发展有关的一些因素。

(2)体格检查:与临床各科体检相同,但要同时注意体检时患者的心理行为反应方式,有时可以从患者对待体检的特殊反应方式中找出其心理素质上的某些特点,例如是否过分敏感、拘谨等。

(3)心理学检查:对于初步疑为心身疾病者,应结合病史材料,采用交谈、座谈,行为观察,心理测量直至使用必要的心理生物学检查方法,对其进行较系统的医学心理学检查,以确定心理社会因素的性质,内容和在疾病发生、发展,恶化和好转中的作用。

(4)综合分析:根据以上程序中收集的材料,结合心身疾病的基本理论,对是否心身疾病、何种心身疾病、由哪些心理社会因素在其中起主要作用和可能的作用机制等问题做出恰当的评判。

(二)心身疾病的治疗原则

1. 心身结合　心身结合即"心身同治",在具体治疗时,则又应各有所侧重。在治疗中根据躯体症状和心理症状的轻重缓急,在方法上有所侧重。对于躯体症状为主且严重的心身疾病需以生物治疗技术为首选方法,在生物性救助措施的基础上再寻求心理治疗的策略。对于以心理症状为主、躯体症状为次的患者,在常规躯体治疗的同时,重点进行心理治疗,消除其心理因素根源。在心身疾病的治疗中,心理治疗应贯穿始终。首先需要建立良好的医患关系,对患者给予心理关爱、支持和积极信念。在医患沟通中耐心倾听是赢得信任的前提。常用的心理治疗方法有支持疗法、生物反馈与放松治疗、心理分析、行为治疗、认知疗法、森田疗法、音乐治疗等。除个体心理治疗,还可借助团体心理干预,将同一类型的患者组织集中起来加以干预,利用团体动力学规律,让个体获得团体的情感支持,从团队中学习,调动团队的力量来改变个体不利的心理定势和行为倾向。

2. 心身疾病的心理干预目标　心身疾病的心理干预主要围绕以下 3 个目标:

(1)消除引起疾病症状的各种心理社会因素:如因某一事件引起焦虑继而使紧张性头痛

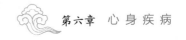

发作的患者,通过心理支持,认知治疗,松弛训练或催眠疗法等,使其对这一事件的认识发生改变,减轻焦虑反应。

(2)消除心身疾病的心理学病因:如对冠心病患者,在其病情基本稳定后,指导其对 A 型行为和其他冠心病危险因素进行综合行为矫正,帮助其改变认知模式,改变生活环境以减少心理刺激,从而从根本上消除心理病因学因素,逆转心身疾病的心理病理过程,使之向健康方面发展。

(3)消除心身疾病的生物学病因:这主要是通过心理学技术直接改变患者的生物学过程,调整和平衡机体功能,促进疾病的康复。例如采用长期松弛训练或生物反馈疗法治疗高血压患者,能改善循环系统功能,降低血压。

(三) 心身疾病的预防

心身疾病是心理社会因素和生物因素综合作用的结果,所以心身疾病的预防也应同时兼顾心、身。心理社会因素大多需要长时间刺激才会引起心身疾病,故心身疾病的心理学预防应及早做起。对心身疾病的预防可以遵循以下原则:①培养健全的人格;②提高应对能力;③建立良好的人际关系。

具体的预防工作包括:对心理素质具有明显弱点的人,应用心理行为技术予以指导矫正;对那些生活和工作环境中存在明显应激源的人,应及时进行适当的调整,减少或消除心理刺激;对出现情绪危机的正常人,应及时进行心理疏导。至于某些具有心身疾病遗传倾向的人群(如高血压遗传史)或已经有心身疾病先兆征象(临界高血压)的人群,则更应注意加强心理健康教育。

> **知识链接**
>
> 心身疾病现阶段的预防
>
> 个体预防是目前心身疾病的主要预防方式。个体预防主要表现为学习现代科学知识,加强个人修养,提高自身辨别能力,从不同视角观察各种问题,培养健全的人格。健全的人格仍依赖于个体所处的社会文化背景、家庭和学校教育及个体有意识的培养等。
>
> 社会防御是通过改善个体社会生活环境来预防心身疾病。个体置于社会中,因社会分工、工作性质、社会地位等方面的区别,很难避免各种心理应激的发生及对个体的心身健康产生不利的影响。因此,可通过社会力量为个体创造良好的生活、工作环境,形成和谐的社会氛围,有利于避免人为精神创伤。

第二节　常见心身疾病

一、原发性高血压

原发性高血压,又称高血压病,是最早确认的心身疾病之一。流行病学调查表明,高应激区人群的原发性高血压发病率比低应激区的人群多,说明精神高度紧张、责任过重或矛盾较多的职业与其发病密切相关。针对患高血压患者出现的心理反应,进行社会心理干预,往往会取得良好的效果。

（一）心理社会因素在高血压发生和发展中的重要作用

目前认为,高血压的发病机制是各种因素综合作用的结果,主要是由于机体外界及内在的不良刺激,引起剧烈的、长期的应激状态,使中枢神经系统的兴奋与抑制过程失调,全身细小动脉痉挛,外周血阻力增加,血压升高。在此过程中,心理、行为和社会因素起主导作用。

1. 心理社会应激因素　有研究认为约有 70% 以上的原发性高血压患者经历过明显的心理社会应激事件。注意力高度集中、过度紧张、视听觉过度刺激等应激性事件,可使血压升高。

2. 人格特征　心理学研究发现,患原发性高血压的个体多具有雄心壮志、争强好胜、办事过分认真、固执、求全、易激动和感到烦恼等人格特点。近年来的研究证实 A 型行为模式的个体也易患原发性高血压。

3. 情绪因素　有实验研究表明,个体的情绪变化与血压的高低存在密切关系。负性情绪反应(如愤怒、抑郁、焦虑、苦闷等),能够提高肾上腺髓质释放肾上腺素,增加心输出量和外周血阻力,引发原发性高血压。长期反复的精神刺激,或强烈的负性情绪,能够激活大脑皮质、丘脑下部及交感肾上腺系统,逐渐导致血管系统的神经调节功能紊乱,而引起心率、心输出量、外周血管阻力、肾上腺皮质、肾上腺髓质等功能的变化,久之可形成持续性高血压。

4. 其他因素　高血压的发病还与遗传、肥胖、不健康的生活方式(如大量吸烟、酗酒、长期熬夜)、不科学的饮食习惯(如高钠饮食、低钾摄入)等有关。存在上述因素者,患高血压的概率明显增高。

（二）原发性高血压的心理反应

高血压初期,患者表现为易激惹、易疲乏、注意力不集中、记忆力减退、失眠等。久之,患者可出现焦虑、恐惧,抑郁状态,表现为过分注意自己病情,或对病情感到恐惧、忧虑,甚至产生死亡恐惧感和疑病观念。晚期,可见假性脑肿瘤样综合征,表现为精神萎靡、表情呆板、思维贫乏、反应迟钝、乏力、无兴趣、动作迟缓;或突然发作意识障碍,出现朦胧、谵妄或精神错乱状态,伴有恐怖性的幻觉或片断的妄想,甚至自伤、伤人、冲动、言语不连贯、定向力丧失等。

（三）原发性高血压的心理社会干预

1. 支持疗法　对已确诊者,要详细了解其生活习惯及生活经历,讲明高血压发生的可能原因,消除或减轻患者的烦躁焦虑情绪,增强患者战胜疾病的信心。指导患者改变不良的生活习惯,改善膳食结构,以促进病情好转。

2. 松弛训练　对原发性高血压患者通常采用渐进放松的训练方法。一般每周训练 1 次,每次 15~20 分钟,并要求患者回家后按训练程序继续练习,每天 2 次。

3. 生物反馈疗法　经临床验证,生物反馈疗法对原发性高血压具有较好的临床疗效。1984 年,美国高血压预防、检测、评估与治疗高血压全国联合委员会将生物反馈疗法推荐为轻、中度高血压治疗的首选方法,为中、重度高血压治疗的一种辅助手段。生物反馈疗法多与松弛训练结合使用。

4. 综合心理治疗　综合心理治疗是高血压治疗的基础方法,是指在内科生物学治疗的同时,采用心理疗法、运动疗法及其改变生活习惯等多种方法相结合的综合治疗干预方法。运动疗法多适用于轻度高血压患者,其中耐力训练和有氧训练均有较好的降压作用,如快走、慢跑、骑自行车、游泳等,此外,还要改变不良生活习惯,低钠饮食、戒烟、控制饮酒、减轻体重等。综合心理治疗的特点是系统、规律、长期坚持。

病案分析

病案实例:

孙某,男,48岁,建筑工程师。劳累、恼怒后头痛3年,加重1周,血压145/92mmHg,血清胆固醇4.35mol/L(3.4~5.2mmol/L),血清甘油三酯1.38mmol/L(0.56~1.7mmol/L),血清低密度脂蛋白1.13mmol/L(0.9~1.4mmol/L)。3年前体检时发现血压偏高,收缩压150mmHg、舒张压95mmHg,无明显自觉症状,偶感劳累后头痛,无头晕、乏力、失眠、多梦等症状。诊为"高血压1级",3年来一直坚持药物治疗,但疗效不满意。心理医生了解到,患者性情急躁,常与工人发生口角;3年前丧母,悲痛不已,患者用加班、拼命工作来缓解丧母之痛;1周前,争取被派往国外援建的机会,与领导沟通未果,暴怒,导致头痛加重。

分析:

心理医生分析,患者脾气比较暴躁、遇事易激惹、情绪控制能力较弱,处于中度的焦虑状态,其人格和行为特征符合A型行为模式。研究表明,A型性格是引起原发性高血压的危险因素之一。

二、冠状动脉粥样硬化性心脏病

冠状动脉粥样硬化性心脏病是最早确认的心身疾病之一,简称冠心病。目前,全世界至少有三四千万冠心病患者,每年死于冠心病者达数百万之众,在许多国家冠心病已经成为造成人们死亡的主要原因。除公认的遗传、高血压、高血脂等生理学因素与冠心病的发生密切相关外,社会压力、A型行为、不良情绪、吸烟、活动过少等心理社会因素也是冠心病发生和发展的重要危险因素。同时,患者会表现出明显的心理反应。对冠心病患者开展心理社会干预已越来越受到医疗工作者的青睐。

(一)心理社会因素在冠心病发生和发展中的重要作用

冠心病是由于冠状动脉管壁形成粥样斑块,造成血管腔狭窄所致的心脏病变。现代的大量研究证明,心理社会因素虽不是引起冠心病的决定因素,但因其所导致的紧张情绪能够影响中枢神经系统,刺激交感神经和肾上腺素的活动增加,释放儿茶酚胺,使血压升高和局部心肌缺氧而产生冠心病症状。

1. 心理社会应激因素 一般认为,经历的应激事件越多,冠心病的发生、复发及其病死率越高。调查表明,英国居丧的鳏夫和寡妇,在配偶死亡的最初6个月内死于冠心病者较同龄居民高6倍。另一调查发现,在事业中经历过4次以上重大挫折者,比未受重大挫折者的冠心病患病率高4倍。有人对100名冠心病患者的病前生活进行了调查,发现有91名患者病前都曾从事冗长而紧张的工作,每天工作常在10个小时以上。

2. A型行为 大样本研究发现,A型行为的中年健康男性雇员在8年半的观察期内,冠心病的发生率为B型行为的2倍。有研究表明,A型行为中的愤怒和敌意更具有病因学意义。早在1979年,国际心脏病与血液病学会就已经确认A型行为是引起冠心病的独立危险因素。

3. 情绪因素 冠心病病程长,反复发作,导致患者思想负担重,情绪低落,可出现愤怒、沮丧、焦虑、消沉、抑郁等不良情绪反应。调查显示,冠心患者群中约有80%能够意识到不良心理因素对冠心病的影响,但大多数人却不能很好地控制自己的情绪。不良情绪(如愤怒、焦虑、烦躁、抑郁、紧张、惊恐、憎恨、过分激动等)都会诱发冠心病发作,甚至导致猝死。研究表明,老年冠心病患者的情绪状态中,存在焦虑、恐惧、敌对、偏执、人际关系敏感等不良情绪者明显多于正常老年人。

4. 其他因素 公认的冠心病危险因素还包括吸烟、缺乏运动、多食与肥胖等。这些行为往往是对特定的社会环境或心理压力的不良适应造成的。

(二)冠心病的心理反应

1. 对诊断和症状的反应 许多患者在确诊前并无心理反应。一旦出现胸痛、胸闷症状而被确诊后,患者就会出现不同的心理反应,其反应特征与患病前个体的人格特征与对疾病的认识有关。一般来说,倾向于悲观归因思维模式者常常表现为紧张、焦虑不安,甚至出现惊恐发作,部分患者继发抑郁,以致整个生活方式发生重大改变,将疾病行为变为生活中的主要行为,进而加重冠心病,诱发心肌梗死;部分患者采用"否认"的心理防御机制,而延误诊治。

2. 心肌梗死患者急性期心理反应 国外对冠心病监护病房患者的研究发现,至少 80% 患者存在不同程度的焦虑、58% 出现抑郁情绪、22% 产生敌对情绪、16% 表现不安。这些心理因素对疾病的发展又起着重要的作用。通常,在入院的第 1 天焦虑情绪最为明显,主要是由于担心突然死亡、被遗弃感和各种躯体症状的影响等;第 2 天,部分患者呈现出"否认"的心理防御反应,漠视、淡化和回避疾病的存在,"否认"在急性期有利于心身的适应,而缺乏"否认"机制的患者往往表现为较高的焦虑和抑郁反应;第 3~5 天,患者主要表现为抑郁的情绪反应,且持续时间较长,近年来的研究发现,重度抑郁与冠心病的患病率及病死率有关,冠心病患者中抑郁症的时点患病率是普通人的 3~4 倍。

3. 心肌梗死患者康复期的心理反应 冠心病康复期患者最常见的主诉是疲乏、焦虑、抑郁、睡眠障碍、对性生活的担心、不敢恢复工作等。衰弱感容易导致患者长期活动减少,而渐至肌肉萎缩,进一步加重疲乏感,疲乏又常被理解为心脏损害的症状。因此,对大多数病例,主张在恢复早期即指导其进行渐进性活动锻炼以及各种心理行为干预,必要时进行抗抑郁治疗。

(三)冠心病的心理社会干预

1. 健康教育 在冠心病的不同临床阶段,针对患者的不同临床症状和心理反应,开展有针对性的健康教育指导工作,帮助患者认识疾病、减少焦虑,以利于疾病的康复。

2. 矫正 A 型行为 通常采用松弛训练、改变期望、时间管理指导与康复训练相结合的综合方法。松弛训练可采用想象放松法、深呼吸放松法等;康复训练多采用分阶段康复训练方法,根据患者不同临床阶段,制订不同的康复训练计划,帮助患者逐渐克服恐惧。

3. 改变生活和应对方式 建立健康的生活方式和行为方式,合理调配膳食结构,控制脂肪及蛋白质的摄入,低盐、低糖饮食,多食水果、蔬菜,戒烟限酒,适量运动。养成良好的生活习惯和行为方式能够帮助患者采取积极的应对方式,积极的应对方式有助于提高患者的行为能力。

4. 焦虑、抑郁的治疗 一旦患者出现明显的焦虑、抑郁表现,则需要有针对性地进行的药物和心理治疗。抗焦虑药可选择苯二氮䓬类,如地西泮、氯氮䓬、奥沙西洋等;抗抑郁药可选择单胺氧化酶抑制剂、三环类抗抑郁药和选择性五羟色胺受体抑制剂(SSRIs),以 SSRIs 为首选,如氟西汀、帕罗西汀、舍曲林等。

三、糖尿病

糖尿病是由多种原因引起的以慢性高血糖为特征的代谢紊乱。随着医学模式向"生物 - 心理 - 社会医学模式"的转变,心理因素在糖尿病的发生、发展、治疗和预后中的重要作用越来越受到人们的关注,糖尿病已经成为全球公认的心身疾病。

(一)心理社会因素在糖尿病发生和发展中的重要作用

糖尿病是由于胰岛素分泌或作用缺陷,或者两者同时存在所致,心理因素可通过大脑边缘系统和自主神经影响胰岛素的分泌,诱发糖尿病,常见的心理因素包括慢性应激、个体的性格、应对方式、承受压力的能力等。

1. 生活事件　有研究表明,青少年糖尿病患者中双亲去世和家庭破裂的严重生活事件远多于患其他慢性疾病者,并且 77% 的这类严重生活事件都发生在糖尿病发病前。大量临床研究也表明,生活事件与糖尿病的代谢控制密切相关,糖尿病患者会因为生活事件的突然袭击,而使病情发生迅速加剧,甚至出现严重的并发症。

2. 心理应激　心理应激能使正常人显示出糖尿病的某些症状,如血糖升高、尿糖和酮体含量增多,正常人在应激过后很快恢复正常,而糖尿病患者则很难做到。

3. 人格特征　1936 年,邓巴(F. Dunbar)就把糖尿病看作经典的心身疾病,认为大多数糖尿病患者性格不成熟、被动依赖、做事优柔寡断、缺乏自信、缺乏安全感,有受虐狂的某些特征,这些人格特点当时被称作"糖尿病人格"。近代的研究也表明,糖尿病患者的性格倾向于内向、被动、感情不易冲动。

4. 情绪因素　现代医学研究表明,不良情绪会导致糖尿病。另有研究证实,安定的情绪可以使糖尿病病情缓解,而忧郁、紧张和悲愤等情绪则常常导致病情加剧或恶化。

(二)糖尿病的心理反应

1. 青少年发病者的心理反应　一般来说,在青少年期发作糖尿病的患者中常可见到激动、愤怒、抑郁与失望的情绪反应,也能见到孤僻和不成熟的性格特点。

2. 成年期发病者的心理反应　成年期发病者的心理反应的性质、强度和持久性取决于多重因素,主要包括病情的严重程度、既往的健康状况、患者的生活经历、社会支持、对疾病的认识和对预后的评估以及应对能力和性格等。需要特别指出的是,由于糖尿病患者的病情易发生波动,所以患者的应对能力和预防病情波动的措施不一定总是导致病情稳定或好转。在这些情况下,患者就会感到失望、无所适从、悲哀、忧愁、苦闷,对生活和未来失去信心,应对外界挑战和适应生活的能力下降,甚至导致自杀行为。自杀意念的发生与抑郁严重程度和治疗依从性相关。

3. 抑郁　糖尿病是一种慢性长期疾病,长期的饮食控制、血糖监测、胰岛素的服药或注射,都极大地降低了患者的生活质量,从而导致糖尿病患者心理压力大,容易产生抑郁情绪。

(三)糖尿病的心理社会干预

1. 健康教育　通过解释、说理、疏导、安慰等,帮助患者了解糖尿病的基本知识,消除不适当的预测、误解和错误信念,消除各种消极情绪反应,指导患者控制饮食,教导患者自我监测血糖,定期随访,树立其治愈疾病的信心。

2. 行为疗法　为帮助患者遵从复杂的治疗计划,可采用行为疗法。与患者共同制订"行为协议",为医生和患者规定一系列的责任和相互期待的行为。其中,医生的责任是根据患者的病情,为患者安排治疗和食谱;患者的责任是执行医嘱,严格控制饮食,按处方用药,医生与患者必须相互配合。也可以让患者每天记录治疗全过程,记录内容包括每天的饮食、活动、用药、血糖和尿糖等详细情况,自我检测治疗行为,医生定期检查和复核,以提高患者的遵医行为。

3. 治疗不良情绪　糖尿病患者的焦虑、抑郁情绪均可导致血糖波动,影响糖尿病的稳定。轻者可通过生物反馈疗法与松弛训练来降低血糖;重者需遵医嘱服用抗焦虑、抗抑郁药物。

4. 糖尿病并发症的治疗　对反复出现复杂并发症的糖尿病患者,在进行有效临床治疗的同时,还应及时向患者提供心理支持。

四、消化性溃疡

消化性溃疡,主要指发生在胃和十二指肠的慢性溃疡,即胃溃疡和十二指肠溃疡,是最为常见的心身疾病,是临床常见病、多发病。流行病学调查显示,消化性溃疡呈世界性分布,估计全球约有 10% 的人一生中患过此病。

(一) 心理社会因素在溃疡病发生和发展中的重要作用

胃肠道被认为是最能表达情绪的器官。实验研究发现,心理因素可影响胃液的分泌、胃黏膜血管充盈的程度以及胃壁蠕动的变化。大量的临床实践也证实,心理社会因素与溃疡病的发生有直接的关系。

1. 生活事件　生活中的一些压力事件能对个体的胃部造成刺激,增强个体患溃疡病的可能性或加重其原有病情。加拿大研究人员用"人在一定时间内经受的生活改变"作为指标,来衡量人的应激。结果发现,6 个月之内或前一年经历过较多应激性生活事件的人比普通人患病的机会更多,尤其是患胃溃疡。

2. 人格特征　邓巴总结了溃疡患者的易感人格,其特征为工作认真负责、进取心强、依赖愿望强烈、易怨恨不满并且常感压抑愤怒。艾森克人格问卷调查发现,溃疡病患者多具有内向及神经质特点。艾甫(M. H. Alp)等研究发现,溃疡病患者多具有孤独、自负、焦虑、抑郁等人格。具有上述人格特征的个体在遇到压力时很难排解不良情绪,更多地依靠抽烟、喝酒来缓解紧张,更容易导致溃疡病的发生。

3. 心理应激　持久的不良情绪反应可引起消化性溃疡。据统计,几乎在每次战争中,一些城市居民和军队里,消化性溃疡的发病率都显著上升;家长经常在吃饭时训斥甚至打骂孩子,易使儿童发生消化性溃疡。临床实践表明,溃疡病患者常伴有不同程度的抑郁症状,经抗抑郁治疗可取得一定的效果。

溃疡病的发生还与人们的职业有关系,那些需要不停适应新变化的职业,如驾驶员、警察、管理者、记者、急诊科医生等患溃疡病的比例更大。

(二) 消化性溃疡的心理反应

焦虑和抑郁情绪伴随着消化性溃疡。这些情绪异常可能是造成溃疡病的原因,也可能是由于长期患病、备受折磨后,患者表现出的一种情绪体验。溃疡患者常伴有抑郁症状,应激时的抑郁情绪也很容易致溃疡病的发生。

(三) 消化性溃疡的心理社会干预

1. 会谈或心理评估　了解患者的情绪障碍水平、人格特点、心理反应和应激水平。用SCL-90 了解患者的一般心理状况,用各种抑郁和焦虑量表评估情绪障碍,用艾森克人格问卷(EPQ)评估人格特点,用心理防御量表和社会再适应量表调查患者的心理防御反应和应激水平。

2. 心理治疗

(1)支持性心理治疗:解释、鼓励与安慰、保证、指导和积极暗示,对患者当前问题给予指导、鼓励和安慰,以消除来访者的心理问题或情绪困扰。

(2)认知治疗:改变患者固定化的错误信念和习惯化的不良认知方式。

(3)生物反馈治疗:治疗目的是训练患者在不用药的情况下,自动减少胃酸的分泌,配合一般性心理治疗效果更好。用生物反馈治疗十二指肠溃疡患者,不仅可降低胃液酸度,还可以维持治疗效果。

(4)抗抑郁治疗:溃疡患者常伴有抑郁症状,应激时的抑郁情绪也很容易致溃疡病的发生。可用多塞平、丙米嗪等抗抑郁药来治疗消化性溃疡。

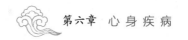

病案分析

病案实例：

李某，女，35岁，外企高管。近年来反复出现左上腹疼痛，因疼痛并不明显，加之工作较忙，未及时就诊。2年前症状加重，腹痛加剧并呈规律性疼痛，曾诊为"胃溃疡""慢性胃炎"，常规治疗，疗效并不理想。1个月前，症状进一步加重，表现为餐后腹痛剧烈，腹胀，饮食减少，泛酸，腹泻，失眠，月经不调。经与患者交谈，心理医生得知：患者因在外企工作，结婚后未在公司公开，与丈夫处于隐婚状态。5年前，丈夫提出生子要求，患者以工作为由拒绝，自此夫妻感情出现裂痕。2年前，公司人事关系变动，部分员工被解雇，患者担心婚姻关系被发现，始终提心吊胆。1个月前，患者被提升为部门总管，工作压力增大，人际关系变化。心理医生为患者进行了量表评测，结果显示汉密尔顿抑郁量表（HAMD）24分，汉密尔顿焦虑量表（HAMA）21分。

分析：

心理医生分析认为，患者的胃溃疡属于心身疾病。患者长期以来工作压力较大，又因家庭关系问题，不能向丈夫倾诉以缓解压力，逐渐产生焦虑、抑郁等负性情绪，以躯体形式表现出来，且逐渐加重。根本的干预措施是消除不良情绪，增强应对生活事件的能力。在常规临床治疗的同时，进行心理干预。经半年的心理调适，患者的病情得到控制。HAMD抑郁量表7分，HAMA焦虑量表6分。

五、支气管哮喘

支气管哮喘是一种慢性气道炎症性疾病。最新的资料表明，目前全球哮喘患者达3亿，而我国哮喘患者也已多达3 000万。大量研究和临床实践证实，心理因素在哮喘的发作中具有重要作用。

通过对1 150名成年人的前瞻性研究发现，对生活满意度差、应激状态、神经质人格等均与哮喘的发病相关。心理因素可引起副交感神经兴奋，导致细支气管平滑肌收缩，增加气流阻力，引发哮喘。

（一）心理社会因素在支气管哮喘发生和发展中的重要作用

1. 情绪因素　长时间处于精神压抑或焦虑状态，会诱发哮喘的发作。与健康人相比，成年哮喘患者人际关系敏感、恐惧、焦虑、抑郁、敌对、偏执、有更多的强迫症状等，这些心理障碍进而又成为哮喘发作的诱发因素，如此恶性循环，不断加重病情。一般认为，愤怒、恐惧、抑郁和焦虑等不良情绪均可以诱发或加剧哮喘。研究还发现，40%的哮喘患儿哭泣时喘息加重；看惊险影视镜头或突然受到责骂时，都会引起哮喘发作。

2. 人格因素　个性与哮喘发作也有密切关系。哮喘患者的人格特征大都表现为焦虑、激动、情绪不稳、幼稚、依赖性强、性格内向等。不良心境和性格的缺陷使患者机体免疫功能下降，对外界敏感性增强，易诱发和加重哮喘；而哮喘发作时又可引起患者情绪紧张及焦虑等症状。

（二）支气管哮喘的心理反应

由于患者的心理特点和疾病的痛苦体验，哮喘患者会出现各种心理问题，主要表现在以下几个方面：

1. 哮喘发作时的紧张焦虑 哮喘发作时呼吸困难，患者会产生濒死感，出现极度紧张、焦虑和恐惧状态，而焦虑和恐惧的情绪又会加重哮喘，形成恶性循环。在未发作时，也会因担心再次发作而紧张焦虑。特别是在接触过敏原、气候转冷等外在条件下，紧张焦虑加重，反而促发了哮喘的发作。

2. 因哮喘产生多种不良情绪加重病情 恐惧是哮喘患者的不良情绪之一，由于哮喘反复发作，患者因过分担心疾病的预后，易产生抑郁、悲观、感情脆弱、易于冲动、过分敏感和疑病倾向而加重病情。

3. 自卑感和依赖感 在学龄儿童和青少年哮喘患者中，普遍存在自卑感和依赖感。由于家长不当的教育方式，儿童对自己缺乏信心，对父母过分依赖，患病的现实又加重了患者的自卑感和依赖感。哮喘的突然发作常常使患者不能适应，更加感到恐惧和无助，而依赖感和自信心的丧失常导致患者需要永久性的药物治疗。

4. 心理社会层面的交互影响 哮喘患者的心理、社会各方面因为患病而变化。由于患病使患者回避应该面对的问题，缺乏应有的锻炼，心理依赖增强，自立能力不足。如儿童因为患病，被限制与小朋友玩耍，体育运动不能参加，与同学接触减少，在心理上就丧失了独立的机会。儿童患者在父母的支配下生活，使患者适应社会生活时出现困难。

（三）支气管哮喘的心理社会干预

支气管哮喘的治疗原则是去除病因、控制发作和预防复发。1994 年，世界卫生组织提出"哮喘全球防治战略"，认为药物治疗不是哮喘唯一的治疗途径，必须全面考虑生物、心理及社会因素在哮喘防治中的作用。

哮喘患者首先要对哮喘的一般知识有一个深入的了解，并进行深入的个体心理分析，提高自我认知水平，克服悲观情绪，树立哮喘可以治疗、可以控制的信心。患者应该学会自我心理调适，懂得运用相对应的理性观念来对抗并取代非理性观念，从而放弃非理性观念，形成良好的心境模式。此外，情绪因素对支气管哮喘有一定的影响，因此，心理治疗常能取得一定效果，如催眠疗法、松弛疗法、系统脱敏疗法等。

心理治疗可分阶段实施：

1. 第一阶段 良好治疗关系的确立。建立良好医患关系是进行心理干预的基础，在临床问诊、身体检查和治疗、护理过程中，与患者进行有效的沟通，了解患者的心理困惑和与疾病有关的信息，向患者提供必要的预防和治疗知识等均可促进良好治疗关系的建立。

2. 第二阶段 解除压力，减轻症状。帮助患者认识心理社会因素和哮喘的关系，释放日常生活中压抑的不良情绪，对患者进行自我放松训练，让患者从压力状态中解脱，加上药物治疗的作用，患者逐渐感受到症状的缓解。

3. 第三阶段 与患者研讨其症状表现及发病过程，帮助其进一步理解人际关系问题、生活方式和学习工作问题等社会心理因素与哮喘发病的关系，让患者明确其对疾病的认知方式及自我防御机制和哮喘发作的关系，通过交流分析，形成对哮喘发作过程的正确认识。

4. 第四阶段 形成新的认知行为模式。在理解心身关系的基础上，帮助患者纠正认知错误，训练患者形成对人对己的正确态度，学会应对日常生活各种问题的方法，促进人格完善。

六、癌症

癌症是威胁人类生命的重要疾病之一，目前心理因素与癌症的关系已得到普遍公认，认为心理因素与癌症的发生、发展和转归有着不可忽视的联系。

（一）心理社会因素在癌症发生和发展中的重要作用

癌症是机体在各种致癌因素的作用下,细胞异常增生而形成的新生物。目前,公认的心理社会因素导致癌症发生的途径有三条:①促进癌细胞生长;②抑制机体免疫力;③降低机体微粒体酶系活性,影响人体对化学致癌物质的降解。能够产生这些变化的心理社会因素主要包括生活事件、人格特征、不良情绪及社会支持等。

1. 生活事件 癌症患者发病前生活事件的发生率较其他患者为高。米勒(N. E. Miller)对1 400对夫妻进行观察,发现配偶中有一方患癌症或死于癌症,另一方也易患癌症。大量的临床实践表明,癌症发病前最常见的明显心理因素是失去亲人的情感体验。

2. C型行为 研究发现,C型行为的个体癌症发生率比其他人高3倍以上,并可促进癌的转移,使癌症发生恶化。

3. 情绪因素 现代医学认为,不良情绪一旦超过人体生理活动所能调节的范围,就有可能与其他内外因素交织在一起,引起癌症的发生。有调查表明,癌症患者病前有明显的不良心理因素影响者高达76%,而患一般疾病的人却只占32%;在食管癌患者中,有56.5%的人在病前有忧愁和急躁等不良情绪。

4. 社会支持 有研究表明,社会支持可以作为心理干预的有效手段之一,帮助癌症患者树立抗癌信心,使其保持豁达乐观的情绪,提高生存质量。

（二）癌症的心理反应

癌症的诊断对患者而言是严重的应激事件,意味着健康、生命的丧失,加之公众对肿瘤的理解基本是负性的。因此,诊断为肿瘤会导致患者产生严重的应激性反应,引发各种心理和躯体问题。调查表明,肿瘤患者中约有66%患抑郁症,10%患神经衰弱症,8%患强迫性神经症。80%的肿瘤患者不是死于治疗期,而是死于康复期。肿瘤患者常出现抑郁、焦虑、精神错乱、厌食症、疼痛、恶心和呕吐等问题,其中抑郁症和焦虑性神经症具有较高的发病率。精神崩溃导致1/4的癌症患者治疗后存在复发转移。一旦诊断癌症会对个体的心理、生理和行为产生巨大的影响,从而引发机体功能的进一步紊乱。此时应注意处理不同疾病阶段的心理问题。

1. 诊断初期常见的心理变化 主要有:①焦虑:一旦确诊癌症,焦虑是最早也最常见的心理反应。除情绪上的表现外,还伴有交感神经功能亢进的躯体症状,表现为心慌、失眠、出汗、胃肠功能紊乱及烦躁不安、坐卧不宁。进入治疗阶段后,由于对治疗的效果、副作用、手术可能给自己带来的痛苦和残疾以及放疗和化疗的损伤等不确定事件担忧,会加重这种焦虑情绪。②否认:在一项对100例癌症患者的调查中发现,有34%的人开始不相信自己会得癌症。心理学家认为这可能是患者使用"否认"的心理防御机制的结果。其目的是缓解内心的焦虑和不安。在否认阶段,患者可表现为对诊断结果无所谓,治疗的积极性也不高,幻想着诊断上的奇迹出现。不同的患者这一阶段的持续时间也不相同,对治疗的影响程度各异。但一旦否认失败,患者会立即陷入严重的不良情绪之中。③愤怒:有些患者在得知自己患癌症后,怨天尤人,烦躁不安。甚至为一些微不足道的小事大发雷霆。这是愤怒情绪的表现。引起愤怒的原因是患者不甘心,但不得不接受"罹患癌症"的事实。④抑郁:58.3%的癌症患者表现出消极悲观的情绪。具有抑郁情绪的患者得知自己罹患癌症又认为癌症可怕,会夺走自己的生命而无能为力。悲观失望,对前途失去信心,情绪低落,对日常生活的兴趣缺乏,消极厌世。抑郁时常伴有失眠、食欲减退,无精打采,唉声叹气,严重者会出现自杀的愿望和企图。⑤孤独:一旦进入患者角色,会暂时脱离家庭、脱离原先的工作岗位和亲朋好友即产生孤独感。⑥多疑:多疑是癌症患者较为普遍的心理现象,表现为患者过分关心自己的身体变化。表现在两个方面:其一是对诊断、治疗手段和病灶是否被清除等表现出疑虑;其二是由于患者处在焦虑、抑郁的不良情绪状态下,心理上和生理上都较为敏感,对自己的身体和心理变化有较多的关注而导致疑虑。⑦适应障碍:临床研究证明,有近 1/3 的男性罹患癌症后表现出不同程度的社交障碍,表现为不愿和别人交往,觉得自己的前途没有希望甚至将自己和社会隔离起来。在疾病的治疗过程中,所有患者都会出现程度不同的角色适应问题。

2. 手术治疗期常见的心理问题　临床上,癌症手术多为中、大型手术,手术对机体的损伤和破坏较大,危险性也较高。因此,面临癌症手术的患者有较多的心理问题。

第一,手术前患者的焦虑。①认知因素:医疗环境具有威胁性和不可预知性,手术和器械检查会带来痛苦和损伤等,这些不可控制因素可引起恐惧和焦虑。患者的不可预见性和不可控制感越强,焦虑和恐惧就越严重。②学习因素:以往有医源性痛苦的患者,如经历过手术并引起痛苦,则会因条件学习对目前的手术产生焦虑反应。③失助机制:某些手术或操作需要限制或固定患者,使之处在"被人控制"的情境中,患者因失助(缺乏控制的感觉)而焦虑。

第二,手术后患者的心理问题。①抑郁:手术造成较大的心理压力或心理上的丧失感均会引发抑郁情绪。临床调查显示,乳腺癌根治手术、盆腔手术和直肠手术等由于易于造成器官损伤和功能障碍而较多引发抑郁情绪。②焦虑:手术后疼痛和对预后的担忧会导致患者出现焦虑情绪。常见烦躁、失眠和感觉过敏等症状。同时,还会出现心率加快、出汗和呼吸不畅等自主神经紊乱的症状。③适应能力降低:因患病后需要进行各种检查和手术治疗,绝大多数患者依赖感增强,表现为虚弱、需要人照顾和陪伴。患者长期处在患者角色之中,会影响患者的社会适应能力。④康复动机降低:患者对康复治疗和今后的社会功能恢复缺乏信心。

3. 康复过程中的心理问题　主要包括:①自卑心理:癌症的治疗可能破坏了个体形体的完整或美观,如乳腺癌根治术、肠癌切除后造瘘术等。由于形体美遭到了破坏,导致个体产生自卑心理。②抑郁情绪:个体丧失健康、美丽甚至经济和社会地位。这些丧失带给患者的直接感受就是不愉快。加之癌症的康复期较为漫长,某些丧失和功能障碍是永久性的,患者会产生因自己患病而拖累家人的想法,使抑郁情绪加重。③躯体主诉:患病使个体经历痛苦的体验并得到了家人的照顾,长期的患者角色使患者安于现状,不敢或不想再承担正常人的责任。因此,患者的躯体主诉较多并且与康复程度不相符。加之患者处在多种不良情绪之中,导致自主神经功能紊乱,躯体不适感随之增加。

4. 复发阶段的心理反应　患者对治疗的信任感明显降低,努力寻求其他的非医学治疗方法者更为常见。在终极阶段常见的情绪反应是恐惧和绝望。

(三)癌症的心理社会干预

癌症患者的心理行为问题复杂而多变,否认、情感压制、焦虑、抑郁、失眠、行为退缩等均可出现,且受多种因素包括病种、病情、个人经历、个性特点、家人态度、医疗措施等的影响。医务人员深入仔细地了解每一位癌症患者的具体心理行为问题,并相应地给予及时而准确的心理帮助,是医学心理学在癌症临床的重要工作任务。

1. 支持性心理治疗　进行支持疗法时,态度必须真诚、尊重患者,对患者的身心痛苦给予高度同情,即使他们的想法和做法不对,也要尊重他们。

2. 认知疗法　对癌症患者的认知疗法主要任务之一是把患者所持的错误的观念调整成合理的、科学的、现实的、理智的、积极的、相对获益大而相对损失小等观念,在治疗时必须做到:良好的医患关系→详细的患者资料→找出错误认知观念→获得成长并纠正错误观念→产生相对良好的结果。

3. 生物反馈疗法 通过生物反馈,使患者很好地掌握松弛技术,使身体肌肉放松,进而使心理放松,减轻癌症对心理造成的巨大压力。

4. 抗焦虑和抑郁治疗 必要时可选择抗焦虑药和抗抑郁药。常用的抗焦虑药物有地西泮、硝西泮、氯硝西泮。抗抑郁药有盐酸帕罗西汀片(赛乐特)等。

5. 团体心理治疗 团体心理治疗的优势就是让患者能够在他人在场的情况下解决问题,观察他人的行为反应,学习他人的行为方式。团体心理治疗是将问题相似的(如同是癌症康复期的患者)组成小组(以 6~12 人为宜),使小组成员彼此交流经验,评论自己和他人的行为,讨论自己和他人的问题,在逐渐暴露自己的弱点和相应的防御机制以后,患者对自己的行为逐渐表现得客观,逐渐习得了与他人共情的能力,当自己帮助别人时,也获得了尊重。同时,治疗者通过集体辅导、讨论和训练等手段,贯彻心理干预技术。

学习小结

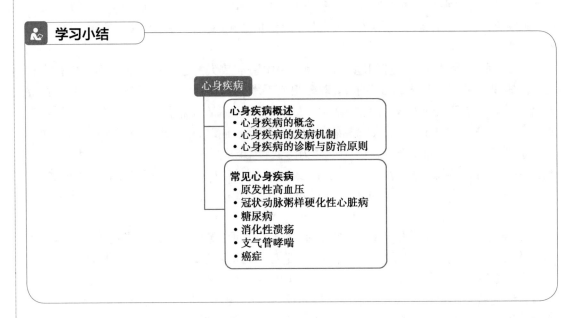

(席 斌 张军涛)

复习思考题

1. 什么是心身疾病(广义与狭义)?

2. 心身疾病的特点有哪些?

3. 心身疾病的发病机制有哪些?

4. 原发性高血压、冠心病的心理社会因素有哪些?

5. 癌症的心理社会干预有哪些? 糖尿病的心理社会干预有哪些?

第七章

心理健康与心理异常

学习目标

1. 通过学习正常心理与异常心理的区别、异常心理的理论及临床表现,常见异常心理临床表现及常见类型,对各种异常心理和常见心理障碍有初步的认识,为医学生今后的临床实践奠定基础。

2. 掌握异常心理的判断标准、异常心理的临床表现、常见异常心理的临床症状及临床类型:精神分裂症、抑郁障碍、焦虑障碍、躯体形式障碍、人格障碍等。

第一节 心 理 健 康

随着社会经济的发展,人们的生活面临越来越多的挑战也。人际关系冲突、职业竞争压力、生活环境变迁、社会期望增加、自然灾害威胁、突发事件冲击、躯体疾病影响等,在日常生活中都给人们的心理带来冲击和造成压力,导致不同程度的心理困扰和心理健康水平降低,表现出各种心理问题和心理障碍。

一、心理健康概述

个体的成长与发展表现在生理、心理及适应性行为三个方面,生理是心理活动的基础,适应性行为是心理活动的外在表现,包括对社会环境和自然环境的适应,心理活动是联系生理与适应性行为的纽带。三者之间在个体的成长与发展中相互制约、相互影响,决定着个体的心理发展与健康。

健康是人生存发展的基本要素,在现代生活中尤其受到关注。人们曾经把健康简单地理解为"健康就是无病、无伤、无残"的状态。随着时代的发展和观念的转变,人们对健康的认识也在逐步深入。1984 年,世界卫生组织(WHO)把健康定义为"不仅仅是没有疾病或身体的虚弱现象,而是一种在身体、心理和社会的完满状态"。1990 年世界卫生组织进一步对健康的定义做了修正,将道德健康纳入健康标准。健康是指一个人在身体、心理、社会适应和道德水平四个方面都处于健全的状态。

(一)心理健康的概念

广义的心理健康是指一种高效、满意、持续的心理状态。狭义的心理健康是指人的心理活动和社会适应良好的状态,是人的基本心理活动协调一致的过程,其表现是认知、情感、意志、行为的协调和人格完善。

（二）心理健康的标准

由于人们对心理健康标准的理解不同,心理健康的标准也有一些分歧。其中影响较大的是马斯洛(A. H. Maslow)和米特尔曼(B. Mittelman)提出的心理健康十条标准:

1. 有足够的自我安全感。

2. 能充分地了解自己,并能对自己的能力做出适度的评价。

3. 生活理想切合实际。

4. 不脱离周围现实环境。

5. 能保持人格的完整与和谐。

6. 善于从经验中学习。

7. 能保持良好的人际关系。

8. 能适度地发泄情绪和控制情绪。

9. 在符合集体要求的前提下,能有限度地发挥个性。

10. 在不违背社会规范的前提下,能恰当地满足个人的基本要求。

我国学者也提出了心理健康的标准,内容包括如下:

1. 智力正常 包括正态分布曲线之内者、能对日常生活做出正常反应者以及智力超常者。

2. 情绪良好 包括能够经常保持愉快、开朗、自信的心情,善于从生活中寻找乐趣,对生活充满希望;具有稳定的情绪并能调节负面情绪的能力。

3. 人际和谐 包括乐于与人结交,有稳定而广泛的人际关系,有知己和朋友;在交往中保持独立而完整的人格,有自知之明,不卑不亢;能客观评价他人,善于取长补短,宽以待人,乐于助人等。

4. 适应环境 包括有均衡的处世态度,恰当的社会接触,对社会现状有较清楚且正确的认识,具有顺应社会变化的能力,勇于改造现实环境,达到自我实现与社会奉献的协调统一。

5. 人格完整 包括人格的各个结构要素不存在明显的缺陷与偏差;具有清醒的自我意识,不产生自我同一性混乱;以积极进取的人生观作为人格的核心,有相对完整的心理特征等。

心理健康是一个动态、开放的过程。心理健康的人在特别恶劣的环境中,可能也会出现某些失常的行为。判断一个人的心理是否健康,应从整体上根据经常性的行为方式作综合性的评估。

二、正常心理与异常心理区别

心理异常是相对于常态而言的,异常心理与正常心理之间的差别是相对的,两者之间在某些情况下可能有本质差别,但在更多的情况下只有程度的不同。心理上的常态不是永恒不变的,既受到个体的年龄、性别、健康状态等因素的影响,还受生活经历、文化习俗、教育水平、社会环境等因素的影响。不同个体之间的心理活动存在着明显的差异,因而判断个体的心理异常需要充分考虑这些因素的影响。只有当个人的心理和行为活动与相同身份和文化背景的绝大多数人相比较出显著偏离常态和不适应时,方可认为有心理异常。

心理正常是一个常态范围,在这个范围内还允许不同程度的差异存在。偏离常态的心理现象不一定都是异常的心理现象,例如智力超群者其智商明显高于一般人的水平,虽然偏离了常态,但其心理功能协调、社会适应良好,因而不属于异常心理现象。异常心理是指那些心理偏离常态,同时又存在心理功能不协调或对社会环境不能适应者。有精神疾病的患者其心理活动显著偏离常态,常会有明显偏离社会常模的行为,但不能认为行为违反社会常模的人都是具有病态的特点。例如,强奸、抢劫、凶杀、吸毒等犯法行为也是违反社会常模,但他们并不都是精神障碍患者。病态的异常心理行为是因为"不能辨认"或"不能控制"自己按社会认可的行为方式采取适宜的行为,以致其行为后果对本人或对社会是不适应的。而罪犯的行为具有明确的目的和动机,其行为并不是因为"不能辨认"或"不能控制"自己这样做,故应与心理障碍的患者严加区别。

心理活动的正常与异常过程往往是连续的,没有单一明确的界线,且在一定情况下会互相转化。所以,判断心理活动正常与否,一定要结合当事人的具体情况,参照各个方面的因素,如性别、年龄、职业、受教育程度、民族、宗教信仰、民俗习惯以及当时所处的环境和过去的一贯表现等,对具体的人做具体分析。

临床上对于心理障碍的诊断至少需要关注四方面的因素:①应激因素,即当事人是否存在足以引起心理异常的生物 - 心理 - 社会因素;②心理异常的表现形式与内容,即心理异常的具体表现以及是否与应激因素相关;③心理异常是否造成当事人精神痛苦或社会功能损害;④心理异常的持续时间以及影响因素。

通常判断心理是否异常的方法有以下几种:

(一) 常识性的区分

即非专业人员对正常与异常心理的区分,主要依据日常生活经验。尽管这种做法不太科学,但也不失为一种方法。假如出现以下几种情况,可考虑为心理异常:①出现离奇怪异的言谈、思想和行为时;②呈现过度的情绪体验和表现时;③自身社会功能不完整时;④影响他人的社会生活时。

(二) 心理学的区分

我国著名的临床心理学家郭念锋教授根据科学心理学的定义,即"心理是客观现实的反映,是脑的机能",提出三条原则,作为确定心理正常与异常的依据:

1. 主观世界与客观世界的统一性原则　心理是客观现实的反应,因此任何正常心理活动或行为,其形式和内容必须与客观环境保持一致,否则就是异常,如一个人说他日常总看到鬼怪缠身、神灵附体等;常听到邻居在议论、责骂自己,但实际并非如此。如果一个人的思维内容脱离客观现实,或思维逻辑、背离客观事物的规律性,可判定出现了思维障碍,如有人认为自己被外星人控制、身上被别人安上了监控器等。

2. 心理活动的内在协调性原则　人类的心理活动被心理学家们人为地分为认知、情绪情感、意志行为等部分,但它自身是一个完整的统一体,各种心理过程之间具有协调一致的关系,这种协调一致性,保证人在反应客观世界过程中的高度准确和有效。如果一个人遇到一件令人愉快的事情,就产生愉快的情绪,手舞足蹈、欢快地向别人述说自己的内心体验,这是正常的心理与行为。如果这个人用了低沉的语调,向别人述说令人愉快的事;或者对痛苦的事,做出快乐的反应,则可以证明他的心理过程失去了协调一致性,为异常状态。

3. 人格的相对稳定性原则　每个人在长期的生活历程上形成的自己独特的人格心理特征,有相对的稳定性,在没有重大外界变革的情况下,一般不易改变。如果在没有明显外部原因的情况下,一个人的个性相对稳定性出现问题,需怀疑这个人的心理活动出现了异常。如一个用钱很仔细的人,突然挥金如土;或一个待人接物很热情的人,突然变得很冷淡,而在他们的生活环境中,找不到足以促使他发生改变的原因,那么可以判定他的精神活动可能偏离正常轨道。

(三) 心理异常的判断标准

正常和异常心理存在着相对的界限,通常按以下几条标准进行判断:

1. 医学标准 这种标准是将心理障碍像躯体疾病一样看待。以是否存在具有临床意义的症状和病因作为判断心理异常的标准,也就是通过比较和分析确认存在异常的心理症状,同时通过躯体检查,找到相应的生物学改变,从而确定异常心理,这一标准在临床广泛应用。研究者们深信心理障碍的患者脑部应有相应病理改变过程,一些目前未能发现明显病理改变的心理障碍,可能在将来会发现更精细的分子水平上的变化,认为这种病理变化的存在才是心理正常与异常划分的可靠根据。医学标准使心理障碍纳入了医学范畴,对心理障碍学研究作出了重大贡献。这种标准也比较客观,十分重视物理、化学检查和心理生理测定,精神医学中的许多概念目前已被普遍采纳。

2. 统计学标准 对人群的心理现象进行调查和测量,用统计学方法处理,可勾划出某些群体的心理活动和行为的正态分布曲线。绝大多数人都处在均值附近,只有少数人(大约占 5%)处在正态分布的两个端点,变态心理者大多处在两端,但测量偏离常态时不一定都有心理障碍。心理测量的标准是一种客观的判断方法,而且数量化的测量结果可以进行比较和数学统计处理,确实是科学研究的指标之一。但是,心理测量的结果还要结合其他的判断标准。

3. 内省经验标准 内省经验包括有两个方面,其一是指观察者凭借个人的知识和经验去评价他人心理活动的规律和特点,判断是否正常,这是临床工作中常用的方法。该方法简捷、直观、实用,但有一定的主观性,只能用作定性判断,不能量化,研究的可比性和一致性较差。只有通过严格的临床专业训练才可以提高临床诊断的一致性。其二是指患者的主观体验,即患者自己主观体验到存在的焦虑、抑郁或说不出明显原因的不适感,或自己觉得不能适当地控制自己的意念、情绪和行为,或者造成精神痛苦难以摆脱,因而需要寻求他人支持和帮助。

4. 社会适应标准 个体在正常情况下其人际交往等社会活动能够遵循社会规范与法律准则、保持公众的认同、约束自身行为、依照社会生活的需要来适应环境和改造环境。因此,如果个体的社会适应能力(又称社会功能)受损,不按照社会认可的方式行事,出现违背上述准则的言行,致使其行为后果对本人或社会产生危害,则可以判断此人的行为是不适宜的,存在心理障碍。但是该标准在地域之间的差异很大,难以进行跨地区跨文化的比较。

第二节 心理异常

一、心理异常概述

人类正常的心理活动具有三大功能:①保障人作为生物体顺利地适应环境,健康地生存发展;②保障人作为社会实体正常地进行人际交往,在家庭、社会团体、机构中正常地肩负责任,使社会组织正常运行;③使人正常地、正确地反映、认识客观世界的本质及其规律性,创造性地改造世界,创造更适合人类生存的环境条件。

但是,人类的生存环境存在着各种影响人心理状态的因素,在有害因素的影响下,人的心理活动会出现不同程度的损伤,导致心理活动的完整性、心理与外界环境的统一性遭到破坏,出现心理活动的偏离,进而丧失正常心理活动的三大功能,出现异常的心理活动。

(一) 异常心理

时至今日,给异常心理下一个明确的定义仍非常困难,由于研究的角度不同,各家学说对异常心理的看法和定义也存在差异。目前,对异常心理的一般性解释是异常心理是指个体的心理过程和心理特征发生异常改变,大脑的结构或功能失调;或是指人对客观现实反映的紊乱和歪曲。其既反映为个人自我概念和某些能力的异常,也反映为社会人际关系和个人生活上的适应障碍。

以上是对正常心理活动和异常心理活动这两个概念内涵的阐述。在临床实践或在实际生活中,需要对人类心理活动的正常与异常作出区分和判断,以便进行相应的干预和治疗。

(二) 异常心理的分类

心理异常的表现多种多样,可以是轻微的也可以是严重的。为了更好地识别人类的异常心理,也为了科学研究的总结和临床经验的交流,都必须有用共同的语言把心理行为异常进行详细的归类,但其归类工作非常复杂,至今仍有许多不同的分类方法。目前,在医学临床诊断上使用的精神疾病分类方法有三种:①世界卫生组织颁布的《国际疾病分类》中的精神与行为分类,现已修订到第 11 版即 ICD-11;②美国精神医学学会编写的《精神疾病诊断及统计手册》现已颁布第 5 版即 DSM-5;③中华医学会精神医学分会制定的《中国精神障碍分类与诊断标准(第 3 版)》,即 CCMD-3。

国内的医学心理学领域主要根据心理偏移常态的程度不同,将异常心理由轻到重,大致分为以下几大类:

(1)轻度心理障碍:是一类与心理社会因素密切相关的、程度较轻的心理障碍,如强迫症、焦虑症等各种神经症,以及创伤后应激障碍等。之所以说这一类疾病较轻,是因为这些患者虽然有着程度不同的心身不适感,但生活能力和社会功能基本完好,可以照常生活、工作,从表面上看与正常人区别不大。这部分人往往需要采用心理和药物的联合治疗。

(2)严重心理障碍:是因各种因素使人的精神活动功能严重受损而导致的一类精神疾病,如精神分裂症、双相情感障碍、反应性精神病等。这类疾病既可表现为自身精神活动诸方面的不协调,也可表现为人与外界现实环境之间不能正常地接触和反应,因而无法进行正常的社会生活与活动。

(3)心理生理障碍:由于心理社会因素的作用导致躯体功能性障碍和躯体器质性病变的一类疾病,这类疾病在疾病的发生、发展以及转归过程中,都与心理社会因素的刺激有关,如各种心身疾病。这类障碍以治疗其躯体疾病的同时,需要心理干预或药物治疗。

(4)躯体器质性疾病伴发的心理障碍:即由大脑或躯体疾病伴有的精神障碍,这类障碍以治疗其躯体疾病为主,同时治疗心理障碍。

(5)人格障碍:人在社会化过程中由社会心理因素影响逐渐形成较为固定的习得性行为,构成人的心理品质——人格;个别行为偏离常态就成为行为问题或不良行为,人格某部分偏离常态,构成对他人、对社会的危害就是人格障碍(详见本章第三节"五、人格障碍")。

(6)行为问题和不良的行为习惯:即影响健康的行为习惯。对身体、心理、社会各方面带来危害的常见的不良行为有烟瘾、酒瘾、药瘾、吸毒、厌食、贪食和网络成瘾等。

(7)特殊条件下产生的心理障碍:包括催眠、暗示、宗教、与世隔绝、感觉剥夺等特殊情景下引起的心理障碍,由精神活性物质作用下出现的特殊心理现象,由于聋、哑、盲、肢残、畸形、器官摘除残疾引起的心理异常等。

二、异常心理理论

心理学成为一门独立而年轻的学科,发展至今,对心理活动还有许多未解之谜。对异常心理的原因和机制尚处在研究和探索阶段,各学派分别从生理学、心理学和社会文化因素等不同角度出发,研究并解释异常心理活动的发生、发展、变化的规律,得出了不同的看法和结论,产生了不同的理论解释。

(一) 生物学理论

古希腊医学家希波克拉底曾将人的情绪等心理问题解释为因人体内四种体液的不平衡所致。古罗马时期的盖仑则把心理障碍解释为是由于大脑缺陷所造成的。随着生物学和其他相关学科的发展,人们对健康与疾病的认识发生了很大的变化。从生物学理论的角度出发,认为异常心理学的产生、发展都与生物学因素有关。生物学因素包括个体素质缺陷、先天遗传、脑或机体因感染受损、理化因素或药物作用、代谢失调、生理、生化指标异常等。在治疗上强调以物理、化学为主的躯体治疗。但是这种理论忽略了人的心理性和社会性,有较大的片面性。生物学理论虽然可以解释脑器质性精神病、躯体疾病伴发精神障碍、感染和中毒所致精神障碍等异常心理产生的原因,但临床上还有很大一部分异常心理和精神疾病至今尚未找到明确的生物学证据,故医学模式有局限性。

(二) 心理动力学理论

以弗洛伊德以代表的精神分析学说认为,被压抑在潜意识中的儿童时期的基本经历、未解决的冲突和心理创伤对神经症、心身疾病甚至精神疾病的发生有重要致病作用。其心理冲突在童年时期就开始了,儿童的早年经验尤其是父母的教养态度对其将来的心理健康起关键性作用。其认为个人心理异常或精神疾病,是建立在其意识与潜意识之间的冲突上,处于潜意识中的生物性本能欲望经常要求获得满足,但又因社会文明及道德规范的制约而不得不被意识压抑,形成内心冲突,引起焦虑。为了减轻或消除焦虑,在人的心理活动中存在一系列心理防御机制,各种变态心理就是各种防御机制单个的或多个组合起来发生作用的外部表现。心理防御机制过度运用,常引起明显的精神异常和人格缺陷。该模式强调童年的生活经历、心理压力或创伤经验;强调本我、自我、超我三者的平衡关系,认为一个人的心理疾病即是其内在心理冲突的结果,也是以上三个"我"之间的挣扎现象,心理疾病不过是个人企图减轻焦虑时显现的症状。心理动力学的理论解释虽被很多学者认同,但如何寻找、测量和确定潜意识中的心理冲突却非易事。

思政元素

价 值 观

价值观对个体自身行为的定向和调节起着非常重要的作用。价值观还决定个体的自我认识,它直接影响和决定个体的理想、信念、生活目标和追求方向的性质。价值观的形成是自出生开始,在家庭和社会环境的影响下,逐步形成。价值观的形成还受大众媒体、新闻、报刊、电视和广播等宣传的观点的影响。个体父母、老师、朋友和公众名人的观点与行为,对价值观也有不可忽视的影响作用。精神分析学说认为,心理冲突是被压抑在潜意识中的负性情绪,是导致心理异常的主要动力性原因。心理内心冲突在童年时期就开始,儿童的早年经验尤其是父母的教养态度对其将来的心理健康起关键性作用。在儿童时期,形成正确的价值观,减少潜意识中的心理冲突形成,采用合理的心理防御手段进行调节内心矛盾冲突。正如习近平总书记在党的十九大报告中更是明确指出:"要以培养担当民族复兴大任的时代新人为着眼点,强化教育引导、实践养成、制度保障,发挥社会主义核心价值观对国民教育、精神文明创建、精神文化产品创作生产传播的引领作用,把社会主义核心价值观融入社会发展各方面,转化为人们的情感认同和行为习惯。"

笔记栏

（三）认知理论

认为认知（人的思维和信念）是异常行为的核心，认知问题常导致心理疾病、异常行为，良好的适应行为皆取决于当事人的知觉和诠释他们的世界和经验的方式。如艾利斯的ABC理论认为情绪或不良行为并非由外部诱发事件所引起，而是由于个体对这些事件的评价和解释造成的。

（四）行为主义理论

行为主义的学习理论认为，社会环境对人的行为影响很大，人类的一切行为都是后天学习获得的，异常行为也是后天习得的，并不断地得到强化而固定形成。行为学习理论中巴甫洛夫的经典条件反射、斯金纳的操作性条件反射以及班杜拉的社会学习理论和实验都支持以"学习理论"解释各种异常行为。行为学习理论还认为，不良行为和心理障碍可以通过"重新学习"的方式加以矫正，使其恢复正常。行为疗法在行为障碍的治疗上有其独到之处。

（五）人本主义理论

提出需要层次理论的马斯洛认为，人类行为的心理驱力是人的需要。他把人的需要称为"似本能"，需要有先天的遗传基础，但取决于后天的环境。马斯洛认为长期处于基本需要缺失状态中的人会产生心理问题和心理疾病，而缺失性需要的满足则可以避免疾病。心理疾病可以看作是患者没有能力认识并满足自己的需要，没有能力达到心理健康状态，因此精神疾病是一种匮乏性疾病，可以解释成人性的退缩。马斯洛的心理治疗的基本观点是，满足基本需要对成功的治疗或减轻神经症具有首要的作用。

（六）社会文化理论

个体在各种社会文化关系的综合影响下，逐渐形成了各自的心理品质和行为方式，并且以相对稳定的形式固定下来。社会文化理论强调社会文化环境在心理障碍发生中的重要作用，认为人的心理活动的异常主要是社会文化环境作用的结果，异常行为是一个人对社会文化生活的反应。每个人所遭遇的生活事件、人际关系、风俗习惯、道德评价标准等不同，其适应性的反应也不同。如果某些社会文化发生变化，其强度和速度超出了人的承受能力，就会出现社会文化关系失调的现象，习得性行为方式显得无所适从，由此而引发心理问题或障碍。如果一个人得到较好的社会支持和帮助、遇到的不良生活事件少、人际关系较好就有可能保持健康的心理状态。因此，稳定社会秩序，改善社会的经济福利和文化设施，创造一个健康、公正与和谐的社会，对于减少异常心理的产生和矫正异常心理都是有益的。

（七）生物 - 心理 - 社会理论模式

认为心理行为的异常与生物、心理、社会因素均有关系，它们相互影响、相互制约，不可分割和偏重。只有综合考虑它们的相互作用，才能避免其他理论模式的不足和片面性。外界的社会因素或个体的生物因素都须通过个体的心理反映才能主动调节人际关系和自身的身心关系，而这两个关系的和谐程度在健康和疾病的问题上起着重要的作用。对变态心理的产生也应该从生物因素、心理因素和社会因素等多方面进行综合分析，这样可以克服其他理论中的不足和片面性。

上述几种理论解释各自从不同侧面阐述了异常心理的发生机制，各有所长，但都不能完满地解释各种异常心理产生的原因。随着心理学研究的不断深入，各家学派逐渐趋向于采用整合的观点解释异常心理的发生机制。

三、异常心理表现

（一）认知障碍

认知障碍包括感知觉障碍、思维障碍、注意及记忆障碍、智能障碍。

1. 感知觉障碍　感觉是指人脑对客观事物个别属性的直接的简单的反映,知觉则是人脑对客观事物各种属性的较完善的整体反映。感知觉障碍通常分为感觉障碍、知觉障碍、感知综合障碍等。

(1)感觉障碍:是指在反映刺激物个别属性的过程中出现困难和异常。常见的表现有:

①感觉过敏(hyperesthesia):通常表现为感觉的阈值下降,对各种刺激表现过分敏感,弱刺激即可引起强烈的感觉反应,多见于焦虑症、神经衰弱等。

②感觉减退或缺失(hypoesthesia,anesthesia):通常表现为感觉阈值增高,对各种刺激的感受性降低,强烈刺激仅能引起弱的感觉或没有感觉,多见于抑郁症、癔症等。

③内感性不适(senestopathia):又称体感异常,指躯体内部产生各种不舒适的异样感觉或难以忍受的感觉,如蚁爬感、挤压感、游走感等,多见于焦虑症、抑郁症、精神分裂症等。

(2)知觉障碍:是人脑对外界事物属性的一部分或整体印象发生障碍。认识的障碍常见的表现有:

①错觉(illusion):是指对外界客观存在的事物的整体属性歪曲的错误感知,多见于与脑和躯体疾病伴发的精神障碍。

②幻觉(hallucination):是指无客观事物作用于感觉器官而出现的知觉样体验,是一种虚幻的知觉。幻觉一般按感觉器官来划分,有幻视、幻听、幻嗅、幻味、幻触、内脏幻觉、思维鸣响(思维化声)等,例如日常看到鬼、神等;听到邻居总在议论自己,但并非事实。生理情况下,如半睡半醒状态以及长期感觉剥夺或过分期待某种现象时,可以出现幻觉。病理性幻觉多见于精神分裂症、脑器质性精神病及心境障碍患者。

(3)感知综合障碍:是指对具体客观存在的事物的本质属性或整体能正确认识,但对诸如大小、形状、颜色、距离、空间位置等个别属性出现错误的感知,可分为时间、空间、形体、运动等感知综合障碍和非真实感等。

2. 思维障碍　是指思维活动的连贯性、逻辑性、目的性等发生障碍,通常表现为联想障碍、逻辑障碍、思维内容的障碍等方面。

(1)联想障碍:是指思维过程中的联想速度与途径发生的障碍。临床常见的表现有:

①思维奔逸(flight of thought):又称观念飘忽,特点是联想的速度加快,涌如潮水,内容丰富生动,与周围现实相关而不荒谬,但内容往往不深刻,给人以信口开河之感,多见于躁狂状态。

②思维迟缓(inhibition of thought):表现为思维联想速度受到抑制,患者思考问题感到困难,"想不起来",话少而内容单调,"脑袋像生了锈",但患者智力与判断理解能力正常,多见于抑郁症。

③联想散漫(scattering of association):又称思维松散(looseness of thought)。是指思维的目的性、连贯性和逻辑性的障碍,表现为联想松弛、内容混乱,对很简单的问题也很难说清楚,交谈困难,严重时表现为思维破裂(splitting of thought),不能表达一个完整的句子,言语支离破碎,多见于精神分裂症。

④思维贫乏(poverty of thought):表现为患者头脑中没有多少活动着的完整概念,常自述"脑子空空,没什么可想,没什么可说";缺少主动语言,回答问话多为"是""不知道"等,多见于慢性精神分裂症。

⑤强制性思维(forced thinking):又称思维云集(pressure of thought),是指思潮不受患者意愿的支配,强制性地大量涌现在脑内,内容往往杂乱无章,常突然出现、迅速消失。患者也感到意外,甚至是厌恶,多见于精神分裂症。

⑥强迫观念(compulsive idea):是指同一意念的反复联想,自知不必要但欲罢不能。如

某患者反复思考"讲话讲多了是否会死脑细胞？"为此反复求诊，询问各种医生，对不同的医师肯定与否定的回答或模棱两可的回答均不能持久接受，自知整天思考这个问题实无意义，但不去想就更难受，多见于强迫性神经症，也见于精神分裂症。

⑦思维中断（interruption of association）：是指在无意识障碍或外界干扰等情况下的思维过程突然被阻，表现为谈话突然中断，停顿片刻后再开口时，已换了内容或另一话题，患者常形容此刻的思路出现了"空白"或不能解析，多见于精神分裂症。

（2）逻辑障碍：是指思维过程中概念的运用、判断、推理方面的障碍。表现为：

①病理性象征性思维（symbolic thinking）：是指将一个具体概念与抽象概念混淆，但二者之间有某种联系。如某个患者走路一定要走左边，声称自己是"左派"。此处即混淆了"左边"的具体概念与"左派"的抽象概念。常见于精神分裂症。

②语词新作（neologism）：是指患者自创符号、图形、文字、语言来表达一种离奇的概念，常表现出概念的融合、浓缩，无关概念的拼凑，如"犭市"代表狼心狗肺，"%"代表离婚，多见于精神分裂症。

（3）思维内容障碍——妄想（delusion）：是一种缺乏事实依据的病理信念，患者表达的内容明显与客观现实不符，但对此仍坚信不疑；妄想的内容与患者自身有关，且为患者所独有。

妄想按照其逻辑结构的严密程度可划分为系统性妄想和非系统性妄想，系统性妄想是指内容连贯且比较接近真实、结构严谨、逻辑性强，内容固定，不易识破的妄想，多见于偏执性精神病。非系统性妄想是指内容不连贯且较荒谬、明显脱离现实、不符合逻辑、常不固定易泛化，常人较易识破的妄想，多见于精神分裂症。

妄想按照其发生的背景条件可划分为原发性妄想和继发性妄想。原发性妄想（primary delusion）是指原因不明的、直接产生的妄想，常突然发生，多见于急性起病的精神分裂症，也见于一些脑器质性精神病，如癫痫。继发性妄想（secondary delusion）是指继发于其他病态心理活动的妄想，如患者先有幻听，听人议论后产生被害妄想。

妄想按照其所涉及的内容可划分为多种类型，有夸大类（包括发明、财富、血统、钟情、改革等妄想）、自责类（包括贫困、罪恶、疑病、虚无等妄想）、被害类（包括被害、关系、跟踪、嫉妒、影响、附体、变兽、诉讼等妄想）等。如认为自己被外星人控制、身上被国家安全机关按上监控器以保护自己等。

3. 注意及记忆障碍 注意和记忆直接参与认知活动，影响着认知活动的品质，二者可相互联系，相互影响。存在注意缺陷的患者常常伴有记忆功能障碍。

（1）注意障碍：是指精神活动的指向性、选择性、集中程度发生障碍。临床常见的表现有：

①注意增强（hyperprosexia）：主动注意显著增强，对特定的事物过度关注和警觉。病态的注意增强多与妄想有关，如有被害妄想的患者十分注意所怀疑人的一举一动，对微小细节都保持高度注意和警惕。有疑病妄想者则过分关注自身健康状态的某些变化。

②注意涣散（divergence of attention）：主动注意明显减弱，注意力不能集中于某一事物上，容易分散。如看了很长时间的书，仍不知所述内容。见于神经衰弱、器质性精神障碍。

③注意狭窄（narrowing of attention）：注意范围明显缩小，且固定于一个狭小的范围内，对范围外的事务一概没有反应。多见于应激相关障碍、器质性精神障碍。

（2）记忆障碍：是指对获得的信息不能保持，难以再认和回忆。临床常见的表现有：

①记忆减退（hypomnesia）：主要表现为再认的障碍。记忆减退常表现为对过去感知过的事物不能再认。最突出的是人物记忆障碍，常见于脑损害患者。神经症患者常主观感到记忆力下降，但常常是愉快的事记不住，烦恼的事耿耿于怀，记忆测验正常。所以这种情况不是真正的记忆障碍，而是其他症状对记忆的干扰所致。

②遗忘(amnesia)：指记忆的丧失。遗忘症是指一定时间阶段内全部生活经历的记忆完全丧失，至少是大部分丧失，只残留一些记忆的"岛"。早期常表现为最近发生的事记不住，然后才发展到遗忘久远的事。造成遗忘症最常见的原因是意识障碍，遗忘的程度与意识障碍深浅的程度有一定的关系。其次是痴呆与其他脑器质性疾病。一般认为，意识障碍造成的遗忘多与损害了瞬间记忆有关，痴呆的记忆障碍首先损害的是短时记忆。

有些遗忘症是心因性的。表现为一段时间生活经历的完全遗忘，这段时间发生的事情往往与某种痛苦的生活事件和生活处境密切相关，而与此无关的记忆则保持相对完好，患者也无近期记忆力减弱，称为选择性遗忘或心因性遗忘(psychogenic amnesia)。多见于癔症与创伤后应激障碍的患者。

③错构症(paramnesia)：是对于过去实际经历过的事物，在其发生的时间、地点、情节上，有记忆障碍。因此患者回忆时张冠李戴，分辨不清身处的时代、年代，往往将日常生活经历中的远事近移。多见于老年性与动脉硬化性精神病。

④虚构症(confabulation)：是在严重记忆损害的基础之上，患者在被要求回忆往事时，为摆脱窘境，以随意想出的内容来填补记忆的空白。此类患者常对生活中的经历，片刻即忘，连虚构的情节也不能在记忆中保持，以致每次重述时都有变化，且易受暗示的影响。常见于酒精中毒以及脑外伤后精神障碍。

4. 智能障碍　智能障碍指各种先天或后天因素导致的智能下降或缺陷。主要有：

(1)精神发育迟缓(mental retardation)：是指智力障碍发生在胎儿期、围生期、儿童或少年期等大脑发育成熟阶段之前(18岁以前)，由于遗传、感染、中毒、颅脑外伤等各种原因引起的大脑发育受阻，智力发育停留在某个阶段上，随年龄增长，智力明显低于同龄的正常儿童。

(2)痴呆(dementia)：是指大脑发育已基本成熟，智力发育达到正常之后，由各种有害因素引起大脑器质性损害或大脑机能抑制，导致智能障碍。精神发育迟缓通常发病于幼年时期，而痴呆多见于成年以后发病，如阿尔茨海默病。

(二) 情感障碍

情感是指个体对客观事物的态度及其相应的内心体验，情感障碍可以表现在情感的性质、诱发过程、稳定性、协调性等方面，常见的情感障碍有：

1. 情感高涨(elation)　又称躁狂状态，表现为情绪持续增高，自我感觉良好，轻松愉快，兴高采烈，洋洋自得，表情丰富、生动、喜笑颜开、眉飞色舞等。增高的程度可从轻度愉快、高兴到兴奋、狂喜、躁狂或销魂状态。往往同时伴有联想奔逸，言行增多。多见于躁狂症患者。

2. 情感低落(hypothymia)　又称抑郁状态，表现为情绪持续低落，自我感觉不良，悲伤痛苦、闷闷不乐、愁眉苦脸、消极自卑、低头落泪。对日常生活失去兴趣，说话与活动明显减少，不愿见人，自觉能力降低，对工作失去信心。重者可出现自责或罪恶感，自愧难以为人、生不如死、度日如年，甚至出现自伤、自杀观念或行为。常见于抑郁症和各种原因所致的抑郁状态。

3. 情感淡漠(apathy)　是指患者对外界任何刺激缺乏应有的情感反应，即使面对与自己有密切利害关系的事情也无动于衷。对周围事物漠不关心，内心体验极为贫乏或缺如，面部表情呆板、冷淡。见于精神分裂症、脑器质性精神障碍。

4. 情感倒错(parathymia)　是指患者的情感反应与当时处境和思维内容不相称或相反，如亲人死亡时不悲反喜，遇高兴事时反而痛哭流涕等，见于精神分裂症。

5. 情感暴发(emotional outburst)　是指情感不稳定，极易出现哭笑无常、叫喊吵骂、打人毁物等情感暴发，有时表现为捶胸顿足、号啕大哭，或手舞足蹈、狂笑不已，或满地打滚，或幼稚、做作的表演性表情或动作等。发作持续时间较短，带有浓厚的情感色彩，重者可有轻度意识障碍。见于分离型癔症。

6. 病理性激情（pathological affect） 是一种突然发生的、强烈而较短暂的情感障碍，常伴有一定程度的意识障碍与残酷的暴行，事后出现遗忘症。见于癫痫、精神分裂症及脑外伤性精神障碍。

7. 焦虑（anxiety） 是指情绪的紧张与不安，患者常表现心神不定、担心害怕、惶惶不可终日，如有大难临头，不知如何办才好，如热锅上的蚂蚁，找不到出路，有人称焦虑是"莫名的恐惧"。常伴有自主神经系统变化与运动性不安（如坐立不安、无目的动作增加等）。最常见于焦虑性神经症，但也见于多种精神疾病。

8. 恐怖（phobia） 是指对外界实际不具危险的客体表现出明显的害怕和恐惧，常常伴有回避行为，患者明知不必要但不能控制，因而自觉很痛苦。多见于恐怖性神经症。

9. 易激惹（irritability） 是指情感不稳定，稍不如意就易动怒发脾气，攻击性强。多见于精神分裂症、躁狂状态和神经症。

（三）意志行为障碍

意志是人自觉地确定目标，并根据目标调节支配自己的行动，克服各种困难，以实现预定目标的心理过程，因而意志障碍常常伴有行为障碍（参见第二章）。

1. 意志障碍 意志增强（hyperbulia）指意志活动增多。患者的意志活动具有病态的顽固性，在病态情感或妄想支配下，顽固地支持某些行为。如抑郁症患者的顽固自杀企图与行为；被害妄想者的反复诉讼上告；嫉妒妄想者对其配偶的跟踪监视行为等。

意志减退（hypobulia）或意志缺失（abulia）指意志活动的减少或缺乏。患者在日常生活中缺乏主动性要求与行动，常与情绪低落或情感淡漠有关。对任何事物缺乏兴趣，对处境无所要求，做事或生活被动，常伴有行为动作减少，整日卧或呆坐、呆立，生活懒散，需要督促或照料、护理。多见于抑郁症和慢性精神分裂症。

2. 行为和动作障碍 单一的随意或不随意的肌肉活动称为动作，一系列连续的有目的的复杂的动作称为行为。行为动作异常又称为精神运动性障碍，常见的行为动作异常表现有精神运动性兴奋和精神运动性抑制。

（1）精神运动性兴奋（psychomotor excitement）：是指整个精神活动显著增强，分协调性与不协调性两类。

1）协调性精神运动性兴奋：指与患者的思维、情感状态协调一致的精神运动性兴奋，并和所处环境关系密切，动作和行为都具有明确目的性，易被人理解，即患者的整个精神活动是协调一致的。

2）不协调性精神运动性兴奋：患者的整个精神活动明显不协调，动作和行为的增多与其思维、情感活动不一致，缺乏目的性，单调而杂乱，令人费解。如精神分裂症的紧张性兴奋，无诱因突然发生的冲动、攻击或破坏行为。也见于谵妄状态、伴有智力障碍和人格改变的器质性精神障碍。

（2）精神运动性抑制（psychomotor retardation）：是整个精神活动的减低。动作、行为与言语同时减少，缺乏主动性，对外界刺激反应迟钝。见于精神分裂症、抑郁症等。常见表现有：

1）木僵症（stupor）：表现为精神运动完全抑制，肌张力显著增高。患者不言不动、不饮不食、呆坐、呆立或终日卧床；大小便潴留，也不主动排泄；不咽唾液，任其沿口角外流；对刺激缺乏反应。木僵可持续数小时至数天。多见于精神分裂症、抑郁症与心因性精神病，称功能性木僵；也可见于病毒性脑炎、一氧化碳中毒性脑病、脑肿瘤和脑部外伤等，称为器质性木僵。

2）蜡样屈曲（waxy flexibility）：患者的精神运动完全抑制，肢体任人摆布成任何姿态，毫不拒抗,即使处于极不自然的姿势,也可长时间保持不变。如患者僵卧在床上,抽去头下枕头后,仍持续在好似枕着枕头的姿势躺着,即使很长时间也不自动纠正,称空气枕头。

3)违拗症(negativism):患者对所有外来吩咐或要求的一种不自主的拒抗,并非有意的不合作。分主动性违拗与被动性违拗两型。被动性违拗是拒绝执行任何吩咐;对别人的要求,一概加以抗拒。主动性违拗不但不招待吩咐,并做出与要求全然相反的动作。

4)重复动作或刻板动作(stereotyped act):患者不自觉地将毫无意义的动作持续不变地重复多次,称重复动作;而无休止的重复即称为刻板动作。这些动作常常是非常机械,多见于器质性精神障碍。

5)强迫动作(compulsive act):表现为不由自主的、欲罢不能的某种反复多次的行为或仪式性动作。患者明知其不合理与不必要,但控制不做则感到痛苦或焦虑。如反复检查,反复洗手,反复数数等。多见于强迫性神经症,也见于精神分裂症等。

第三节　临床常见异常心理

2010 年 WHO 和世界银行在全球范围内进行的疾病负担研究显示,神经精神障碍的疾病负担占疾病总负担的 10.4%,而精神障碍占总负担的 7.4%,神经精神问题已成为全球疾病负担的一个突出问题。我国改革开放 40 年来,社会政治、经济、文化、教育、婚姻、移民、休闲、老龄化等社会心理和人口学因素发生了巨大的变化,以此带来的心理压力、生活方式、家庭结构的改变等因素无疑导致心境障碍和焦虑障碍的患病率呈上升趋势。在 2019 年 4 月 18 日在中国精神卫生调查成果高峰论坛上发布的中国首次全国性精神障碍流调显示,近 1 成国人患有精神障碍,调查显示,焦虑障碍患病率最高,为 4.98%;心境障碍其次,患病率为 4.06%;酒精药物使用障碍第三,患病率为 1.94%;间歇爆发性障碍第四,患病率为 1.23%;精神分裂症及其他精神病性障碍终生患病率为 0.61%。心理疾病在我国仍存在就诊低、识别率低的特点,为此本节主要介绍临床常见的精神分裂症、抑郁障碍、焦虑障碍、躯体形式障碍、人格障碍等。

一、精神分裂症

精神分裂症(schizophrenia)是一组具有感知、思维、情感和行为等多方面障碍以及精神活动的不协调为临床特征的精神病性障碍。多起病于青壮年,常起病缓慢,通常意识清晰,智能尚好,但在疾病过程中可出现认知功能损害。自然病程多迁延,呈反复加重或恶化,但部分患者可保持痊愈或基本痊愈状态。

(一)临床表现

精神分裂症的临床表现复杂多样,不同患者、不同类型、不同阶段的临床症状有很大的差别。主要临床症状有:

1. 感知觉障碍　幻觉是精神分裂症的常见症状,尤其是言语性幻听。内容与患者有关且令患者不快,如威胁患者,或命令患者做这做那(命令性幻听),将患者的想法大声地说出来(思维鸣响),有时两种以上的声音以争论的语气来议论患者(争论性幻听),或对患者的行为进行评论(评论性幻听)。这类幻听具有较高的临床意义,患者的行为常常受到幻听的影响,或与幻听对话,或作侧耳倾听状,或沉溺其中自语、自笑。部分患者可以出现触、嗅、味或内脏幻觉,常会引发被害妄想、疑病妄想等。

2. 思维障碍　是精神分裂症的核心症状。患者常常表现出思维联想、逻辑推理及思维内容障碍。其中联想障碍以思维散漫和思维破裂较多见,逻辑障碍以病理性象征性思维、逻辑倒错较多见,思维内容障碍以被害妄想、关系妄想、物理影响妄想、被洞悉感等最为常见。多数患者不能识别其自身的认知活动障碍,缺乏自知力,拒绝治疗。

3. 情感与意志行为障碍 精神分裂症的情感障碍主要表现为情感不协调或情感淡漠,患者对周围的人和事的情感反应不适切,可以表现出不恰当的冷漠、敌视、焦虑、抑郁、欣快、淡漠等。意志行为障碍主要为意志减退、行为怪异,做事缺乏意愿和动力,对前途不关心,工作、学习和社交兴趣减退,生活懒散,部分可以有病理性意志增强。常表现为不协调性精神运动兴奋或精神运动抑制。

（二）临床分型

精神分裂症的临床特征与其类型有关。不同的临床类型其临床表现、病程经过、治疗预后有所差异。

1. 偏执型 又称妄想型,较为常见,多发病于青壮年或中年,起病缓慢。主要表现为猜疑和各种妄想,内容多脱离现实,结构往往零乱,并有泛化趋势。常伴有幻觉,有些患者还可有感知综合障碍。

2. 青春型 多发病于青春期,起病较急,病情进展较快。临床表现为言语增多,内容荒诞离奇,明显的思维散漫或破裂;情感反应不协调,喜怒无常,变幻莫测;行为幼稚愚蠢,常有兴奋冲动,本能活动(性欲、食欲)亢进等。

3. 紧张型 多发病于青壮年,起病较急。急性期临床表现为违拗或缄默,严重的精神性运动兴奋或精神性运动迟滞。精神性运动兴奋可见模仿语言或动作,或奇怪的自发性状态和作态;精神性运动迟滞可见蜡样屈曲,紧张性木僵的患者可保持一个姿势几周不变。紧张性兴奋和紧张性木僵可交替出现,或单独发生紧张性木僵。治疗和预后相对较其他类型好。

4. 单纯型 一般起病于少年期,起病缓慢,逐渐进展。以不知不觉发展起来的离奇行为、社会退缩和工作能力下降为特征。主要表现为逐渐进展的精神衰退,被动、孤僻、生活懒散、情感淡漠和意志减退。此型患者在发病的早期易被忽视或误诊,治疗效果差。

（三）治疗及预后

精神分裂症防治的目的是控制各种症状、预防复发和恢复社会功能。治疗的主要方法有抗精神病药物治疗、电休克治疗和心理社会干预等,其中抗精神病药物治疗是精神分裂症首选的治疗措施;药物治疗应系统而规范,强调早期、足量、足疗程,注意单一用药原则和个体化用药原则;部分急性期患者或疗效欠佳患者可以合用电休克治疗。10%~30%精神分裂症患者治疗无效,被称为难治性精神分裂症。康复期结合支持性心理治疗及社会干预有助于促进患者社会功能的全面康复。治疗预后与发病年龄、临床类型、治疗是否及时、社会支持情况等因素有关。

🩺 **病案分析**

病案实例:

患者刘某,男,21岁,平时敏感多疑,不轻易相信别人。一年前与同事在车间发生冲突,后又与家里发生矛盾以后逐渐出现精神异常。总怀疑别人说自己坏话、对自己不怀好意,觉得路人故意冲自己吐唾沫、吐痰,觉得有人跟踪自己,不敢在外面买东西吃,觉得有人会下毒。后又感觉到思维、情感不受自己支配,想法还未说出已人人皆知,常常自言自语、自笑。后至某专科医院诊断为精神分裂症。

分析：

　　精神分裂症病因尚未完全阐明，不良的生活事件、经济状况、病前性格等社会心理学因素，在发病中可能起到了诱发和促进作用。目前较公认的观点是，易感素质和外部不良因素通过内在生物学因素共同作用而导致疾病的发生。大部分病人属慢性起病，疾病早期可见工作积极性和工作能力下降、学生学习成绩下降，对人冷淡，与人疏远，对外界事物不感兴趣，对家人不知关心照顾，生活懒散，敏感多疑，性格改变等。部分病例可急剧起病，临床上多表现为突然兴奋、冲动，言语凌乱，行为紊乱，片断幻觉和妄想。

二、抑郁障碍

　　抑郁障碍（depressive disorder）又称抑郁症、抑郁发作，是常见的情感障碍，是各种原因引起的以心情低落为主要症状的一种疾病，发作至少持续 2 周以上，常有兴趣丧失、自罪感、注意困难、食欲丧失和自杀观念，并有其他的认知、行为和社会功能的异常。重度抑郁障碍的患者常有自伤行为，自杀风险极大。

　　抑郁障碍的临床表现有：核心症状、心理症状群与躯体症状群三个方面。

　　1. **核心症状**　情绪低落、兴趣丧失、乐趣丧失。

　　2. **心理症状群**　自信心丧失，过度自责和不当负罪感，反复出现的自杀想法或行为，精神病性症状（可见妄想或者幻觉）、认知症状（注意力和记忆力的下降），自知力受损等。

　　3. **躯体症状群**　睡眠紊乱，食欲紊乱，性功能减退，非特异性躯体症状及晨重夜轻等。非特异性躯体症状：包括头痛或者全身疼痛，周身不适，胃肠道功能紊乱，心慌气短乃至胸前区疼痛，尿频、尿意等，常在综合医院被诊断为各种周围神经功能紊乱。晨重夜轻即情绪在晨间加重，清晨一睁眼就在为新的一天如何度过而担忧，不能自拔。在下午和晚间则有所减轻。此症状是"内源性抑郁发作"的典型表现形式之一。有些心因性抑郁患者的症状可能在下午或者晚间加重，与之恰恰相反。

　　治疗以抗抑郁药物治疗为主，严重抑郁伴有自杀、自伤或木僵患者可采用电休克治疗；因心理、家庭及社会因素所致的患者，建议配合个体或家庭的心理治疗比单纯药物治疗效果更好。

病案分析

　　病案实例：

　　陈某，女，想要考研，因学习压力比较大，原来的爱好都放弃了，后来渐渐地学习学不进去，记忆力及学习效率下降，逐渐觉得对什么都没有兴趣，做什么都提不起精力，觉得自己能力下降、也考不上了，不想见人。整天觉得身体没劲儿，睡眠也不好，每天很早就醒了，这种状态持续 2 周以上。后去医院心理科就诊，确诊为抑郁状态。

　　分析：

　　抑郁障碍与生物-心理-社会等因素有密切关系，负性生活事件、长期的不良处境等应激性事件是主要危险因素。患者内心感觉可以归结为"三无"：无用、无望、无趣。无用就是觉得自己没有任何价值，没有用处；无望就是觉得没有任何的希望，对于世界充满绝望；无趣就是没有兴趣，对什么事情都失去了兴趣。严重的抑郁状态时，常存在一定程度的认知功能减退或损害。如思维迟缓、注意力不集中、对自我和周围环境漠不关心。

三、焦虑障碍

焦虑障碍(anxiety neurosis)又称焦虑症,指以广泛和持续性焦虑或反复发作的惊恐不安为主要临床特征的神经症。常伴有自主神经功能紊乱、肌肉紧张和运动性不安。起病并非由实际威胁或危险所引起,其紧张或惊恐的程度与现实处境并不相称。临床上分为惊恐发作和广泛性焦虑症。临床表现如下:

(一)广泛性焦虑症

广泛性焦虑症(generalized anxiety disorder)又称慢性焦虑障碍,是焦虑障碍中最常见的表现形式。患者经常或持续的、无明确对象的或固定内容的紧张不安,或对现实中的某些问题过于担心,这种担心与现实很不相称。整天处于大祸临头的模糊恐惧和高度警觉中,惶惶不可终日。主要表现为过度警觉、紧张不安、担忧恐惧等精神性焦虑和肌肉紧张、心悸胸闷、潮热多汗、尿频等躯体症状,同时伴有运动性不安,病程持续 6 个月以上。

(二)惊恐发作

惊恐发作(panic attack) 又称急性焦虑障碍。在日常生活中突然出现强烈的窒息感、濒死感和精神失控感,伴严重的自主神经功能紊乱。患者突然惊恐万状,好像死亡将至,为此惊叫呼救。自主神经症状主要有心脏症状:胸闷、心动过速、心跳不规则;呼吸系统症状:呼吸困难或过度换气;神经系统症状:头痛、头昏、眩晕、四肢麻木和感觉异常;其他如出汗、发抖或全身无力。一般 5~20min 后自行缓解,但可频繁发作。发作期间始终意识清楚,高度警觉,发作后的间歇仍心有余悸,产生预期性焦虑。3/4 的患者由于担心发病时得不到帮助而产生回避行为,如不敢单独出门,不敢到人多热闹的场所,即伴有场所恐惧症。

病案分析

病案实例:

王先生平时要求完美,他工作繁忙,一天中午正在休息的时候,没有任何诱因突然出现了胸闷、气短、心慌、大汗淋漓,伴有强烈的恐惧、窒息感,甚至伴有濒死感,他以为自己得了心梗,马上呼叫"120",在医院做了各项心脏检查,结果没有异常。以后多次重复出现这样症状、多次呼叫"120",多次做了各项检查没有查出异常。因为发作时的痛苦和强烈的恐惧、濒死感始终在他心里挥之不去,导致他只要是可能导致心跳加快的活动都不敢做,生怕自己会出现症状,工作和生活受到极大影响。后来经心理科医生确诊为惊恐发作。

分析:

焦虑障碍特点是"症状很重,但病情很轻"。"症状很重"是指包括了全身各个系统的症状,看着好像很重;但实际上"病情很轻",是指不是器质性疾病,仅是功能失调。主要是心理因素导致的自主神经活动亢奋而引起其支配的各个系统出现相应症状。患者及家属常误以为是心脏病发作常去内科就诊,容易误诊。

四、躯体形式障碍

躯体形式障碍(somatoform disorder)又称躯体症状及相关障碍。是一类以持久地担心或相信各种躯体症状的优势观念为特征的神经症。患者因这些症状长期反复就医,尽管各种医学检查结果都正常,尽管医生反复说明和解释,均不能解其疑惑。即使患者确实存在某种躯体疾病,其严重程度也远远不足以解释其感受到的痛苦和焦虑;尽管患者的症状发生与生活事件或心理冲突密切相关,但患者常否认。病程多呈慢性波动性。常见的症状有:慢性疼痛,反酸、恶心、腹胀、腹泻等胃肠道症状,共济失调、肢体无力、咽部梗阻、失音、失明、失聪、抽搐假性神经系统症状,阳痿、性冷淡、勃起和射精障碍、经期紊乱等性功能障碍。主要临床类型有:

（一）躯体化障碍

躯体化障碍(somatization disorder)反复陈述多种多样、经常变化的躯体症状,无器质性病变证据。至少涉及两个系统,最常见的是胃肠道症状(如疼痛、打嗝、反酸、呕吐、恶心等);呼吸、循环系统症状;泌尿生殖系统症状、皮肤或疼痛症状。病程必须持续2年以上。

（二）疑病症

疑病症(hypochondriasis)以担心或相信自己罹患严重躯体疾病的持久性优势观念为主,患者总是反复就医,但各种医学检查阴性和医生的解释,均不能打消其疑虑。常伴有焦虑或抑郁,多数为缓慢起病,无明显诱因。大多数患者疑病症状单一固定,也有个别患者的症状多种多样。病程冗长,常导致社会功能受损。

（三）躯体形式自主神经功能失调

躯体形式自主神经功能失调(somatoform autonomic dysfunction)是一种由自主神经支配器官系统发生躯体形式障碍所致的神经症样综合征。常涉及心血管系统、消化系统、呼吸系统等,被称为相应系统的功能紊乱,如"心血管系统功能紊乱",过去多被临床各科医生诊断为相应器官的神经官能症,如"心脏神经官能症"。

（四）躯体形式疼痛障碍

躯体形式疼痛障碍(somatoform pain disorder)是一种不能用生理过程或躯体障碍予以合理解释的持续、严重的慢性疼痛。情绪冲突或心理社会问题直接导致了疼痛的发生,经过检查未发现相应主诉的躯体病变。病程迁延,常持续6个月以上,并使社会功能受损。

> **知识链接**
>
> ### 心理疾病的中医治疗
>
> 心理疾病的治疗,历来被认为是西医的专长,事实上中医学在几千年的发展过程中,蕴含着丰富的中医心理学思想与理念,积累了深厚的心理学知识,也形成了系统理论及诊治技术。中医学以整体观念为基础,不仅把人体看作一个有机的整体,强调形与神的统一性,更将人与自然环境、社会环境看作一个统一体,强调"天人合一";中医理论体系中突出体现了人的精神意识、思维活动既是心的功能,又与五脏功能活动密切相关、相互影响。
>
> 中医中有着丰富的治疗心理疾病的中医心理治疗理论及临床实践经验。传统中医心理疗法有情志相胜疗法、五音疗法、暗示疗法、归根心理治疗等。
>
> 中医药治疗心理疾病优势明确:①多靶点,有效延缓疾病发作进程,提高疗效;②副作用少,既可以改善症状,又不引起认知功能损害等残留作用;③如果应用西药的患者也可以中西医结合治疗,有效缓解因服用西药所致的认知功能损害、月经失调、燥热、多汗、大便干燥、迟发性运动障碍等不良反应。在面对心理疾病时,以中药调整心身体平衡,可以获得身体的长治久安。

五、人格障碍

人格障碍（personality disorders）又称病态人格，是指明个体的行为方式持久显著地偏离正常，对环境适应不良。人格障碍常逐渐形成没有明确时间界限，通常起病于成年之前，发展缓慢，并一直持续到成年乃至终生，部分患者在成年后有所缓和。其病因至今未明，一般认为与遗传因素、大脑损伤以及早期教养、生活环境等心理社会因素有关。

人格障碍的共同特征有：人格障碍开始于童年、青少年或成年早期，并一直持续到成年；情感和行为方式与众不同，显著偏离常态，行为缺乏目的性、计划性和完整性，自制力差；意识清楚，智力正常，无精神病性症状；多数人对自身人格缺陷无自知之明，难以从失败中吸取教训；一般能应付日常工作和生活，能理解自己行为的后果，也能在一定程度上理解社会对其行为的评价，主观上往往感到痛苦。常见的临床类型有：

（一）偏执型人格障碍（paranoid personality disorder）

这类人格障碍以猜疑和偏执为特点，男性多于女性。表现为对周围的人或事物敏感、多疑、心胸狭窄、固执己见，常怀疑别人的用心，怀疑被他人利用或被伤害，不切实际地好争辩。自我评价过高，过分自负，总认为只有自己才是正确的，有的因自我评价过高而形成超价观念。容易害羞、自尊心过强，对他人"忽视"自己深感羞辱、满怀怨恨，人际关系往往反应过度，产生不安全感及不愉快及牵连观念。

（二）分裂样人格障碍（schizoid personality disorder）

以观念、行为和外貌服饰的奇特、情感冷漠及人际关系明显缺陷为特点。男性略多于女性。表现为过分内向、孤僻，回避社交，离群独处而自得其乐；也可情感冷漠，缺乏情感体验，不通人情，对亲人也不例外；喜好幻想，可有怪异信念（如相信特异功能、第六感觉等），整天想入非非；可以有反常和古怪的服饰，不修边幅，行为怪异。

（三）反社会型人格障碍（antisocial personality disorder）

利己主义，常有冲动性行为，其行为大多由情感冲动、本能欲望和偶尔动机支配。且不吸取教训，行为放荡，无法无天。主要表现行为不符合社会规范，拒绝使自己充分发挥其工作和社交能力，对社会性约束和要求进行消极对抗，甚至违法乱纪；对家庭亲属缺乏爱和责任心，待人冷酷无情。

（四）冲动型人格障碍（impulsive personality disorder）

又称攻击型人格障碍，以情感暴发伴明显行为冲动为特征，男性明显多于女性。其表现形式多种多样，如纵火狂、偷窃癖、病理性赌博、间歇性爆发障碍等。此类人格障碍有三大特点：不能控制冲动或去实行一些对人对己均有害的行动；对冲动的抵制可以是有意识的或无意识的；行动多缺乏计划性，行动前有强烈的紧张感，行动中感到满足、放松和愉快，行动后可以有或无真正的自责、悔恨和罪恶感。其行动完全是为了满足其心理需要，缓释紧张。

（五）强迫型人格障碍（compulsive personality disorder）

以过分的谨小慎微、严格要求与完美主义及内心的不安全感为特征。男性多于女性2倍。约70%强迫症患者病前有强迫型人格障碍。这种人往往刻板地追求完美，并高标准要求自己，但又缺乏自信、自我怀疑，因而感到紧张、焦虑和苦恼。

（六）焦虑-回避型人格障碍（anxious-avoidant personality disorder）

以一贯感到紧张、提心吊胆、不安全及自卑为特征，有持续和广泛性的紧张及忧虑感觉。因有自卑感而总是需要被人喜欢和接纳，同时对拒绝和批评过分敏感，对日常处境中的潜在危险惯于夸大，而有回避某些活动的倾向。人际交往有限，缺乏与别人联系和建立关系的勇气。

（七）其他或待分类的人格障碍

包括被动-攻击型人格障碍（passive-aggressive personality disorder）、抑郁型人格障碍（depressive personality disorder）和自恋型人格障碍（narcissistic personality disorder）等。

人格障碍患者较少主动求医,药物治疗和心理治疗的效果有限。对具有明显情绪问题和行为问题的患者,如果主动求助,行为治疗和认知治疗对缓解症状、适应社会有一定的效果。

病案分析

病案实例:

陈某,只要前女友和异性说话,就会怀疑是不是和其他人有暧昧。总想翻看她手机,看和所有人的聊天记录。以至于前女友慢慢和朋友疏远,世界里只有他一个人。最后前女友受不了这种折磨,主动提出分手。随后陈某每天都会以短信轰炸、围堵上门等严重扰乱前女友的正常生活。前女友迅速更换手机号等一切联系方式,并且搬家、换工作,才过上安稳生活。前女友自述开始认为是陈某太喜欢自己,会对异性吃醋,后来感觉和他在一起非常压抑,无法忍受。

分析:

偏执型人格障碍形成原因:①早期失爱。幼年生活在不被信任、常被拒绝的家庭环境之中。缺乏母爱,经常被指责和否定。②后天受挫。成长中连续遭受生活打击,经常遇到挫折和失败,如经常受侮辱或冤屈。③自我苛求。自我要求标准极高,并与自身存在某些缺陷之间构成尖锐的矛盾。但是从不公开承认自身的某些缺陷,如个子不高、长相不出众等,其实,意识深层正为此自卑。④处境异常。某些异常的处境也使人偏执,如没有学历的人,厌恶别人谈论学历,经济状况不好的人,回避谈论经济收入问题,单亲家庭的孩子,怕别人知道自己的家庭情况。

学习小结

心理健康与心理异常

心理健康
· 心理健康概述
· 正常心理与异常心理区别

心理异常
· 心理异常概述
· 异常心理理论
· 异常心理表现

临床常见异常心理
· 精神分裂症
· 抑郁障碍
· 焦虑障碍
· 躯体形式障碍
· 人格障碍

（李光英　韩珊珊）

复习思考题

1. 心理异常的判断标准通常有哪些?
2. 知觉障碍有哪些临床表现?
3. 幻觉与妄想有何区别?
4. 精神分裂症有何临床特点? 主要有哪些类型?
5. 抑郁障碍的临床表现有哪些?

◇◇◇ 第八章 ◇◇◇

临床心理评估

✎ 学习目标

1. 通过本章的学习,使学生具备临床心理评估的基本知识,基本掌握常用心理测验及评定量表的使用方法。

2. 掌握与各种年龄、教育水平、职业性质、社会地位的人以及各种疾病的人交往的经验与技巧。

第一节 心理评估概述

心理评估是医学心理学研究与临床实践的重要方法之一。其目的是对各种正常或异常的心理现象进行定性和定量的客观描述。当今的临床医学已越来越关注人的心理健康,心理评估被广泛应用于临床医疗和心理咨询过程中,在配合疾病的诊疗及科研上发挥越来越大的作用。心理评估也是精神障碍的辅助诊断工具,有助于更全面、准确地对临床精神病理现象进行描述,提高精神障碍诊断的正确性。

一、心理评估的概念

(一) 心理评估的定义

心理评估(psychological assessment)是根据心理学的理论与方法对患者的心理行为进行定性或定量描述的过程。所谓"定性"是指在心理评估过程中,通过对个体心理行为的全面记录、描述并深入分析,从而对该个体心理行为特征的性质做出评判。而"定量"则是对各种不同的心理行为变化或偏离常态的程度用数量化的方式进行评价。

心理评估的概念在临床上通常涵盖心理诊断(psychodiagnosis)与心理测验(psychological test)两大类。心理诊断最早是在临床精神病学领域使用,是指对患者的心理障碍或心理状态做出定性或定量判断的过程。对患者的心理行为是否偏离正常范围做出定性判断所采用的是诊断量表,如各种精神检查问卷;对患者的心理活动状态或影响因素做出定量判断所采用的是临床量表,如症状评定量表、心理社会应激量表等。心理测验是对个体的心理行为进行客观分析和定量描述的过程。心理测验根据心理学原则,以标准条件下具有代表性人群的心理行为特征为参照,对个体的心理品质进行推论和数量化分析,如智力测验、人格测验等。临床上"评估""测量"与"测验"等术语常常被混淆,"评估"实质上是指采用定性和定量的方法对所有的心理活动进行评价的过程,其含义较广;"测量"则是指进行心理测验的活动和过程。心理评估既包含定性的描述,又包含定量的描述,测量则局限于定量描述,它是评估过程的一个组成部分,评估可以不依赖测量,并远远超出了简单定量描述的层面,是更加综合的概念;而"测验"则是指测量过程中采用的定量描述的一种方法,是评估和测量所使用的工具。

📖 **知识链接**

心理评估与心理测验的分类

心理评估按照其功能和设计的严谨程度分为:①智力或特殊能力测验;②人格测验;③心理卫生评定量表,包括症状评定量表,诊断量表,心理应激量表等;④神经心理测验。

心理测验按照其功能分为:①智力测验;②特殊能力测验;③人格测验。按测验材料的性质可分为文字测验和操作测验;按照测验材料的严谨程度分可为客观测验和投射测验。

(二)心理评估的作用

心理评估是医学心理学的重要内容之一,是医学心理学在临床工作中的具体应用,是解决患者心理与健康相关问题的重要依据。其主要作用有:

1. 临床心理咨询和心理治疗的重要依据 在临床中必须要对来访者的心理行为特征进行描述和分析,以确定其心理问题的性质和程度,探求影响心理问题形成的关键点,从而针对性地制订心理咨询、心理治疗的工作目标与实施方案并加以实施。同时,心理评估还可以对咨询和治疗的效果做出判定。

2. 评估患者心身关系的重要依据 躯体疾病本身是一种常见的应激,同时躯体症状也是心理应激常见的表现形式。在临床中许多患者往往同时存在躯体症状和心理症状,二者相互影响导致疾病反复波动难以治愈。医护人员可以通过心理评估明确二者关系,从而采取针对性的治疗和康复措施,帮助患者减少消极因素的影响,恢复心身的平衡状态,促进健康。

3. 心理健康教育的重要依据 心理健康教育作为一项重要工作,旨在增进公众的心理健康,预防心理障碍,保障社会功能,提高个体工作效率和生活质量。为使心理健康教育更有针对性,必须清楚地了解个体和群体的心理健康状况,而心理评估是重要的方法和手段。

4. 精神障碍的辅助诊断工具 90%以上的精神障碍其病因、病理改变不明确,不能像其他医学各科一样遵循按病因、病理改变对精神疾病进行诊断和分类的基本原则。目前对精神障碍诊断大多是基于临床精神病理现象的描述,即主要依据症状学、病情严重程度、功能损害、病程等指标进行诊断。心理评估有利于更全面、准确地把握这些信息,提高精神障碍诊断的准确性。

5. 医学心理学研究的重要手段 心理评估的结果常常作为医学心理学重要的研究变量,比如操作时的反应速度、反应的准确性、情绪状态、智力水平、学习效率等,研究时要对变量进行全面而准确的描述。心理评估是实现上述过程的重要手段。

二、心理评估的方法

1. 调查法(survey) 是指有目的、有计划、有系统地搜集有关研究对象现实状况或历史状况,从中了解其心理状况的特殊性的方法,是科学研究中最常用的方法之一,也是心理评估的基本方法。现实状况调查主要围绕与当前问题有关的内容向当事人和周围的知情者进行调查,而历史状况调查是通过当事人有关的档案、文献资料和向知情者了解当事人过去经历的调查。调查法可采用一般问询和调查表的方式进行。

调查法不局限于对研究对象的直接观察,不受时空和调查对象数量的限制,具有实施方便、效率高、信息覆盖范围广的特点。不足之处是调查法属于间接性的评估,材料的真实性往往受被调查者的主观因素影响。

2. 观察法(observation)　是临床心理评估的重要方法之一,是指通过对被评估者行为的直接或间接的观察而进行的一种评估方法。观察法主要分为自然观察法和控制观察法。自然观察法是在自然状态下,通过观察对象的表情、动作、行为和语言等外部表现了解人的心理活动特点与规律。控制观察法是借助专门的实验设备,在实验条件严加控制的情况下进行的观察。

观察法的优点是获取的材料比较真实和客观,此方法尤其适用于对儿童或精神障碍者的评估。不足之处是观察法得到的只是外显行为,不易重复,同时也易受观察者能力水平的制约。

3. 晤谈法(conversation)　又称会谈法,是心理评估中最基本的方法。它是按照一定程序进行的有目的、有计划的会谈,在心理评估中是一种既简单又直接,且非常重要的资料收集手段。其基本形式是面对面的语言交流,会谈法的效果取决于访谈问题的性质和评估者的会谈技巧。

晤谈的形式包括自由式晤谈和结构式晤谈。自由式晤谈的话题是开放式的,被评估者较少受到约束,可以自由地表述自己,但耗时多、内容松散、影响效率;结构式晤谈是根据特定的目的预先设定好一定的结构和程序,晤谈内容有所限定,耗时少,效率较高,但被评估者可能会感到拘谨、不自在。因而在晤谈过程中,评估者掌握并正确应用晤谈技术对能否收集到真实有效的资料信息非常重要。

4. 心理测验法(psychological test method)　又称心理测量,是依据一定的法则,用数量化手段对心理现象或行为加以确定和测定。为了使测量结果便于比较和数量化分析,心理测量主要采用量表的形式进行。量表由一些经过精心选择的、能较准确而可靠地反映人的某些心理特点的问题或操作任务组成。心理测验是心理测量的工具,可对心理现象的某些特定方面进行系统评定,并且测验遵循标准化、数量化的原则,所得到的结果可以参照常模进行比较,避免了一些主观因素的影响,使结果评定更为客观。

在医学领域内所涉及的心理测验内容主要包括器质和功能性疾病的诊断中与心理学有关的各方面问题,如智力、人格、特殊能力、症状评定等。

三、心理测验的基本要素

心理测验是心理评估的主要工具,一个好的心理评估工具必须具备标准化、常模、信度和效度四个基本要素。

(一)标准化

所谓标准化(standardization)测验,就是测验目的明确,设计科学,对测验量表的每个项目进行严格的科学程序筛选和编制,有统一的实施指导语、评分方法、解释原则。标准化是心理评估的基础,否则就无法对评估结果的数据做出科学的评价。

(二)常模

常模(norm),就是标准,它是指某一心理测验在一定群体中测量结果的标准量数,不同的群体其常模标准有所区别。原始分数在很大程度上取决于常模样本的代表性。

1. 样本（sample）　是从目标人群中具有代表性的取样。样本有几点要求：①样本要有明确界定，必须准确地确定所要测验群体的范围、性质和特征。②样本的大小要适当。③标准化样本具有时效性。这是指不同时期，其样本具有一定差异。在使用常模进行评价时，应选择合适的较为新近的常模标准。

2. 常模类型

（1）标准分数（standard score）：是指将原始分数与平均数的距离以标准差为单位表示出来的量表。因为它的基本单位是标准差，所以叫作标准分数。常见的标准分数有 Z 分数、T 分数、离差智商等。

Z 分数（Z score）是最典型的通过线形转换的标准分，根据转换公式可通过下列公式将原始分数转换为标准分数：$Z = \dfrac{X - \bar{x}}{s}$

其中，X 为某个人的原始分数，$\bar{x}$ 为样本平均数，s 为样本标准差。

（2）百分等级（percentile rank，PR）：亦称百分点，它是计算处于某一百分比例的个体对应的测验分数是多少。其优点是通俗易懂，不需要统计学的概念便可理解。

除了以上常用的两种常模，还有各种性质的常模。从可比性看，常模越特异越有效，能够更好地反映个体的真实情况。

（三）信度

信度（reliability）是指同一被试者在不同时间内采用同一个测验，重复测量所得结果的一致性程度。它反映了测验的可靠性。信度受随机误差的影响。随机误差越大，信度越低。信度根据不同的测量误差来源可以划分为以下几种：

1. 再测信度（test-retest reliability）　又称重测信度，其计算方法是用重测法，即使用同一测验，在同样条件下对同一被试前后施测两次，以求两次得分之间的相关系数。重测信度的优点是提供相关测验是否随着时间的推移而发生变异。其关键点在于两次测验时间间隔的控制，因为间隔时间太短会受到练习和记忆的影响而造成误差。

2. 复本信度（alternate form reliability）　又称为等值性系数。它是指两个等值但题目不同的测验来测量同一群体，从而求得被试在两个测验得分的相关系数。复本信度的优点是能够避免重测信度出现的误差，其关键点在于根据测量目的编制彼此等值相同的题目内容。

3. 分半信度（split half reliability）　又称为内部一致性信度。它是采用分半法测量所得结果的信度系数，它代表了两个对半测验内容取样的一致性程度。通常采用奇偶分半的方法，其关键点在于奇、偶分半的测验目的必须相一致，否则信度低，将失去分半测量的意义。

4. 评分者信度（scorer reliability）　它是指同一测量由于评分者不同所产生的误差。由于个体之间的差异，不同评分者对同一测量结果往往会得出不同的分数，这在主观题目测量中表现得尤为明显。

（四）效度

效度（validity）指一个测验是否将所要测量的内容指标准确地反映出来的程度。它反映了测验的准确性。测验的效度受到随机误差和系统误差的影响，信度高的测验并一定是有效的，而有效的测验必定是可信的。因此，信度是效度的必要条件。效度的种类很多，目前常见的有三种类型：

1. 内容效度（content validity）　它指测验题目对有关内容或行为取样的准确程度，从而确定测验是否具备所有要测量的行为领域的代表性取样。由于这一种测验的效度主要是衡量测验内容，所以称为内容效度。其评估方法主要有专家判断法、统计分析法和经验推测法。

2. 构想效度（construct validity）　又称为结构效度。它是指测验对理论上的构想或特质的准确程度,主要涉及心理学的理论概念问题。

3. 效标效度(criterion validity)　又称实证效度。它反映了测验预测个体在某一环境中行为表现的有效性程度。在这里,效标是指被预测行为必须是检测效度的标准。在检测效标效度时,关键点是选择一个好的效标。评价好的效标应注意以下四个条件:①能够有效地反映测验的目的;②具有较高的信度,稳定可靠;③可以客观地加以测量,即可以量化;④测量的方法简单易学,省时、省力,符合心理学认知经济的原则。

四、心理评估的基本程序

(一)明确要评估的问题

人的心理活动涉及范围相当广泛,心理评估的内容也各不相同。因而实施心理评估之前需要明确评估的问题及其性质,对问题产生的原因和影响因素也要有所了解。只有这样,评估者才能围绕所需评估的问题确定评估目标和方法。不同的来访者其问题的范围和性质不尽相同,譬如学业问题、工作问题、婚恋问题、家庭问题、人际关系问题、躯体健康问题,还有情感问题、能力问题和行为问题等。心理评估时由于时间有限,一般只是选择性地对与来访者问题相关的一些重要信息进行初步的了解。

(二)确定评估的目的与方法

1. 心理评估的目的　临床应用心理评估通常有两方面的目的,一是寻找和确定心理问题,也就是为心理诊断提供充分的依据;二是考察疗效,通过评估进一步明确心理问题转变的程度和方向。一旦目的明确,评估的方法也基本确定。

2. 心理评估的方法　心理评估的目的一旦明确,心理测评的方法就根据其目的进行选择。对心理问题的评估有多种方法,每种方法都有其自身的优缺点和适用范围,评估人员需要根据患者的心理问题以及心理评估的目的来选择适宜的心理评估方法。若临床诊断疑似智能问题,就选择做智力测验;若临床诊断疑似人格问题,就选择做人格测验;疑似心理健康问题就选择心理卫生评定量表等。如果为了确定心理问题而实施心理评估,所采用的方法应该是能够提供诊断所需要的但尚不明确的信息,或是尚待证实的信息,评估的方法主要是针对问题进行选择。如果是为了考察心理干预的疗效,评估的方法原则上应采用与前一次评估相同的方法才具有可比性。但是具体采用哪种方法还需要根据被试的年龄、教育水平、问题性质等进行选择。

(1)年龄:不同年龄的人其心理问题表现的形式不同,一些评估方法尤其是心理测验往往具有明确的年龄界限。如智力测验,韦克斯勒智力量表需要选择与被试年龄相适应的测验版本,比奈-西蒙智力测验仅适用于2~18岁人群,标准瑞文推理测验适用于6~70岁人群等。

(2)教育水平:被试的受教育水平会影响到其对测评工具的反应,相当多的评估工具需要有一定的教育水平,如人格测验、临床自评量表等。较低的受教育水平影响被试对问卷的理解,因而会影响测验结果。

(3)问题性质:不同性质的问题其自我认识与态度不同,对测评工具的反应也不同,对于神经症这类自我感觉不良、倾诉欲望强烈的被试,症状自评量表常常能够提供丰富的临床信息,而对于精神病性心理障碍则难以获得有价值的信息;同样的测评工具对于被试的精神状态不同其临床意义也不同,如人格测验对于正常的被试来说,其结果反映的是被试的人格特征;但对于处于精神病性障碍或抑郁症患者来说,其结果反映的是被试的精神病理特征。因此,只有在明确问题性质之后选择评估工具才能够达到评估的预期目的。

(4)其他因素:心理评估是根据被试对评估工具的反应来做出判断的,凡是影响反应能力的因素都有可能会影响评估结果。如严重痴呆或者重度智力发育迟滞患者往往难以完成韦克斯勒测验,采用更简便的智力测验工具可能获得更有价值的信息;严重的躯体疾病会影响被试对测评工具的反应,因而也会造成测评结果的偏差;需要持续较长时间的测评被试往往难以完成;此外,环境因素与心理应激也会影响测评结果。因而选择测评工具需要综合考虑。

(三) 实施心理测评

实施心理测评过程中需要观察被试对心理测评的态度、合作程度、理解能力、反应速度等。合作与理解是确保测评结果准确可靠的重要条件。因此,测评前需要告知被试测评的目的和测评中应注意的事项,然后以清晰标准的语音速度朗读测评指导语。测评开始后应进行计时,虽然多数测评没有时间限制,但被试完成测评的速度在一定程度上也反映了其心理状态,对于测评结果的解释具有一定的意义。测评过程中应注意观察被试行为动作的变化,测评结束后应对被试的合作给予鼓励。

(四) 计算测评结果

被试完成心理测评所需要的操作反应后,通常需要对收集到的反应信息进行计算分析。目前多数心理测评的计算分析过程采用了计算机分析,个别测评工具采用"套板"方式查找因子分并换算出标准分,也有一些简便的测评工具可以直接采用手工方法计算。

(五) 测评报告、解释及建议

心理测评的结果主要是根据常模的分布进行解释,同时对被试具体的心理问题性质及在测评过程中的心理行为表现进行补充说明。然后在此基础上根据被试的问题提出解决的建议,建议要针对申请人的要求。在测评估过程中发现新问题时,对新问题的解决办法也要包括在建议中。

📖 知识链接

对心理评估者的心理素质与职业道德的要求

由于心理评估的对象是具有复杂心理活动的人,因此要做好心理评估,不仅对心理评估者的业务素质有严格的要求,在心理素质与职业道德方面也有较高的要求。心理评估者应人格健全,善于与人交往,乐于助人,尊重当事人,耐心细致,有接纳和共情的能力;能与当事人建立良好的协调关系,使心理评估能够顺利实施;管理好用于心理评估的工具;严肃认真、客观慎重地对待心理评估工作,确保其科学性与公正性;保护被评估者的利益,尊重其人格,保护其隐私(如果对其自身或第三者构成危害时,应采取适当措施加以干预),杜绝因其他不必要的原因增加病人或当事人的痛苦和损失。同时,心理评估者要有爱人之心,仁爱之心,还要有救人之志,要把帮助别人作为自己的价值追求,不断地提升个人的专业技能,这样才能够更好地帮助他人,在帮助他人的同时也提升自己。

第二节 智 力 测 验

在教育、临床医学、司法鉴定、人事管理等许多领域中,常常需要对智力进行评估。智力测验是评估智力的主要方法,常用的智力测验有韦克斯勒成人智力测验、比奈-西蒙智力测验和瑞文联合智力测验等。

一、韦氏成人智力量表

韦克斯勒成人智力测验在国际上应用广泛,是一个标准化水平较高的测验。韦克斯勒认为智力是多种能力的综合,因此,他设计了 11 个分测验,综合考查智力的各个方面。韦氏成人智力量表修订版包括言语测验和操作测验两个部分。其中言语测验表有 6 个分量表,操作测验有 5 个分量表。

各分测验的主要内容及功能如下:

(一) 言语测验

1. 知识　这部分有 29 个涉及广泛知识的题目,要求被试用几句话或几个数字回答。反映了被试知识的广度、一般学习能力,并可以此评价被试的文化背景。

2. 领悟　这部分包括 16 个题目,要求被试说明在某种情形下的最佳活动方式,为什么要遵守社会规则以及解释常用成语。该测验主要考查普通常识、判断能力、运用实际知识解决问题的能力、对伦理道德和价值观念的理解能力。

3. 算术　这部分包括 14 道小学程度的算术文字题,主试口头提问,被试心算并口头回答。该测验主要测量顺序推理能力、计算和解决问题的能力以及集中思想的能力。

4. 相似性　这部分包括 14 对名词,要求被试说出每对事物的相同点。主要测量逻辑思维能力、抽象概括能力、分析能力,是智力的很好测量指标。

5. 背数　这部分包括顺背和倒背两部分。该分测验主要用于测量短时记忆能力和注意力。

6. 词汇　这部分将 35 个难度逐渐加大的词,以文字形式呈现给被试,要求被试说出每个词的意思。该量表考查言语理解能力,与抽象概括能力有关,能在一定程度上指出被试的知识范围和文化背景,是测量智力 G 因素的最佳指标。

(二) 操作测验

1. 数字符号　这部分让被试依据事先提供的数字 - 符号关系,在给出的数字下面填写相对应的符号。属于速度测验,有时间限制,主要考查一般学习能力、知觉辨识速度和灵活性、简单感觉运动的持久力、建立新联系的能力和反应速度等。

2. 填图　这部分包括 20 张图片,每张图片皆有意缺少某些部分,让被试指出图中缺少的部分。该测验主要考查视觉记忆、视觉辨认能力以及区分主要特征与不重要细节的能力。

3. 图片排列　这部分包括 10 张图片,每组图片均有一定的情节,以打乱的顺序呈现给被试,要求被试按适当顺序排列组成一个有意义的故事。该测验可以考查被试的知觉组织能力、分析综合能力,以及观察因果关系、社会计划性、预期力和幽默感等方面的特征。

4. 积木图案　主试呈现 9 张红白相间的几何图案卡片,让被试用提供的 9 块积木拼成卡片中的图案。该测验考查分析综合能力、知觉组织以及视觉 - 运动综合协调能力。对于诊断知觉障碍、分心、老年衰退具有很高的效度。

5. 图形拼凑　这部分包括 4 套拼板,要求被试把一套切割成几块的零散拼板组合成一个熟悉物体的完整画面。该测验主要考查概括思维能力和知觉组织能力、辨别部分与整体关系的能力,可了解被试的知觉类型。

韦氏成人智力量表修订版的记分与解释方法较复杂。首先,按各项目评分标准对每题评分,然后每一项目内的各题得分相加得到每一项目的原始分(粗分)。其次,查原始分与量表分转换表,将原始分转换成量表分。该量表分是以 10 为平均分、3 为标准差的标准分数,分数全距是 1 分到 19 分。再次,将语言测验的 6 个项目量表分相加,得语言评分,同样将操作测验的 5 个项目量表分相加得操作评分,将测验 11 个项目的量表分相加得测验总分。最后根据年龄查常模表将语言评分、操作评分和测验总分分别转换成语言智商、操作智商和总智商。测验可以用 11 个项目的量表分和 3 个智商进行解释。

1982 年,在龚耀先教授主持下修订出版了中国修订版韦氏成人智力量表(WAIS-RC)。该修订版根据我国文化背景,依据我国常模团体的测验结果对测验项目顺序做了适当调整。其主要变动在于根据我国的国情分别建立了农村和城市两套常模。

二、比奈 - 西蒙智力测验

比奈 - 西蒙智力测验是由法国心理学家比奈(A. Binet)和医生西蒙(T. Simon)编制的。他们根据当时法国教育实践的需要,共同研究智力低下儿童的诊断方法,以帮助改进教育方式,于 1905 年发表了《诊断异常儿童智力的新方法》,这是世界上出现的第一套智力测验工具,被人们称为"比奈 - 西蒙智力量表"。

1905 年的比奈 - 西蒙智力量表经使用证实具有较高的信度。但在使用中也发现存在许多缺点,因此比奈和西蒙在 1908 年对量表进行了修改,新量表的变化主要体现在 3 个方面:①增加了测验项目,由原来的 30 个增加到 59 个;②删去了一些需要通过专门训练才能完成的特殊项目;③测验项目自 3 岁至成年人按年龄编排,每一年龄都有一定数量的项目。每个项目的确定,是依各个不同年龄对象的测验成绩为基础。测验结果以智力年龄表示,这是第一个年龄量表。

1911 年比奈根据自己和其他人使用的经验,对量表又做了一次修订。新修订的版本被称为"1911 年智力量表"。与 1908 年量表相比,主要有以下 3 点修正:①删去了 9 个旧的测验项目,增加了 4 个新的测验项目,总共 54 个,并且重排项目的顺序;②除 4 岁组仅 4 个项目外,其他各年龄组的测验项目均改为 5 个;③取消了 11 岁组和 13 岁组,增加了 15 岁组、成人组。

在测验中使用智力年龄(mental age,MA),是比奈的创举。用智力年龄表示智力高低,简单明了、容易理解。如一个 6 岁儿童能解答通过 6 岁的测验项目,而不能解答通过 7 岁的测验项目,他的智力年龄就是 6 岁,属于正常智力水平或普通智力水平。另外,将智力年龄与实际年龄相比,可清楚地看出一个人的智力相对高低程度。如一个儿童的生理年龄,即他的实际年龄(chronological age,CA)是 6 岁,而通过了 8 岁的测验项目,则他是比较聪明的孩子;相反,如果他只能通过 4 岁的测验项目,那么认为他是比较笨的孩子。

比奈 - 西蒙智力量表现在已极少使用,但它作为世界上第一套智力测验量表,开创了智力的定量评估,有着不可磨灭的历史功绩。

三、瑞文联合智力测验

瑞文测验是由英国心理学家瑞文(J. C. Raven)于 1938 年编制的一种非文字智力测验。该测验分为标准型、彩色型和高级渐进方阵三套测验。标准型是瑞文测验的基本型,适用于 6 岁以上的被试者;彩色型适用于 5.5~11.5 岁的儿童及智力落后的成人;高级渐进方阵的难度更大,是对标准型测验得分高于 55 分的被试者进行更为精细的区分评价。为了实际测试的需要,1989 年李丹、王栋等人完成了标准型和彩色型合并本联合型瑞文测验中国修订版的成人、城市和农村儿童三个常模的制定工作。使整个测量的上下限延伸,适用范围扩大到 5~75 岁。联合型瑞文测验一般可团体进行,幼儿、智力低下者和不能自行书写的老年人则可个别施测。

该测验由 72 幅图案构成,分为 A、A_B、B、C、D、E 6 个单元,每单元 12 题。前 3 个单元为彩色,后 3 个单元为黑白。每一个题目由一幅缺少一小部分的大图案和 6~8 个小图案的答题选项组成,被试者根据题目中隐藏的一系列抽象符号与图案的构成规律,选择出合适的答题项目。

施测时一律采用二级评分,即答对给 1 分,答错给 0 分。被试在这个测验上的总得分就是他通过的题数,即测验的原始分数。本测验的量表分数是先将被试的原始分数换算为相应的百分等级,再将百分等级转化为 IQ 分数。联合型瑞文测验也是采用离差智商的计算法,但因测题形式不同于韦氏成人智力量表,故智商的分级标准也不同于韦氏智商。

第三节　人　格　测　验

人与人之间心理的差异最突出地体现在人格上,每一种人格理论都假定个体差异的存在及差异的可测量性,并依据本学派的理论采用不同的方法评估人格。人格评估就是对人格进行全面系统的描述与评价,在心理诊断、心理治疗和咨询、司法鉴定、人事选拔及人格研究等多个领域有广泛的用途。评估个体人格的技术和方法很多,其中使用最多的就是人格测验(personality test)。常用的人格测验通常分为两大类:一类是结构不明确的投射测验,其刺激材料为意义不明确的各种图形或墨迹,如罗夏墨迹测验(Rorschach inkblot test, RIT)、主题统觉测验(Thematic apperception test, TAT)、画人测验等;另一类是结构明确的问卷或调查表。我国临床心理学工作者所偏好的评估方法是后者,也称自陈量表。临床上常用的人格自陈量表有明尼苏达多项人格调查表、卡特尔 16 项人格因素问卷、艾森克人格问卷、大五人格测验、五态人格测验等。

一、明尼苏达多项人格测验

明尼苏达多项人格测验(Minnesota Multiphasic Personality Inventory, MMPI)由美国明尼苏达大学教授哈特卫(S. R. Hathaway)和麦金利(J. C. Mckinley)于 1943 年合作编制而成。该测验迄今为止已被翻译成多种文字版本达 100 多种,广泛应用于人类学、心理学和医学领域,是世界上最常引用的人格量表。我国宋维真等人于 1980 年开始 MMPI 的修订工作,1984 年完成修订并建立了中国常模。

MMPI 是根据经验效标法建立起来的自陈量表,有 566 道题目和 399 道题目两个版本,题目内容非常广泛,包括身体各方面的情况、精神状态、家庭、婚姻、宗教、政治、法律、社会等方面的态度和看法。被试根据自己的实际情况对每个题目作出"是"与"否"的回答,若确实不能判定则不作答。然后,根据被试的答案纸计算分数并进行分析,每一被试均可从各分量表的得分获得一个人格剖面图。MMPI 适用于年满 16 岁,具有小学毕业的文化水平,无影响测验结果的生理缺陷者。在临床工作中,MMPI 常用 4 个效度量表和 10 个临床量表。

(一) 效度量表

1. 疑问 Q(question)　对问题不做是否回答及对是否都进行反应的项目总数,或称"无回答"的得分。高得分者表示逃避现实,若在 566 题目的版本中原始分超过 30 分、在 399 题目的版本中原始分超过 22 分,则提示临床量表不可信。

2. 说谎 L(lie)　共 15 个题目,是追求过分的尽善尽美的回答。L 量表原始分超过 10 分时,则测验无效。高 L 分提示被试对症状汇报不真实,因而使测验的效度不可靠。在选择实验的被试时,L 得分在 6 分以上者,最好避免选用。

3. 诈病 F(validity)　共 64 个题目,多为一些比较古怪或荒唐的题目。如果测验有效,F

量表是精神病程度的良好指标,其得分越高暗示着精神病程度越重。正常人如分数高则表示被试不认真、理解错误,表现出一组互相无关的症状,或在伪装疾病。

4. 校正分 K(correction)　也称修正量表,共 30 个题目,是对测验态度的一种衡量,其目的有两个:一是为了判别被试接受测验的态度是不是隐瞒,或是防卫的;二是根据这个量表修正临床量表的得分,即在几个临床量表上分别加上一定比例的 K 分。高分者表明对测验具有较强的自我防御态度。

(二) 临床量表

1. 疑病量表(hypochondriasis,Hs)　测量被试对身体功能的异常关心。得分高者即使身体无病,也总是觉得身体欠佳,表现为疑病倾向。量表 Hs 得分高的精神科患者,往往有疑病症、神经衰弱、抑郁等临床诊断。

2. 抑郁量表(depression,D)　测量被试的情绪低落问题。高分表示被试情绪低落,缺乏自信,无望,有自杀观念。得分高者常被诊断为抑郁性神经症和抑郁症。

3. 癔症量表(hysteria,Hy)　测量被试对心身症状的关注以及敏感、自我中心等特点。高分反映被试自我中心、自私、期待更多的爱抚和注意,与人的关系肤浅、幼稚。若是精神科患者,往往被诊断为癔症。

4. 精神病态性偏倚量表(psychopathic deviation,Pd)　测量被试的社会行为偏离特征。高分反映被试脱离一般的社会道德规范,蔑视社会习俗、社会适应不良,常有复仇攻击观念,并不能从惩罚中吸取教训。在精神科的患者中,多诊断为人格异常,包括反社会人格和被动攻击性人格。

5. 男子气或女子气量表(masculinity-femininity,Mf)　测量男子女性化、女子男性化的倾向。男性高分反映被试敏感、爱美、被动等女性倾向。女性高分则反映粗鲁、好攻击、自信、缺乏情感、不敏感等男性化倾向。在极端的高分情况下,则应考虑有同性恋倾向和同性恋行为。

6. 妄想量表(paranoia,Pa)　测量被试是否具有病理性思维。高分提示被试具有多疑、孤独、烦恼及过分敏感等性格特征。如 T 分超过 70 分则可能存在偏执妄想,尤其是合并 F、Sc 量表分数升高者,极端的高分者极可能被诊断为精神分裂症偏执型和偏执性精神病。

7. 精神衰弱量表(psychasthenia,Pt)　测量被试精神衰弱、强迫、恐怖或焦虑等神经症特征。高分提示被试有高度紧张、严重焦虑、强迫观念、恐怖以及内疚感等反应。Pt 量表与 D 和 Hs 量表同时升高则是一个神经症剖析图。

8. 精神分裂症量表(schizophrenia,Sc)　测量被试思维异常和行为古怪等精神分裂症的一些临床特点。高分提示被试思维怪异,行为退缩,可能存在幻觉妄想,情感不稳。极高的分数(T>80)者可表现妄想、幻觉、人格解体等精神症状及行为异常。几乎所有的精神分裂症患者 T 分都在 80~90 分,如只有 Sc 量表高分,而无 F 量表 T 分升高,常提示为类分裂性人格。

9. 躁狂症量表(mania,Ma)　测量被试情绪激动、过度兴奋、易激惹等轻躁狂症的特征。高分反映被试联想过多过快、活动过多、精力过分充沛、乐观、无拘束、观念飘忽、夸大而情绪高昂、情感多变等特点。极高的分数者,可能表现情绪紊乱、反复无常、行为冲动,也可能有妄想。量表 Ma 得分极高(T>90)可考虑为躁郁症的躁狂相。

10. 社会内向量表(social introversion,Si)　测量被试社会化倾向。高分提示被试性格内向、胆小、退缩、不善交际、过分自我控制等。低分反映被试性格外向、爱交际、健谈、冲动、不受拘束等。

各量表结果采用 T 分形式,可在 MMPI 剖析图上标出。如果 T 分在 70 以上(按美国常模),或 T 分在 60 以上(中国常模),便视为可能有病理性异常表现或某种心理偏离现象。但在具体分析时应结合各量表 T 分高低情况进行综合分析评价。例如精神疾病患者往往是

D、Pd、Pa 和 Sc 分高,在 MMPI 剖析图上呈现出"右高左低"的模式;而神经症患者往往是 Hs、D、Hy 和 Pt 分高,在 MMPI 剖析图上呈现出"左高右低"的模式。

另外,在结果判定时常常根据两点编码进行分析,即在 10 个临床量表中选择超过 60 分 (中国常模)以上的两个最高分数组成两点编码,然后,依据两点编码组合来分析其临床意义。如 13/31 两点编码多见于神经症的疑病症,68/86 两点编码则多见于偏执型人格、分裂型人格和精神分裂症。

二、卡特尔 16 项人格测验

卡特尔 16 项人格测验(Sixteen Personality Factor Questionnaire,16PF)是美国伊利诺伊州立大学卡特尔(R. B. Cattell)教授根据人格特质学说,采用因素分析法编制而成的一种精确可靠的测验。16PF 属于团体施测的量表,也可以个别施测。凡是有相当于初中以上文化程度的青、壮年和老年人都可以适用。

16PF 英文原版共有 A、B、C、D、E 式 5 种版本:A、B 为全版本,各有 187 个题目;C、D 为缩减本,各有 106 个题目;E 本有 128 个题目,适合于文化水平较低的被试。16PF 主要用于确定和测量正常人的基本人格特征,并进一步评估某些次级人格因素。1970 年经刘永和、梅吉瑞修订,将 A、B 版本合并,发表了中文修订本及全国常模。合并本共有 187 个测题,分成 16 个因素,每个因素包括 10~13 个测题。16PF 结果采用标准分(Z 分),每一因素的标准分 1~3 分为低分,8~10 分为高分。根据被试在各因素上的得分,即可了解被试的人格特征。

16 种人格因素及其意义如下:

因素 A:乐群性,高分者外向、热情、乐群;低分者缄默、孤独、冷淡。

因素 B:聪慧性,高分者聪明、富有才识、善于抽象思维;低分者迟钝、学识浅薄、抽象思维能力弱。

因素 C:稳定性,高分者情绪稳定而成熟,能面对现实;低分者情绪激动,易烦恼。

因素 E:恃强性,高分者好强固执、独立积极;低分者谦虚、顺从、通融、恭顺。

因素 F:兴奋性,高分者轻松兴奋、随遇而安;低分者严肃审慎、冷静寡言。

因素 G:有恒性,高分者有恒负责、做事尽职;低分者权宜敷衍、原则性差。

因素 H:敢为性,高分者冒险敢为,少有顾忌,主动性强;低分者害羞、畏缩退却、缺乏自信心。

因素 I:敏感性,高分者细心、敏感、好感情用事;低分者粗心、理智、着重实际。

因素 L:怀疑性,高分者怀疑、刚愎、固执己见;低分者信赖随和、易与人相处。

因素 M:幻想性,高分者富于想象、狂放不羁;低分者现实、脚踏实地、合乎成规。

因素 N:世故性,高分者精明、圆滑、世故、人情练达、善于处世;低分者坦诚、直率、天真。

因素 O:忧虑性,高分者忧虑抑郁、沮丧悲观、自责、缺乏自信;低分者安详沉着、有自信心。

因素 Q_1:实验性,高分者自由开放、批评激进;低分者保守、循规蹈矩、尊重传统。

因素 Q_2:独立性,高分者自主、当机立断;低分者依赖、随群附众。

因素 Q_3:自律性,高分者知己知彼、自律谨严;低分者矛盾冲突、不顾大体。

因素 Q_4:紧张性,高分者紧张困扰、激动挣扎;低分者心平气和、闲散宁静。

16PF 的优点是高度结构化,实施方便,记分、解释都比较客观。与其他类似的测验相比较,16PF 能以同等的时间(约 40min)测量更多方面主要的人格特质,并可作为了解心理障碍的个性原因及心身疾病诊断的重要手段,也可用于人才的选拔。

三、艾森克人格测验

艾森克人格测验(Eysenck personality questionnaire,EPQ)是英国伦敦大学艾森克(H. J. Eysenck)夫妇于 1952 年编制的,其理论基础是艾森克提出的人格三维度理论,分儿童(7~15 岁)和成人(16 岁以上)两种类型。经过多次修订,在不同人群中测试,已经获得可靠的信度和效度,在国际上广泛应用。英文原版的艾森克成人问卷中有 101 个项目,儿童问卷中有 97 个项目。中国版由龚耀先教授主持修订,修订后的儿童问卷和成人问卷各由 88 个项目组成。每种形式都包括 4 个分量表,即内向 - 外向(E)、神经质(N)、精神质(P)和掩饰性(L),前三者分别代表艾森克人格结构的三个维度,最后一个为效度量表。

EPQ 的常模采用 T 分数。根据被试者的性别和年龄将被试者各量表的原始分对照常模表分别转化成 T 分数,根据各维度 T 分的高低来判断人格倾向和特征。

各量表得分的意义简要解释如下:

(一) 内向 - 外向(E)

分数高表示人格外向,如好交际,渴望刺激和冒险,情感易于冲动。分数低表示人格内向,如好静,富于内省,不喜欢刺激,喜欢有秩序的生活方式,情绪比较稳定。

(二) 神经质(N)

反映的是正常行为,并非指神经症。分数高表示常常焦虑、郁郁不乐、忧心忡忡,遇到刺激有强烈的情绪反应,甚至出现不够理智的行为。分数低表示情绪反应缓慢且轻微,很容易恢复平静,通常稳重、性情温和、善于自我控制。

(三) 精神质(P)

并非指精神病,它在所有人身上都存在,只是程度不同。但如某人表现出明显程度,则易发展成行为异常。高分者可能是孤独、不关心他人,难以适应外部环境,不近人情,感觉迟钝,与他人不友好,喜欢寻衅搅扰,喜欢做奇特的事情,并且不顾自己行为的危险。低分者能与人相处,能较好地适应环境,态度温和、善解人意。

(四) 掩饰性(L)

测量被试的掩饰、假托及自身隐蔽,或者测定其朴实、幼稚水平,以识别被试者回答问题时的诚实程度。

艾森克还将 N 维度和 E 维度组合,进一步分出外向稳定(多血质)、外向不稳定(胆汁质)、内向稳定(黏液质)、内向不稳定(抑郁质)四种典型气质。这四种典型气质的主要特征如下:

多血质:善于领导,无忧虑,活泼,悠闲,易共鸣,健谈,开朗,善交际。

胆汁质:主动,乐观,冲动,易变,易激动,好斗,不安定,易怒。

黏液质:镇静,性格平和,可信赖,有节制,平静,沉思,谨慎,被动。

抑郁质:文静,不善交际,缄默,悲观,严肃,刻板,焦虑,忧郁。

EPQ 的项目较少,易于测查。既可以团体施测,也可以个别进行;项目内容较适合我国的情况,在我国是临床应用最为广泛的人格测验,但其反映的信息量相对较少,因而所反映的人格特征类型有限。

第四节 神经心理测验

神经心理测验是神经心理学研究的重要方法之一,用于人类脑功能的评估,包括感知觉、运动、言语、注意、记忆、思维等。它可用于正常人,更常用于脑损伤患者的临床诊断和严重程度评估。

一、神经心理筛选测验

该类测验只有一种项目形式,用于筛查患者有无神经病学问题,并初步判断是器质性或功能性问题,以决定患者是否进行更全面的神经心理功能和神经病学检查。

1. 本德格式塔测验(Bender Gestalt test) 为本德(L. Bender)于1938年编制,主要测查空间能力。要求被试临摹一张纸上的9个几何图形,根据临摹错误多少和错误特征判断测验结果。目前此测验常作为简捷的空间能力测查和有无脑损伤的初步筛查工具。我国已有该测验的较大样本常模。

2. 威斯康辛卡片分类测验(Wisconsion card sorting test, WCST) 它所测查的是抽象思维能力,即根据以往经验进行分类、概括、工作记忆和认知转移的能力。检查工具由4张模板和128张卡片构成。4张模板上分别为一个红三角形,二个绿五角星,三个黄十字形和四个蓝圆。卡片上有不同形状(三角形、五角星、十字形、圆形)、不同颜色(红、黄、绿、蓝)、不同数量(1、2、3、4)的图形。要求被试根据四张模板对128张卡片进行分类,测试时不告诉被试分类的原则,只说出每次测验是否正确。该测验已在我国广泛应用。

3. 本顿视觉保持测验(Benton visual retention test, BVRT) 为本顿(A. L. Benton)于1955年所编制,适用年龄为5岁以上。本测验有三种不同形式的测验图(C、D、E式)。我国唐秋萍、龚耀先于1991年修订了该测验。此测验主要用于脑损伤后视知觉、视觉记忆、视觉空间结构能力的评估。

4. 快速神经学甄别实验(quick neurological screening test, QNST) 为马蒂(M. Mutti)等所编,主要用于测量与学习有关的综合神经功能。主要测量运动发展,控制粗大与精细肌肉运动的技巧,运动和计划的顺序性,速度和节奏感,空间组织,视知觉和听觉技巧,平衡和小脑前庭功能,学习相关功能等。程灶火、姚树桥(1994年)初步应用该测验结果表明,QNST对学习困难儿童具有较好的鉴别作用。

5. 皮肤电反应(galvanic skin response, GSR) 测量的是全身最大的器官——皮肤的电阻。GSR是衡量个体内部状态的较可信参数,从生理角度而言,它能反映汗腺活动及交感神经系统的变化。交感兴奋导致汗腺活动增加,进而引起电阻的增加,电阻的微弱变化,都能通过手掌或指尖的电极反映出来。GSR也被用于焦虑和紧张水平的研究,还可用作测谎仪的一部分。

6. 斯特鲁普实验(stroop test) 要求被试看着一系列色彩词,说出这些词的实际色彩,测验分两个阶段进行。第一阶段,词语和色彩是匹配的,第二阶段则是不匹配的,如红笔写的"蓝"字。该测验通过记录两个阶段的反应时间、两者之差、第二阶段的错误率,来测查被试注意力的灵活性、选择性。该测验常用于注意缺陷多动综合征、阿尔茨海默病等的粗略筛选。

7. 线段中分测验(line bisection test) 要求被试在没有尺子、不把纸对折的条件下,画出A4纸上数条水平线段的中点,往某侧的偏移往往指示存在对侧空间的相对忽视。临床研究证实,在某些特殊情况下,单侧大脑病变患者会持续地犯某种方向特异性的错误。如右顶叶病变患者,存在对左侧空间的忽视,在测验时会把中点标在实际位置的右侧。因此,该测验能区分大脑右侧病变、左侧病变、双侧弥漫性病变患者及健康对照,还可作为对疾病预后的评估手段,如急性中风。该测验进行前须考察被试的利手。另外,被试的年龄、性别、文化背景,测验时目测方向,所用的手等因素都会影响对中点的判断。

二、成套神经心理测验

成套神经心理测验有多种项目形式,能较全面地测量神经心理功能。它一般含有多个分测验,各分测验形式不同,分别测量一种或多种神经心理功能,从而可以对神经心理功能作较全面的评估。

成套神经心理测验(Halsted-Reitan neuropsychological battery,HRB)为霍尔斯特德(W. G. Halsted)编制,瑞坦(R. M. Reitan)加以发展而成。用于测查多方面的心理功能或能力状况,包括感知觉、运动、注意力、记忆力、抽象思维能力和言语功能等。此测验有成人、儿童、幼儿三式,我国学者对其进行了修订。以下是我国修订的 HRB 成人式的 10 个分测验:

1. 范畴测验(the category test)　要求被试通过尝试错误,发现一系列图片(156 张)中隐含的数字规律,并在反应仪上作出应答,测查被试分析、概括、推理等能力,此测验有助于反映额叶功能。

2. 触摸操作测验(the tactual performance test)　要求被试在蒙着双眼的情况下,凭感知觉将不同形状的形块放入相应的木槽中。分利手、非利手、双手三次操作,最后使之回忆这些形块的形状和位置。此测验测查被试触知觉、运动觉、记忆能力,手的协同与灵活性,而左右侧操作成绩比较有助于反映左右半球功能差异。

3. 节律测验(the rhythm test)　要求被试听 30 对音乐节律录音,辨别每对节律是否相同,测查注意力、瞬间记忆力和节律辨别能力。此测验有助于了解右半球功能。

4. 手指敲击测验(the finger tapping test)　要求被试分别用左右手示指快速敲击计算器的按键,测查精细运动能力。比较左右手敲击快慢的差异有助于反映左右半球粗细运动控制功能差异。

5. Halsted-Wepman 失语甄别测验(Halsted-Wepman aphasia screening test)　要求被试回答问题,复述问题,临摹图形,执行简单命令,测查言语接受和表达功能,以及有无失语。

6. 语声知觉测验(speech-sounds perception test)　共有 30 个(对)词,要求被试者在听到一个单词或一对单词的发音(录音)后,从 4 个备选词中找出相应的词。测查被试者注意力和语音知觉能力。

7. 侧性优势检查(lateral dominance test)　通过对被试者写字、投球、拿东西等动作的询问和观察,判断其利手或利侧,进一步判断言语优势半球。

8. 握力测验(grip strength test)　要求被试者尽其最大力量,分别用左右手紧握握力计。测查运动功能。比较左右握力有助于了解左右半球功能和运动功能差异。

9. 连线测验(trail making test)　测验分甲乙两种形式,甲式要求被试者将一张 16 开纸上散在的 25 个阿拉伯数字按顺序连接;乙式除数字系列外,还有英文字母系列,要求被试者按顺序交替连接阿拉伯数字和英文字母。测查空间知觉、眼手协调、思维灵活性等能力。

10. 感知觉障碍检查(sensory perceptual disturbance test)　包括听觉检查、视野检测、脸手触觉辨认、手指符号辨认和形状辨认等 6 个方面,测查有无周边视野缺损、听觉障碍、触觉和知觉障碍,以及了解大脑两半球功能的差别。

每一分测验有不同的划界常模,即区分有无病理的临界分。根据划入病理范围的分测验分数可计算出损伤指数,即属病理的测验分数除以总测验分数,临床上可依据损伤指数大小辅助判断脑损伤严重程度。HRB 常与其他测验联用,使脑功能评估更为全面。

第五节　临床评定量表

临床评定量表是指临床心理卫生领域中经常使用的较简便的心理测评工具。临床评定量表在临床医疗和研究中已经被广泛应用。包括反映心理健康状况的症状评定量表、典型行为的评定量表以及与心理应激有关的生活事件量表等。心理量表具有数量化、客观、可比较和简便易用等特点。常用的心理量表有症状自评量表 SCL-90、A 型行为类型评定量表、抑郁评定量表、焦虑评定量表和生活事件量表等。

一、症状自评量表

症状自评量表(Self-report Symptom Inventory),又名 90 项症状清单(Symptom Checklist-90,SCL-90)。该量表由迪洛格迪斯(L. R. Derogatis)于 1973 年编制,在国外应用颇广,20 世纪 80 年代引入我国,随即广泛应用。SCL-90 适用于 14 岁以上的青少年、成年和老年人,并且要求文化程度具有初中及以上水平,以及除痴呆和重度精神病之外的各种心理障碍患者。临床应用证实此量表的评估有比较高的真实性,具有内容大,反映症状丰富,更能准确刻画患者的自觉症状等优点,能较好地反映患者的病情及其严重程度和变化,是当前心理门诊中应用最广的一种自评量表。

SCL-90 由 90 个反映精神症状的项目组成,按照症状群划分为 10 个因子,涵盖了比较广泛的精神病症状学内容,如感觉、思维、意识、情感、行为、人际关系、饮食睡眠等,将未列入的其他 7 项,作为第 10 个因子来处理。SCL-90 的 10 个因子的含义及所包含的项目如下:

1. 躯体化 该因子主要反映主观的身体不适感,包括心血管、消化、呼吸系统的主诉不适和头痛、背痛、肌肉酸痛等其他躯体症状。如"恶心或胃部不舒服;一阵阵发冷或发热"。包括 1、4、12、27、40、42、48、49、52、53、56、58 共 12 项。

2. 强迫症状 该因子主要指那些明知没有必要,但又无法摆脱的无意义的思想、冲动和行为等表现,还有一些比较一般的认知障碍(如"脑子变空了,记忆力不行")的行为表现。如"感到难以完成任务;担心自己的衣饰整洁及仪态的端正"。包括 3、9、10、28、38、45、46、51、55、65 共 10 项。

3. 人际关系敏感 该因子主要反映某些个人的不自在感与自卑感,尤其是在与其他人相处时更为突出。如"同异性相处时感到害羞不自在;感到人们对你不友好,不喜欢你"。包括 6、21、34、36、37、41、61、69、73 共 9 项。

4. 抑郁 代表性症状是忧郁苦闷的情感与心境,还以生活兴趣的减退、缺乏动力、丧失活力等为特征,也反映失望、悲观以及与抑郁相联系的认知和躯体方面的感受。此外,还包括与死亡有关的思想和自杀观念。如"对事物不感兴趣";"感到受骗、中了圈套"或"有人想抓住你"。包括 5、14、15、20、22、26、29、30、31、32、54、71、79 共 13 项。

5. 焦虑 一般是指烦躁、坐立不安、神经过敏、紧张以及由此产生的躯体症状,如震颤等。本因子的主要内容是测定游离不定的焦虑及惊恐发作,还包括一项反映解体感受的项目,如"神经过敏,心中不踏实;感到害怕"。包括 2、17、23、33、39、57、72、78、80、86 共 10 项。

6. 敌对 主要从思想、感情及行为三个方面来反映患者的敌对表现。其项目包括厌烦的感觉、摔物、争论直至不可抑制的冲动爆发等各方面。如"自己不能控制地大发脾气;容易烦恼和激动"。包括 11、24、63、67、74、81 共 6 项。

7. 恐怖 主要反映传统的恐怖状态或广场恐怖症。恐怖的对象包括出门旅行、空旷场地、人群或公共场合及交通工具。此外,还有反映社交恐怖的项目,如"害怕空旷的场所或街道;怕乘电车、公共汽车、地铁或火车"。包括 13、25、47、50、70、75、82 共 7 项。

8. 偏执 本因子是围绕偏执性思维的基本特征而制订,包括投射性思维、敌对、猜疑、关系妄想,被动体验和夸大等精神症状,如"感到大多数人都不可信任;感到有人在监视你,谈论你"。包括 8、18、43、68、76、83 共 6 项。

9. 精神病性 主要反映幻听、思维播散、被控制感等精神分裂症症状,如"听到旁人听不到的声音；旁人能知道您的私下想法"。包括 7、16、35、62、77、84、85、87、88、90 共 10 项。

10. 其他　包括 19、44、59、60、64、66、89 共 7 个项目，未归入任何因子，作为第 10 个因子来处理，主要反映睡眠和饮食等情况，如"吃得太多；睡得不稳不深"。

SCL-90 采用 5 级(0~4 或 1~5)评分制。即无、轻度、中度、偏重、严重。其中"轻、中、重"的具体涵义由受检者自己去体会，不必作硬性规定。计算时，"无"记 1 分，"轻度"记 2 分，以此类推。SCL-90 评定的时间范围是"最近一周"或"现在"。

统计指标与结果分析：

总分：是指 90 个项目所得分之和。

总均分 = 总分 /90，表示从总体来看，受检者其自我感觉介于 1~5 的哪个范围内。

阳性项目数：是指评为 2~5 分的项目数。

阴性项目数：是指评为 1 分的项目数。

阳性症状均分 =(总分 – 阴性项目数)/ 阳性项目数。表示"有症状"项目中的平均得分，可以看出该患者自我感觉不佳的程度究竟在哪个范围内。

因子分 = 组成某一因子的各项目总分 / 组成某一因子的项目数

SCL-90 包括 10 个因子，每一个因子反映出患者某一方面症状的痛苦情况，通过因子分可以了解症状分布的特点。若任一因子分大于等于 2，则表明在该因子所测的方面存在一定的问题，应引起注意。

二、典型行为评定

典型行为的评定通常采用 A 型行为类型评定量表。A 型行为类型的评定工作是从美国临床医师弗雷德曼等在 20 世纪 50 年代对冠心患者的性格或行为表现进行系统和科学的观察与研究开始的。目前 A 型行为类型评定量表有很多。国内在张伯源主持下，已修订一个适合我国的 A 型行为类型评定量表，量表采用问卷形式，由 60 个题目组成，包括三部分：① "TH"，有 25 题，反映时间匆忙感、紧迫感和做事快等特征；② "CH"，有 25 题，反映争强好胜，怀有戒心或敌意和缺乏耐性等特征；③ "L"，有 10 题，为测谎题。由被试根据自己的实际情况进行回答。

计分及评估方法：在"TH"25 问题中，第 2,3,6,7,10,11,19,21,26,29,34,38,40,42,44,46,50,53,55,58 题的回答为"是"和第 14,16,30,54 题的回答为"否"的每题各得 1 分。在"CH"25 问题中，第 1,5,9,12,15,17,23,25,27,28,31,32,35,39,41,47,57,59,60 题回答"是"和第 4,18,36,45,49,51 题回答"否"的，每题各得 1 分。在"L"10 问题中，第 8,20,24,43,56 题的回答为"是"和第 13,33,37,48,52 题回答"否"的每题各得 1 分。在评估时首先应注意用以考验被试回答真实性的"L"量表得分是否过高，若 L≥7 分则应考虑问卷无效。至于 A 型行为类型的评定则是根据行为总分，即 TH 加 CH 的得分多少计算的，并以常人得分的平均分数(27 分)为极端中间型；36 分以上者为典型 A 型；18 分以下者为典型 B 型；28~35 分者为中间偏 A 型；19~26 分者为中间偏 B 型。

三、抑郁自评量表

抑郁自评量表(Self-Rating Depression Scale，SDS)是由美国精神病学家宗氏(W. W. K. Zung)于 1965 年编制的，用于衡量抑郁状态的轻重程度及其在治疗中的变化，SDS 操作方便，易于掌握，能有效地对抑郁状态进行评估，评分标准不受年龄、性别、经济状况等因素的影响，在国内外应用颇广。SDS 于 1985 年引入我国后，在对抑郁症的诊断评估等方面以及在流行病学的调查中均得到了较为广泛的应用。

SDS 共有 20 项与抑郁情绪密切相关的问题,每采用 4 级评分,主要评定症状出现的频度,其 4 级记分标准为:1= 无或偶尔;2= 有时;3= 经常;4= 总是如此。20 道题目中有 10 项(第 2、5、6、11、12、14、16、17、18 和 20)为反向评分题,按 4~1 计分,其余 10 项按上述 1~4 顺序评分。评定的时间范围是"现在"或"最近一周内"。

统计指标与结果分析:SDS 的分析方法较简单,统计指标为总粗分和标准分。总粗分即将所有项目评分相加;标准分为总粗分乘以 1.25 后,取其整数部分,即为标准分。按照我国常模,SDS 总粗分的分界值为 41 分,标准分为 53 分,也就是说当总粗分大于 41 分,标准分大于 53 分时,可认为有抑郁症状,且超过越多,抑郁症状越严重。SDS 的评定也可以通过抑郁严重度指数来反映。抑郁严重度指数 = 总粗分 /80。指数范围为 0.25~1.0,指数越高,说明抑郁程度越重。

四、焦虑自评量表

焦虑自评量表(Self-Rating Anxiety Scale,SAS)由美国精神病学家宗氏(W. W. K. Zung)于 1971 年编制,适用于有焦虑症状的成人。该量表从量表结构到具体评定的方法,都与抑郁自评量表(SDS)十分相似,能有效地反映具有焦虑倾向的被试的主观感受。国外研究表明 SAS 的效度很高,近年来,已在咨询门诊中广泛应用。

SAS 共有 20 项与焦虑情绪密切相关的问题,每项采用 4 级评分,主要评定项目所定义的症状出现的频度,其标准为:①没有或很少时间;②小部分时间;③相当多的时间;④绝大部分或全部时间。评定的时间范围应强调是"现在"或"最近一周内"。

统计指标与结果分析:SAS 的主要统计指标为量表总分。将 20 个项目的各个得分相加,即得总粗分,用粗分乘以 1.25 以后取整数部分,就得到标准分。其中,第 5,9,13,17,19 条这 5 个项目的计分,必须反向计算。根据我国常模,SAS 总粗分的分界值是 40 分,标准分是 50 分,即标准分高于 50 分就可判定为有焦虑症状,分值越高,焦虑症状越严重。

五、社会生活事件量表

国内外有多种生活事件量表,国内应用较多的是由杨德森、张亚林编制的生活事件量表(Life Events Scale,LES),由 48 条我国较常见的生活事件组成,包括 3 个方面的问题:

1. 家庭生活方面　包括恋爱或订婚、恋爱失败、破裂、结婚、自己(爱人)怀孕、自己(爱人)流产、与爱人、父母不和等生活方面 28 条问题。

2. 工作学习方面　包括待业、无业、开始就业、高考失败、扣发奖金或罚款、对现职工作不满意、与上级关系紧张等 13 条问题。

3. 社交及其他方面问题　包括好友重病或重伤、死亡;被人诬告;发生意外事故、自然灾害等 7 条问题。

4. 空白 2 条项目　被试可填写自己经历过而表中并未列出的某些事件。

生活事件量表是自评量表,可用于对精神刺激进行定性和定量的评估,适用于 16 岁以上的正常人、神经症、心身疾病、各种躯体疾病及自知力已恢复的重度精神疾病患者。施测时由填写者根据自身实际感受而不是按常理或伦理观念去判断那些经历过的事件对本人来说是好事或是坏事,影响程度如何,影响持续的时间有多久。一次性的事件如流产、失窃要记录发生次数,长期性事件如住房拥挤、夫妻分居等不到半年记为 1 次,超过半年记为 2 次。影响程度分为 5 级,从毫无影响到影响极重分别记 0、1、2、3、4 分。影响持续时间分 3 个月内、半年内、1 年内、1 年以上共 4 个等级,分别记 1、2、3、4 分。

统计指标为生活事件刺激量,计算方法如下:

单项事件刺激量 = 该事件影响程度分 × 该事件持续时间分 × 该事件发生次数

正性事件刺激量＝全部好事刺激量之和

负性事件刺激量＝全部坏事刺激量之和

生活事件总刺激量＝正性事件刺激量＋负性事件刺激量

生活事件刺激量越高反映个体承受的精神压力越大。95% 的正常人 1 年内的 LES 总分不超过 20 分,99% 的不超过 32 分。负性事件刺激量的分值越高对心身健康的影响越大;正性事件的意义尚待进一步的研究。

学习小结

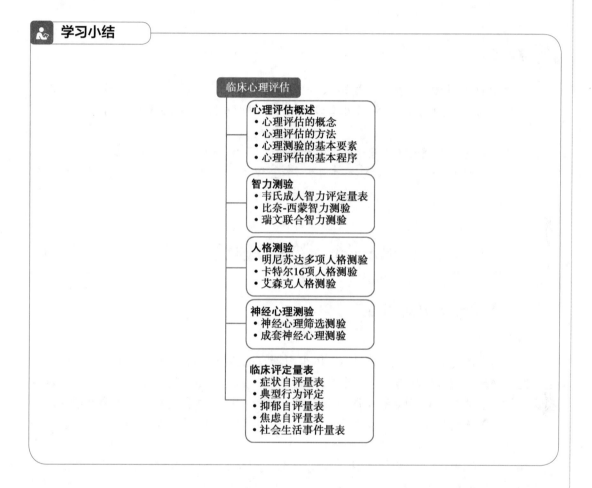

临床心理评估

心理评估概述
- 心理评估的概念
- 心理评估的方法
- 心理测验的基本要素
- 心理评估的基本程序

智力测验
- 韦氏成人智力评定量表
- 比奈-西蒙智力测验
- 瑞文联合智力测验

人格测验
- 明尼苏达多项人格测验
- 卡特尔16项人格测验
- 艾森克人格测验

神经心理测验
- 神经心理筛选测验
- 成套神经心理测验

临床评定量表
- 症状自评量表
- 典型行为评定
- 抑郁自评量表
- 焦虑自评量表
- 社会生活事件量表

（尹红新）

复习思考题

1. 心理评估的概念? 与心理测验的区别?

2. 心理评估的常用方法有哪些? 各有哪些特点?

3. 心理评估的基本程序有哪些? 其含义是什么?

4. 常用的心理量表有哪些? 各量表的分值及意义?

第九章

医患心理与医患关系

学习目标

1. 通过本章学习,学生应能够识别患者适应不良的表现,能分析影响患者求医行为和遵医行为的因素,理解临床各类患者的心理需求,并能与患者进行有技巧的沟通。

2. 掌握患者心理与各类患者的心理特征;医生心理与医患关系。

第一节 患者心理概述

一、患者概念与患者角色

(一) 患者

患病的个体即为患者。患病包括机体组织器官的器质性病变和生理功能的损害、个体主观性的病感以及社会功能异常三个方面,但这三方面不一定同时出现。传统的生物医学模式认为只有生物学病变并有求医行为或处在医疗中的人才称为患者。当代的生物 - 心理 - 社会医学模式对健康与疾病有了全新的认识,认为应从个体的生物、心理、社会三个方面考虑健康与疾病的问题。

病感是个体患病的主观体验,往往表现为各种躯体或心理不适的临床症状,但在疾病早期或病情轻微的情况下,也可以没有病感。病感可以源于躯体疾病,也可以由心理与社会功能障碍引起。患者患病的主观体验与医生对疾病的实际判断在性质和程度上可能会有所不同,在临床工作中应注意这个差异既有病感不等于有疾病。

"患者(patient)"一词,不同的时期有不同的理解。一般而言,患病的个体通常会去寻求医疗帮助,但是并非所有患病的个体都有求医行为;同时,有求医行为的人不一定都是患者。有些人由于一些不良动机而诈病,为了其不良目的(取得假条、伤残证明或赔偿)而前往医院求诊,临床上也常将这些人误列为"患者"。

健康的实质是人体与环境统一、心身统一和机体内环境的相对稳定性。因此对"患者"概念的较全面理解应该是:患有某种躯体疾病、心身疾病、心理障碍或精神疾病的人,不论其求医与否,均统称为患者。

(二) 患者角色

角色理论源于戏剧术语,指在舞台上所扮演的人物。角色理论是用角色的概念来研究人的社会行为的一种理论,主要包括角色期望、角色扮演和角色冲突等多个方面。20

世纪20年代,美国心理学家米德(G. H. Mead,1863—1931)首先将角色这一戏剧术语引入社会心理学,称为社会角色(social role),用社会角色来说明人际关系中预期存在的互动行为模式。社会角色指的是与个体的社会地位和身份一致的行为模式、心理状态以及相应的权利和义务。如患者既有配合医疗护理的义务,又有获取健康教育和治疗的权利。

1. 患者角色(patient role)　又称患者身份,是一种特殊的社会角色,是处于患病状态中同时有求医的要求和医疗行为的社会角色。具有了患者身份,在心理和行为上也就产生了变化。患者角色被期望采取切实行动来减轻自身的病状,如按医嘱服药、卧床休息、接受医生治疗等,努力使自己恢复健康。

帕森斯(T. Parsons,1902—1979)于1951年从社会学的角度,观察患者与周围人的互动,提出了患者角色的四个要素:①患者可从常规的社会角色中解脱出来,减轻或免除原有的责任和义务。患病后,由于精力和活动的限制,患者可以减免平日社会角色所承担的责任,减免的程度视疾病的性质和严重程度而定。②患者对陷入疾病状态没有责任。患病是超出个体控制能力的一种状态,不是患者所愿意的,患者本身就是疾病的受害者,无须对患病负责。③负有恢复健康的责任。患病是一种不符合社会需要的状态,也不符合患者的意愿,因此患者必须有使自己尽快康复的动机和行动。④负有寻求医疗协助的责任。患病的人在一定程度上需依赖他人的帮助,包括家庭、社会等;同时,患者必须寻求使自己康复的医学技术的帮助,必须同医务人员合作,尽快恢复健康。

2. 患者角色的权利和义务　作为一种社会角色,患者角色享有其特殊的权利,并承担相应的义务。我国的学者将患者的权利和义务概括如下:

(1)患者角色的权利:①享受医疗服务的权利;②享有被尊重、被了解的权利;③享有对疾病诊治的知情同意权;④享有保守个人秘密的权利;⑤享有监督自己医疗权利实现的权利;⑥享有免除病前社会责任的权利。

(2)患者角色的义务:①及时就医,争取早日康复;②寻求有效的医疗帮助,遵守医嘱;③遵守医疗服务部门的各项规章制度,支付医疗费用;④患者要和医护人员合作,配合诊治护理工作。

3. 患者角色的转换和适应　人的一生都有进入患者角色的可能,甚至与患者角色终身相伴。患者原来的社会角色的特征与患者角色的特征越接近,如个性比较依赖和顺从、愿意接受别人的帮助、能相信别人的人容易接受患者角色;反之,患者原来的社会角色与患者角色差别越大,越容易产角色适应的困难。当个体从其他社会角色转化为患者角色以及在承受患者角色过程中,有角色适应和适应不良两种类型。

(1)患者角色适应是指患者与患者角色的期望基本符合,如承认自己患病,积极接受治疗,主动采取各种措施促进恢复健康,疾病痊愈后能及时地从患者的角色再转换到原来正常的社会角色。

(2)患者角色适应不良是指患者不能顺利地完成角色转变的过程。由于种种因素患者在角色转换过程中会出现一些适应不良,从而影响疾病状态向健康转化。角色适应不良时会引起一系列的负性心理反应,包括恐惧、焦虑、易激惹、自责、抑郁等,甚至绝望的行为表现。常见的角色适应不良有以下几种情况:

1)角色行为缺如(role scarcity):患者未能进入患者角色,不承认自己是患者。虽然医生已作出疾病的诊断,但患者尚未意识到自己已患病或不愿承认自己是患者。由于患病意味着社会功能下降,与求学、就业及婚姻等涉及个人利益的问题有关,致使患者不愿接受患者角色;另外,部分患者可能使用了"否认"的心理防御机制,以"视而不见"的心态来减轻心理压力,这类患者不易与医护人员合作。

2) 角色行为冲突(role conflict):个体在适应患者角色过程中,与其病前的各种角色发生心理冲突而引起行为的不协调。从健康人变为患者时,如果患者不能从平日的社会角色行为进入到患者角色,其行为表现不符合社会预期时,就会引起心理冲突,患者表现为焦虑不安、愤怒、烦恼、茫然和悲伤。冲突的程度随患病种类及病情轻重而有不同。

3) 角色行为减退(role reduction):个体进入患者角色后,由于某种原因又重新承担起本应免除的社会责任,放弃了患者角色去承担其他角色的活动。如一位生病住院的母亲不顾自己的身体尚未康复而毅然出院,去照料患病的女儿。

4) 角色行为强化(role intensification):随着躯体的康复,患者角色行为也应向正常角色行为转化。如果这种转化发生阻碍,个体"安于"患者角色的现状,角色的行为与其躯体症状不相吻合,过分地对自我能力表示怀疑、失望和忧虑,行为上表现出较强的退缩和依赖性,这就是患者角色行为强化。导致角色行为强化是由于某些患者恐惧很快回到充满矛盾和挫折的现实社会角色中,以退化机制来应对现实环境。

5) 角色行为异常(role abnormalities):这是患者角色适应中的一种特殊类型。患者无法承担患病或不治之症的挫折和压力,对患者角色感到厌倦、悲观、绝望,因此而导致行为异常。表现出绝望、冷漠、拒绝治疗,直至以自杀手段来解脱病痛之苦;对医护人员产生攻击性行为。多见于慢性病长期住院患者或治疗困难的患者。

二、患者的求医与遵医行为

(一) 求医行为

1. 求医行为的类型　当个体感觉不适时其可能的反应是:忽视或否认、自我治疗或求医。求医行为是指在人们感到某种躯体不适或产生病感时寻求医疗帮助的行为。求医行为分为主动求医行为、被动求医行为和强制性求医行为。主动求医行为是指人们为治疗疾病、维护健康而主动寻求医疗帮助的行为,是人们通常的求医行为;被动求医行为是指患者无法和无能力作出求医决定和实施求医行为,而由第三者帮助代为求医的行为,如婴幼儿患者,处于休克、昏迷中的患者,垂危患者等;强制求医行为指公共卫生机构或患者的监护人为了维护人群或患者的健康和安全而给予强制性治疗的行为,主要对象是有严重危害公众安全的传染性疾病和精神病患者。

2. 求医行为的原因　患者察觉到自己有病时是否有求医行为,与个体的生理、心理和社会等方面的因素有关。①生理性原因:因身体某些部位发生病变,患者主观感受到身体不适或疼痛难忍而求医;②心理性原因:因某些精神刺激导致心理紧张、焦虑、恐惧,为缓解负性心理反应和精神痛苦而求医;③社会性原因:因某些疾病对社会产生现实或潜在的危害而求医,如传染性疾病、性病等。

3. 影响求医行为的因素　求医行为是一种复杂的社会行为,受到诸多因素影响,如对疾病性质和严重程度的认识水平、对症状或不适的心理体验及耐受程度以及社会地位和经济状况等,都影响患者是否寻求医疗帮助。概括起来,求医行为的影响因素主要有以下方面。

(1) 年龄:一般婴幼儿和儿童求医行为相对较多。青壮年求医行为相对减少;老年人由于机体抗病能力的下降以及孤独、害怕死亡等心理因素,其求医行为也相应增加。

(2) 对疾病的认识水平:主要是指患者对疾病性质和严重程度等方面的认识。例如被蛇、狗等动物咬伤以后,由于这种状况对生命威胁较大,人们往往采取求医行为。

(3) 个性因素:敏感多疑、依赖性较强的个体求医行为相对较多;孤僻、独立性较强的个体求医行为相对较少。

（4）文化教育程度：在多数情况下，具有较高文化水平的人求医行为较文化程度低的人高。知识水平低、缺乏医学常识、对症状的严重性缺乏足够认识、对于医生及医疗手段的恐惧都可能造成讳疾忌医。

（5）社会经济状况：经济富裕、社会地位高的人往往更关心自己的身体健康，其就医率较高；而社会经济地位低下的贫困人群多为被动求医或短期求医。所以，医疗卫生的体制及医疗保险业务的开展与否会对求医行为带来影响。

（6）动机：包括疾病诊治和保健检查的目的以及非医疗目的如法律纠纷方面的动机。

（7）医患关系和服务满意度：患者对医患关系和服务满意度的认知往往影响他／她的求医决策和求医全过程。

（二）遵医行为

遵医行为是指患者遵从医务人员开列的处方和遵照医嘱进行检查、治疗和预防疾病复发的行为，即患者的依从性（compliance）。是否有良好的遵医行为是影响疾病疗效和疾病转归的决定性因素。与遵医行为相反的是不遵医行为。不遵医行为不仅会降低疗效，而且可能损害健康，据国外有关调查，所有患者有 20%~82% 不按处方服药，有 35% 的患者不遵从医嘱可以达到损害健康的程度。

影响患者遵医行为的因素是多种多样的，主要有以下几方面：

1. 与患者对医生的信任和满意程度有关　医生的知名度、服务态度和服务质量，直接影响患者对医生的信任和尊重程度，也影响着患者对医嘱的遵守程度。

2. 与疾病种类、严重程度及患者的就医方式有关　慢性病患者、轻症患者和门诊患者不遵医嘱的情况较多；急性病患者、重症患者和住院患者对医嘱改变较少，遵医率较高。

3. 与患者的主观愿望和医生治疗措施的吻合程度有关　例如，患者希望用中药治疗，而医生开的是西药，不遵医行为就不可避免地发生了。

4. 与患者对医嘱内容的理解和记忆及治疗方式的复杂程度有关　医嘱中的一些医学术语可能会让患者产生理解偏差；或服用的药物多、服用方法复杂且剂量不一致以及治疗方式复杂，往往使遵医行为发生偏差。老年人、文化水平低、智力低下者尤其如此。

三、患者的心理需要

人们在健康时往往能够自己主动去满足各种需要，而患病后往往无法按照通常的方式去满足需要，而且因社会角色的变化还会产生新的需要。在临床工作中，医护人员一般容易注意到患者情绪和行为的变化而忽视患者的需要。

1. 患病期间的生存需要　患病后患者基本生存需要的满足受到阻碍或威胁。不同种类的疾病及病情严重程度对患者生存需要的影响程度不一样。例如，吞咽障碍患者对食物需要的满足受到影响、呼吸困难患者对吸入氧气和呼出二氧化碳的需要受到影响等，疾病不仅影响患者的生理功能，对情绪也有极大影响。患者最基本的生理需要还包括解除疾病痛苦和恢复身体健康。

2. 患病期间的安全需要　疾病本身就是对安全需要的威胁。患者病情或自认为病情越严重，安全的需要就越强烈，比如危重患者、急诊患者。另外，医院的环境或条件、医务人员的个性、医疗水平、医患关系等，都可能影响患者安全需要的满足。

3. 患病期间的社会联系和交往需要　患者需要被关心和接纳。患者患病住院后与亲友分离，接触新异的检查与治疗，特别需要医护人员和亲人的关怀、同情和理解；同时，患者入院后需要尽快地熟悉环境,需要与病友沟通,在情感上被接纳。另外,患者需要与社会保持一定的联系,这样有助于消除孤独感克服不良情绪。

4. 患病期间的尊重需要 患者希望在医疗过程中被认识、被理解、被尊重。患者常感到成为别人的负担或累赘,自信心降低,因而对尊重的需要可能会高于健康人。患者需要得到尊重,保护其隐私;另外,向患者提供与疾病有关的诊治信息及征求患者的知情同意,也体现了对患者的尊重。

5. 患病期间的自我成就需要 患病时,最难以满足的就是患者的自我成就需要,主要表现在表达个性和发展个人能力方面感到力不从心、成就感下降。特别是某些意外事故致残者,其自我成就需要受挫更严重。因此鼓励患者战胜病痛,对生活充满信心就显得尤为重要。

患者的心理需要会以各种方式表现出来,若得不到满足,则可能产生一些抵触行为,或表现为不满,或违反院规和医嘱。因此,医护人员应认识和了解患者的心理需要加以引导和解决。

第二节 患者的心理特征

在患病状态下,患者的心理活动则更多地指向自身与疾病。从心身统一观点来看,心与身是相互联系、相互影响的。患者在疾病状态下会出现一些和健康人有所不同的心理现象,被称为患者的心理反应。其原因如下:一是疾病本身的影响,如疼痛与不适;二是源于医疗活动,如医疗环境、治疗手段和医疗知识等;三是疾病带来的心理社会问题。由于疾病的性质、病程、预后和痛苦程度不同,患者的年龄、性别、教育、经历、社会经济状况、文化背景和心理特征各异,患者的心理变化千差万别。

一、患者的一般心理特征

(一)患者的认知活动特征

1. 感知觉异常 在感知方面,患者主观感觉异常、敏感度提高。对自然环境的变化特别敏感,如稍有声响就紧张不安;对躯体反应的感受性增强,尤其对呼吸、血压、心跳、胃肠蠕动等感觉都异常敏感,对症状的敏感性增强。由于主观感觉异常,患者还可能出现时间知觉和空间知觉异常,甚至会出现味觉异常等现象。

2. 记忆和思维能力受损 一些躯体疾病伴发明显的记忆减退,如脑的器质性病变、慢性肾衰竭等。另外,患者的思维活动也受到一定的影响,如判断能力下降、多疑,也常常影响患者对客观事物的正确判断。

多数脑血管疾病的患者均伴有不同程度的认知功能损害,血糖的波动可直接影响糖尿病患者的注意力、定向力、记忆和思维等。

(二)患者的情绪特征

情绪变化是患者最常见、最重要的变化。患者常常坐立不安,陷入被威胁和恐惧的困扰之中,尤其是慢性病、疾病开始期、危重疾病和预后不良的患者。情绪不稳定是患者的另一个情绪特征,常因较小的刺激而产生明显的情绪波动,变得易激惹、情感脆弱,易受医务人员的消极语言暗示。临床上常见的患者情绪问题有焦虑、恐惧、抑郁及愤怒。

1. 焦虑 焦虑是个体感受到威胁或预计要发生不良后果时所产生的情绪体验。产生焦虑的原因很多,主要是由于患者对疾病的担心,对疾病的性质、转归和预后不明确;对带有一定危险性的检查和治疗怀疑其可靠性和安全性；对医院的陌生环境或监护室的紧张氛围感到担心和害怕，尤其是目睹危重患者抢救过程或死亡的情景。

2. 恐惧　恐惧反应是认为对自己有威胁或危险的刺激存在所引起的情绪。引起恐惧的原因主要有患病的事实，害怕疼痛以及对病后的工作生活能力的顾虑等。不同年龄、性别、经历的患者，对疾病的恐惧及对治疗方法、检查手段的恐惧是不同的。恐惧情绪可以极大影响治疗进程与效果，因此医务人员要认真分析患者的恐惧表现及其原因。

3. 抑郁　抑郁是以情绪低落、兴趣缺乏等情感活动减退为主要特征的一组症状。严重的器官功能丧失、预后不良的疾病、危重疾病及某些对工作和生活影响较大的疾病更容易使患者产生抑郁情绪；另外，抑郁情绪的产生还与患者的个性及社会经济因素有关。

4. 愤怒　愤怒是个体所追求的目标受挫折所致的。患者求医的目的是实现复原或康复。患者往往认为自己得病是不公平的、不幸的，再加上疾病的痛苦，使患者感到愤怒；同时，由于各种原因使患者的治疗受阻或病情恶化，或发生医患冲突，都会使患者产生愤怒情绪。愤怒常伴随攻击性行为，愤怒可指向外部，患者会失去理智地向周围的人如亲友和医护人员发泄不满和怨恨的情绪；愤怒还可能指向自身，表现为患者的自我惩罚和自我伤害，如拒绝正当的治疗，甚至破坏正在采取的治疗措施和已经取得的疗效。

📖 知识拓展

如何缓解患者的焦虑情绪

1. 医务人员需要机智敏锐地观察，查明原因，进行疏导。
2. 在医疗保护制度允许的情况下，让患者及时了解病情及检查结果。
3. 解除患者的孤独感，医务人员主动接近患者，进行有技巧的谈话。
4. 保护患者的自尊心，使患者感受到受重视、可受重视、受尊敬，有独立人格。
5. 使患者感到得到妥善的治疗、护理，提高对医院的信赖，增强恢复健康的信心。
6. 经常变换体位，做些轻微活动，使肌肉放松，消除紧张情绪。
7. 调动患者的积极性，了解周围环境，了解对自己的治疗和护理计划。对于特殊检查，事先交代明白，使患者有良好的心理准备。
8. 进行必要的消遣活动，如散步、娱乐等，以解除患者无聊乏味的孤寂心情。

（三）患者的意志行为特点

治疗疾病的过程对患者来说也是一个以恢复健康为目的的意志活动，患病后患者主要表现为意志行为的主动性降低，对他人的依赖性增加，如有的患者意志力减退，不能按医生的要求完成治疗，使疗效受到影响。许多患者有行为退化的现象，如躯体不适时发出呻吟、哭泣，甚至喊叫，以引起周围人的注意，获得关心与同情。自己能料理的日常生活也要依赖他人去做，希望得到家人、朋友、护理人员无微不至的照顾与关怀。许多疾病同不良行为或生活习惯有关，如脑血管疾病、糖尿病、心血管疾病等，改变它们便成为治疗中的一个重要组成部分。医务人员要使患者保持康复动机，主动参与康复活动，做力所能及的事。

（四）患者的个性改变

一般来说个性是比较稳定的，通常不会随时间和环境的变化而发生改变，但在患病情况下,部分患者会出现个性的改变。患者可表现为独立性降低而依赖性增强,被动、顺从,缺乏自尊等。一时性的个性变化随着疾病痊愈会逐渐消失,不能算是个性改变。有些疾病如慢性迁延疾病或疾病导致的体像改变,疾病对患者的生活影响很大,以致改变了患者原有的一些思维模式和行为方式,使个性发生了改变。

二、各类患者的心理特征

临床各科疾病种类繁多、病因复杂、病情轻重不一,病程长短各异。有些疾病呈急性起病,病情危重,如外科创伤、脑出血等;另一些疾病起病隐匿,病情呈慢性经过,如恶性肿瘤、糖尿病等。不同病期的患者的心理变化有不同的特点,以下主要介绍临床上常见的几类患者的心理特征:

(一) 不同病期患者的心理特征

1. 急性期患者的心理特征 急性期患者大多病情危重,需要紧急处理,患者的心理反应往往非常强烈。常见的主要为情绪反应和相应的行为反应。

(1)焦虑:由于起病急骤,患者对突如其来的疾病缺乏足够的心理准备,加上疾病本身带来的痛苦,并且患者没有时间安排工作和家庭生活,导致患者产生严重的焦虑。

(2)恐惧:绝大多数急、重症患者需进入抢救室接受治疗,神志清醒患者目睹了紧张的抢救过程或死亡的情景;同时,对抢救室的各种医疗设备也会产生恐惧心理。有些疾病本身已对患者产生了心理压力,如心肌梗死,患者可因持续性剧痛而产生濒死的恐惧心理;另外,由于突发事故引起的损伤,患者可出现"情绪性休克",表现为无主诉,冷漠,呆滞甚至昏厥。还有,急性期患者常会出现行为退化,不配合医护人员的治疗措施等。

2. 慢性病患者的心理特征 主要有以下几个方面:

(1)体感不适:慢性病患者常常将注意力转向自身,感觉异常敏锐,对自己身体的细微变化感受性明显增高,患者常会诉说自己的各种不适。并且总是思虑着自己的疾病,而对其他事物很少关心。

(2)情绪抑郁:慢性病长期迁延不愈,使患者的生活和工作受到了很大的影响,甚至丧失劳动力,经济也蒙受巨大的损失。慢性病给事业、家庭、社会活动带来的负面影响,使患者感到沮丧、失望、自卑和自责,对生活失去热情。有的患者经受了长期的疾病的折磨,对治疗缺乏信心,悲观失望,甚至产生"生不如死"的轻生念头。

(3)敏感多疑:慢性病病因复杂、病程长及见效慢,患者常因对疾病缺乏正确认识,或因疗效不明显而怀疑治疗方案或医生的治疗水平,有的患者会到处求医或过度医疗;有的患者会反复要求会诊或改变治疗方案,甚至自行更换药物。这都会影响医患配合,严重影响治疗效果。

(4)患者角色强化:慢性病患者长期休养、治疗,已习惯于别人的照顾,行为上表现出较强的依赖性,强烈地需要他人关注;另外,长期处于患者角色使患者心理变得脆弱和社会退缩,回避复杂的现实,这些都使得患者角色行为强化。

(5)药物依赖和拒药心理:许多慢性病患者由于长期服用某种药物,有时因病情稳定需要停用或因病情需要换用其他药物,患者会变得非常紧张和担心,甚至出现一些躯体反应;有些慢性病患者则担心药物的不良反应大,对药物产生恐惧心理,甚至干脆拒绝执行医嘱或偷偷地将药扔掉,导致治疗困难。

慢性病患者的综合治疗是一个长期的过程,要有一个科学合理的治疗计划。除了常规的医学治疗以外,还要对患者进行健康教育,帮助患者进行自我健康管理,包括学习与疾病和健康有关的常识、饮食管理和运动锻炼等;此外,对患者进行心理健康指导,并对心理问题进行干预。

3. 康复期心理问题 病残使患者在上学、就业、婚姻和经济等方面遇到重重困难和障碍,同时还面临周围人态度的改变,由此导致一系列心理行为问题。

(1)错误认知:伤残患者常见的错误认知有:否认、认同延迟、失能评价等,这些错误认知将严重影响到对病残的适应以及对康复计划的执行。

(2)不良情绪:多数躯体病残的患者都普遍存在焦虑、抑郁、愤怒等负性情绪。

(3)人格改变:伤残患者比较普遍的性格特点是孤僻和自卑。同时,病前人格特征对患病后的人格改变有重要影响。

(二) 临终患者的心理特征

医学将人的死亡过程划分为三期:濒死期、临床死亡期、生物学死亡期。"临终"是指死亡过程中的濒死期,对患者来说,这是一个充满痛苦、遗憾和恐惧的过程。所以,医护人员应了解临终患者的心理特征,满足患者的心理需要,尽可能地减轻临终患者躯体和心理上的痛苦,提高临终患者的生活质量,维护临终患者的尊严,让患者平静安详地面对死亡,帮助他们安然地度过生命的最后时刻。

美国精神病学家、著名的临终关怀心理学创始人伊莉莎白·库伯勒 - 罗斯(Elisabeth Kubler-Ross,1926—2004)在她的著作《死亡与垂危》中,阐述了她的观察和研究,提出了临终患者心理的 5 阶段理论,包括:

1. 否认期 当患者得知自己的疾病已进入晚期时,最初的心理反应就是否认。患者不承认自己患有无法逆转的疾病,表现为怀疑诊断是否出了差错,这是患者面临严重应激时的心理防御机制。患者的这种心理一般持续时间短暂,但个别患者会持续否认直至死亡。

2. 愤怒期 随着病情的进展,疾病的症状越来越明显,患者会产生焦虑、愤怒、怨恨和克制力下降。患者的愤怒源于他们的恐惧和绝望感,其愤怒的指向可能是多向的:他们会怨恨命运对自己不公;因疾病痛苦得不到缓解、各种治疗无效而抱怨医务人员;因亲人语言不当、礼节不周而大加指责;也可能因后顾之忧、家庭牵挂而怨恨自己。患者通常会生气、愤怒、怨恨、嫉妒,产生"这不公平,为什么是我"的心理反应。内心的不平衡,使患者常常迁怒于周围的人,向医护人员、家属、朋友等发泄愤怒。

3. 协议期 当患者感到愤怒怨恨于事无补,相反可能加剧疾病进程,患者试图用合作的态度和良好的表现来换取延续生命或其他愿望的实现。此时患者积极配合,患者希望尽可能延长生命,以完成未尽心愿,并期望奇迹出现,常常表示"如果能让我好起来,我一定……"此期患者变得非常和善、宽容,对病情抱有一线希望,能积极配合治疗和护理,情绪较平静,他们把希望寄托在医务人员的同情、支持与治疗上,期望得到及时有效的救助,达到一定的效果,期待能奇迹般地把病治好。

4. 抑郁期 随着身体状况日益恶化,患者逐渐意识到现代医疗技术已无力回天,自己即将丧失生命,因而陷入深刻的悲哀和绝望。绝望期的患者,常有强烈的孤独感,忧郁愁闷,万念俱灰,巨大的心理压力常会引起食欲缺乏、眩晕、呼吸困难及极度疲乏,以致排泄失禁、精神涣散、疼痛不适。

5. 接受期 死亡已是即将发生的事,患者被疾病折磨得虚弱无力,患者无可奈何地默认了残酷的现实。此时患者面临即将来临的死亡,显得既不痛苦也不害怕,心理上有所准备,他们认为已经处理好他们想要处理的事宜,等待着与亲人的最终分别。一般情况下,此时患者的体力处于极度疲劳、衰竭的状态,常会表现出平静,原有的恐惧、焦虑和痛苦已逐渐消失。

（三）手术患者心理问题及干预

手术对于患者是种严重的心理应激,不仅有身体的创伤性刺激,而且会产生一定的心理反应,严重的消极心理反应可直接影响手术效果并增加并发症的发生率。

1. 手术前心理反应

（1）手术前焦虑（preoperative anxiety）:最常见的心理反应是手术焦虑及相应的躯体反应。主要表现为对手术的胆小和恐惧,躯体反应表现为心悸、胸闷、尿频、腹痛及睡眠障碍等。患者在手术前后出现轻度的焦虑是可以理解的,但严重的焦虑往往干扰康复的进程。

（2）手术前焦虑反应的原因及影响因素:术前焦虑的原因很多,主要包括以下几个方面:①患者对手术的安全性缺乏了解,特别是对麻醉不了解,顾虑重重,90%以上的患者会产生焦虑和恐惧;②手术前的心理准备不足,常不能对手术作出客观的分析评价,担心手术效果;③对医务人员过分挑剔,对手术医生的年龄、技术和手术经验反复思考,并为此感到焦虑;④对手术疼痛的恐惧;⑤过去的经验,如患者有过住院或手术的经历特别是伴有负性的情绪体验,或听说过某些手术意外的议论等。

（3）手术前焦虑对手术的影响:在临床实际工作中,许多手术前焦虑的患者在手术过程中全身肌肉紧张,麻醉效果不佳,手术疼痛剧烈,这是由于术前焦虑常常降低者的痛阈和对疼痛的耐受性。有的患者尽管手术非常成功,但术后患者自我感觉,主要原因是术后仍然保持了手术前的焦虑反应,仍然担心许多因素会影响手术的效果。

2. 手术后患者心理反应的特点　一些手术可能引起部分生理功能丧失和体验,容易导致许多小理问题,如自卑、焦虑及人际关系障碍等。反复手术而久治不愈,术后心理反应强烈,有的患者可能因术后一时不能生活自理、长期卧床以及术后不继续工作等原因,而继发严重的心理障碍。

（1）手术后常见的心理障碍:①术后意识障碍:多在手术后第2~5天出现现为意识不清,一般在1~3天消失。失血缺氧、代谢障碍及继发感染等生物学因素可诱发术后不同程度的意识障碍。②术后精神疾病复发:常因心理压力过重。③术后抑郁状态:多由于心理的丧失感所致,如乳腺癌切除术、截肢等。④术前水平高的人,一般术后仍维持较高水平的心身反应。

（2）手术后患者心理反应的影响因素:许多因素可以影响手术患者的预后,除了疾病的严重程度、手术操作技术、术后护理及有无并发症等因素外,心理因素也可直接或间接影响手术患者的预后,这些心理因素主要包括:①对手术的恢复过程缺乏了解,对手术结果的期望不切实际;②患者与医护人员之间缺乏有效的沟通,降低了治疗的依从性;③情绪不稳定、焦虑反应过高或过低以及抑郁情绪等;④治疗和康复的动机不足,缺乏自信心。

（四）癌症患者的心理问题及干预

有关的研究提示,心理社会因素和癌症的发生发展密切相关,而且癌症患者的不良心理反应和应对方式对其病情的发展和生存期有显著的影响。

1. 癌症患者常见的心理变化　得知患有癌症后的心理反应大致分为以下四期:

（1）休克-恐惧期:发生于突然听到诊断癌症消息的患者,表现为震惊和恐惧,同时会出现一些躯体反应,如心慌、眩晕及晕厥,甚至木僵状态。逐渐意识到自己患癌消息的患者,最常见的心理反应是恐惧。

（2）否认-怀疑期:当患者从剧烈的情绪震荡中冷静下来时,患者会到处求医,希望能找到一位能否定癌症诊断的医生,希望有奇迹发生。

（3）愤怒-沮丧期：当患者发现癌症的诊断已成为既定事实时，情绪变得易激惹、愤怒。有时还会有攻击行为，迁怒于人或物，甚至拒绝治疗；同时，悲哀和沮丧的情绪油然而生，患者常常感到绝望，有的患者甚至会产生轻生念头或自杀行为。

（4）接受-适应期：患病的事实无法改变，患者最终会接受和适应患癌的事实，情绪开始逐渐平静下来，但多数患者很难恢复到患病前的心境，常进入到慢性的抑郁和痛苦中。

另外，癌症治疗的过程中所伴随的不良反应常会对患者构成暂时或持久的心理冲击。如化疗及放疗所致的恶心呕吐，使患者感到焦虑和恐惧，脱发也是许多化疗药物常见的不良反应，会使患者感到苦恼，影响患者的自信心和自尊心，部分患者变得社会退缩，不愿与人交往。

一些肿瘤手术会切除某个器官或造成患者体像的改变，如颜面部外观的改变、截肢、内脏造瘘等都可构成心理创伤，使患者对自己的身体或外观不能认同，产生自卑、悲观和抑郁。

2. 癌症患者心理问题的干预原则　及时给予癌症患者适当的心理干预，可帮助患者尽快适应自己的心身变化，配合抗癌的综合治疗，同时可帮助患者减轻心理痛苦，提高生活质量。

（1）告诉患者真实的信息：目前，多数学者主张在恰当的时机将诊断和治疗的信息告诉患者。让患者了解治疗过程中出现的各种副作用和并发症，并进行解释和心理辅导，这有利于患者配合治疗，使患者对治疗有个较好的心理适应。在告诉患者诊治情况时，应根据患者的人格特征、应对方式及病情程度，谨慎而灵活地选择时机和方式。

（2）纠正患者对癌症的错误认知：患者的许多消极心理反应均来自"癌症等于死亡"的错误认知。医生应帮助患者了解自己疾病的科学知识，接受癌症诊断的事实，及时进入和适应患者的角色，配合治疗。

（3）处理患者的情绪问题：大多数癌症患者有情绪问题，而躯体和心理因素的交互影响会导致恶性循环。例如得知癌症症诊断，出现消极情绪反应，进一步影响生理功能，症状加重，从而使得情绪进一步恶化。支持性的心理治疗，可帮助患者宣泄压抑的情绪，减轻紧张和痛苦的情绪。

由于对死亡、疼痛和残疾等后果的担心，癌症患者常常会产生焦虑和恐惧情绪，可采用认知疗法纠正患者的错误认知，如"癌症是不治之症"等歪曲的观念，再结合支持性心理治疗、放松技术、音乐疗法等治疗，有助于降低焦虑和恐惧的情绪。对于严重焦虑恐惧的患者，可适当使用抗焦虑抗抑郁等药物治疗。

抑郁是癌症患者又一常见的情绪，严重者可能不配合治疗，甚至产生自杀意念和自杀行为。根据患者的抑郁程度，采用多种治疗方法如支持性心理治疗、运动疗法和认知治疗等进行心理干预；同时鼓励和强化患者保持人际交往，进行力所能及的活动，尽可能提供社会支持资源，帮助患者改善情绪；对于严重的抑郁患者，使用抗抑郁药是必要的。

（4）减轻疼痛：应高度重视癌症患者的疼痛问题，癌症患者的疼痛常伴有恐惧、绝望和孤独的心理反应，这会更加重疼痛的主观感受。由于疼痛可以加剧患者心身交互影响的恶性循环，所以，处理的原则首先是要采用各种措施减轻和消除疼痛，然后再考虑疼痛出现后的心理问题。晚期癌症患者的疼痛应尽早用药物控制，不必过多考虑止痛药物的各种禁忌。

（5）重建健康的生活方式：宣传健康知识，倡导人们建立健康的生活方式，树立防癌意识，切断生活方式与癌症的通道。

笔记栏

癌症患者沟通案例

　　张某,男,55岁,2年前被诊断为胃癌并及时进行了手术治疗,一直情况稳定。但他最近感到乏力,食欲不振,体力下降,CT检查发现肝区有转移现象。于是张某和主管医生展开了对话。张某说:医生,我一直担心癌症转移,现在真的转移了,我该怎么办呢?

　　请思考:如果你是医生,你如何回答张某?

　　案例反思:

　　医生一:看来你的病情恶化了。(只注重表面信息,忽视了情感成分)

　　医生二:看到这样的结果,感到担心是很正常的。别担心,总会有办法的。(安慰,但缺乏建设性的指导)

　　医生三:看到这样的结果,无论是谁都会紧张和担心,那你最担心的是什么呢?

　　张某:我上有老人,下有小孩,都需要照顾,我希望能尽可能延长生命,我听朋友说,中药治疗也许很有用,我可以用中药治疗吗?

　　医生四:说实在的,谁碰到这样的事都会着急和担心,都想尝试各种方法尽快把病治好。但病急乱投医,往往容易雪上加霜,有时候还会让病情恶化,您看看是否再做一些进一步的检查,然后请中医方面的专家一起来会诊,共同商量下一步的治疗方案?

　　(关注患者心理需求,做到共情,并作出具体指导)

第三节　医 生 心 理

一、医生角色

　　医务人员角色(role of medical practitioner)与患者角色相对应,这也是一种社会角色。医务人员的概念是广义的,包括一切与医务工作相关的人员,这里所要介绍的医务人员角色,主要是指医生的角色。虽然社会对于医生角色的界定,在不同的社会背景或不同的历史时期,内容方面有所不同,但总的说来,当前社会对医生角色的看法大同小异。

　　(一)医生角色的责任

　　医生的职责总结为三个方面:一是诊断和治疗的责任,不仅是对于个体,也可以是针对整个群体;二是预防和保健的责任,预防的责任所强调的就是对于可能发生的疾病做出各种提前反应。而保健的内容就更广泛一些,首先是对于群体进行健康教育的问题,此外也包括对于个体进行躯体和心理的保健工作,如健康体检、对于工作和生活起居的建议、对于不同年龄组饮食结构的建议、进行保健性的心理咨询等;三是为社会提供安全感,而正因为如此,医院以及医生的存在就为群体的健康和生命提供了心理上和现实中的安全保证。

　　(二)医生的权利

　　1. 诊断疾病的权利　一个医生的成长过程包括了正规医学院校的5~8年的基础理论

教育和见习,并通过国家的正规考试,才能够获得通科医师的执业资格,然后再进行4年或更长时间的医疗临床实践和培训,再通过国家的另一次考试,才能够获得专科医师的执业资格,这也并非意味着获得了永久的执业资格,许多国家,包括中国在内越来越强调终生的继续教育。

2. 了解患者隐私的权利　为了治疗和康复的目的,医生可以问到患者各方面的隐私,无论现在或过去,无论是在何种医患关系模式内进行医疗行为均是如此,所谓"有病不瞒太医"就是说的在医生面前患者什么事情都可以暴露,而医生为了诊断和治疗的目的,什么都可以询问患者,这实际上是社会以及患者方面给予医生的权利。

3. 对患者进行各种检查的权利　这种权利实际上也是社会以及患者所赋予的,特别是医生可以为了诊断和治疗的目的而检查患者躯体的任何地方,包括隐秘的部位,需要注意的是,在检查敏感的部位前,应保证患者知情同意权。

4. 决定患者能否从事某种职业以及是否能够回归社会生活的权利　医生的诊断有时决定着一个个体能否从事某种职业,如航空航天、医学行业、军警等,有时医生的诊断可能会决定个体一生的发展走向和命运。此外,决定一个个体是否在病后可以继续从事某种工作,或是否有能力进行某方面的活动的判断权力也在医生。

5. 参与司法活动的权利　司法活动有许多地方要借助于医学的知识和医学界的专家,有时,医学界的判断结论可以起到非常重要的作用。如果某人因意识障碍或智能障碍失去自控能力,或在幻觉、妄想等症状支配下出现了伤人毁物行为,此时决定该当事人是否具有民事或刑事责任能力的判断权力由具有相应知识的专科医生掌握;此外,为了责任的判定、诉讼、刑侦、解决纠纷等目的所进行的毒理分析、伤残鉴定等都是医疗行为介入到司法活动的例子。

(三) 医生的义务

既然社会和患者给予了医生许多权利,医生就应该承担相应的基本义务。这就是,在执业行为需要的情况下,应该不计时间、不计报酬的工作,这种情况最常出现在危重患者需要抢救的时候。而在一些灾难、疫情发生,影响到群体的健康,甚至危及群体生命的时候,有时可能还会危及自身的健康,甚至是生命。在预防、治疗疾病以及保健方面,对于医生不存在"高尚",也不存在"奉献",而是一种责任和义务。明确这一点,是医生行业所应该具备的基本素质。

(四) 医生角色的心理素养

1. 角色形象　白大褂是医生角色的形象特征,医生形象传递给患者的是安全、信任、责任和智慧的信息,使患者能将生命相托。衣着端庄、态度和蔼、逻辑清晰、技术熟练等都是患者心目中好医生的角色形象。

2. 角色行为　社会文化规定医疗行为应发生在特定的专门从事医疗服务的医院和场所,即医疗行为一般只出现在医疗环境中。这不仅是因为医疗行为需要特殊的条件、环境和设备,还因为医疗服务性命相关,必须在符合进行医疗行为的特定场所开展服务。

3. 态度与价值　虽然医生的工作是一种职业行为,但由于和人的生命相关,因此,世界上几乎所有国家对医生价值观的认识,都已达成共识。医生的态度和价值观也是"全球医学教育最基本的要求"之一。我国的医学生誓言为:"健康所系,性命相托。当我步入神圣医学学府的时刻,谨庄严宣誓:我志愿献身医学,热爱祖国,忠于人民,恪守医德,尊师守纪,刻苦钻研,孜孜不倦,精益求精,全面发展。我决心竭尽全力,除人类之病痛,助健康之完美,维护医术的圣洁和荣誉,救死扶伤,不辞艰辛,执着追求,为相国的医药卫生事业的发展和人类的身心健康奋斗终生。"这也是每一位医生应该终生追求的。

知识链接

《希波克拉底誓言》

对医生的态度和价值观最具影响力的是希波克拉底,他被西方尊为"医学之父",是西方医学的奠基人。他的医学观点对西方医学的发展有巨大影响。《希波克拉底誓言》是希波克拉底向医学界发出的行业道德倡议书,是从医人员入学第一课要学的重要内容,医生在从事医疗工作之前,都要学习希波克拉底誓言。现在《日内瓦宣言》已经取代希波克拉底誓言。

1948年医学日内瓦宣言:在我被吸收为医学事业中的一员时,我严肃地保证将我的一生奉献于为人类服务。我将用我的良心和尊严来行使我的职业。我的患者的健康将是我首先考虑的。我将尊重患者所交给我的秘密。我将极尽所能来保持医学职业的荣誉和可贵的传统。我的同道均是我的兄弟。我不允许宗教、国籍、政治派别或地位来干扰我的职责和我与患者之间的关系。我对人的生命,从其孕育之始,就保持最高的尊重,即使在威胁下,我决不将我的医学知识用于违反人道主义规范的事情。我出自内心和以我的荣誉,庄严地作此保证。

二、医生的心理特征

(一) 医生的心理需要

1. 生存需要　医生从事医疗行业最原始的动机和其他行业一样,是为了获得相应的报酬,通过临床医疗工作,给予患者诊断和治疗而获得相应报酬,满足自己的生存需要。人的生命价值和社会对医生的期待值使医生在实际工作中往往需要具备更强的责任感和付出更多的精力。但由于总是患者求医,再加上社会从各种不同的角度对于医疗行业提出要求,就使有的从事医疗行业的个体产生了一个错觉,感到患者乃至全社会总是有求于自己,有的医生甚至以自己当时的感受来决定对患者的态度。值得注意的是,失去了患者,医生也就失去了谋生手段。

2. 接纳、被接纳及尊重、被尊重的需要　医生在医疗行为中的接纳与被接纳和尊重与被尊重需要体现在两个方面,一方面是需要同行的接纳和尊重,另一方面是需要患者的接纳与尊重。此外,在医疗行为中,之所以出现有的医生之间在医疗行为中的相互嫉妒和诋毁,有的下级医生不愿听取上级医生的正确意见,或对于自己所出现的差错采取回避的态度等现象,除了有职业道德、行为规范等诸多因素以外,对于同行的接纳与尊重的需要也是重要的原因之一。

3. 自我实现的需要　任何人均有自我实现的需要,作为医生也不例外。自我实现主要是个体需要体现自己的存在对于别人、对于社会的价值。医生的自我实现的需要通过治疗好患者实现,正是由于这种需要促使医务人员不断地从医疗实践中去探索,不断地去积累经验,而使医疗水平不断地提高。但在某些情况下,也可以出现偏差,如为了追求治疗某种疾病成功的体验而忽略患者的感受,或者忽略患者的综合情况,或无视患者的权利等,最终可能会危及患者的利益以及患者的健康。

(二) 医生的常见心理

1. 优越感　医生在患者及其亲属面前的优越感是显而易见的,这种优越感来自两个方面,一方面,是来自健康人对于患者的优越感,这种优越感往往会从和患者及其亲属的一般交流中不经意地流露出来,有时甚至不为本人所察觉,但却可以明显地影响到患者一方的心态。例如在询问病史或进行治疗性谈话的时候,可以通过对于疾病症状的评论,或通过与自己优越情况的比较体现出来。另一方面,是作为专业人员的优越感,这种优越感更为突出。产生这种优越感的前提是医生提供了患者所急需的医疗服务,而这种服务对于患者方面来说是一种强制或被迫的需要,医生常常意识不到这是自己职业行为应该做的,反倒容易产生患者有求于自己的感觉。这种感觉就是产生优越感的根源所在。

2. 主宰欲和控制欲　医生的主宰欲和控制欲是以自身的优越感作为基础,主要表现在医疗行为中希望自己有绝对的权威,希望患者及其亲属完全服从自己。当门诊或住院患者没有按照或者没有完全按照医生的指令行事,部分或完全没有遵从医嘱,或根据自己所了解的医学知识提出自己的疑问和看法的时候,有的医生,特别是有的颇有名望的医生会感到非常恼火,甚至非常愤怒,出现训斥患者及亲属,或出现扬言不再为该患者进行诊治等现象。这种现象则是医生的权威受到挑战所产生的情感反应。

3. 医生所存在的自卑和心理防御机制　每个人都存在自卑,而问题的关键是作为医生应该及时领悟到自己在医疗行为中的自卑问题,才能够更好地调整好和患者及其亲属的关系。有的自卑表现得很明确,如对于社会地位特别显赫的患者,或者对于"财大气粗"的患者所表现出的过分谦卑,以及对于社会地位较低的患者,或者对于"穷困"的患者所表现出的过分的"不屑一顾"的态度;有的自卑则表现得相当隐晦,或者是以其他的方式表现出来。

此外,在医疗行为中医生的心理防御机制也随处可见。当同事之间有不愉快事件发生的时候,当在家遇到烦心事情的时候,或当出现差错受到上司指责或训斥的时候,医生可能出现对患者的冷漠或不耐烦的情况,这是替代;当诊断和治疗遇到困难或受到挫折的时候,而这种困难或挫折实际上可能是医生的诊疗水平有限或受到当前医学界认识或技术的局限,有的医生很容易抱怨患者的不合作或不理解,甚至将诊疗中遇到的挫折或失败的主要责任归于患者一方,这是投射;当遇到患者不合作,不遵医嘱,而这种不遵医嘱直接造成了治疗的目的不能够顺利达成,医生的治疗意图不能够顺利的贯彻时,按理性来说,医生应该首先使患者与自己很好的合作,从而使自己的专业技术水平能够得以很好的发挥,而有的医生在自己的治疗意图不能很好地贯彻从而使自己的治疗水平不能很好体现的情况下作出了愤怒的反应,甚至可能对患者或亲属扬言自己不再愿意为患者治疗,理由是患者或亲属"不听话",这就是退行。

4. 社会因素对医生心态的影响　虽然每个历史时期都会有医生和患者,也会有医疗行为,但不同的社会环境对医生的心态也会产生不同的影响。如社会尊重和信任医生,医生就会有更高的职业自豪感,更能全身心投入到医疗工作中;反之,不被社会和患者信任,难免就会怀疑自己的角色价值,也难以安心和放心的投入到临床医疗工作中。

第四节　医 患 关 系

随着医学模式由生物医学模式转变为现代的生物 - 心理 - 社会医学模式,人们的健康期待水平也在不断提高,由单纯意义上的没有躯体疾病转变为身心健康和良好社会适应性,在这种社会和医学背景下,医疗服务质量的内涵也更加丰富和广泛,影响医疗服务质量的因素也日渐增多。因此临床医生在提供医疗服务时,除了不断是高自身的技术水平和能力外,更需要在与患者沟通交往中建立相互信任、相互尊重、融洽的人际关系,才能给患者提供满意的医疗服务。

一、医患关系的定义

医患关系(doctor-patient relationship)是指医务人员在给患者提供医疗服务过程中与患者建立的相互关系。它有广义和狭义之分。广义的医患关系是指提供医疗服务的群体与接受医疗服务群体之间的相互关系。其中提供医疗服务的群体包括医生、护士、医技科室人员及医院的行政代言人;接受医疗服务的群体包括患者、患者家属及监护人、患者的工作单位代言人。狭义的医患关系是指医生个体与患者个体之间的相互关系(相互联系相互影响的交往过程),是一种特殊的人际关系。本节主要讨论狭义的医患关系相关内容。

二、医患关系的特点

医患关系是人们在社会交往中发展起来的,它符合一般性人际关系的特点,同时它又是一种专业性人际关系,有其自身的特点,可概括为如下四点:

(一) 明确的目的性

患者有了求医的需求和行为,才可能与医生建立相应的人际关系,而医生在医患交往中给患者提供特定的医疗服务,医生和患者的所有交往活动都以患者疾病的治疗、康复及健康的维护为目的,以满足患者的生理和心理需要为中心,因此医患关系有明确的目的性。

(二) 医患双方的地位是平等的

医生作为一种社会职业,在给患者提供医疗服务过程中,既可以获得报酬满足医生的生存需要,同时医生也会在职业活动中获得成就和价值感,也满足了医生的被尊重及自我实现的需要。患者作为医生职业活动的主要对象也是一个有人权、有价值感、有感情、有独立人格的人,理应得到尊重、理解和接纳。另外在我国当前现有社会医疗保障制度下,患者在接受医疗服务过程中,需要承担相应的医疗成本,从市场经济角度考虑,医生应满足患者相应的医疗需要,给予患者与其承担医疗成本相应的医疗服务。

(三) 医生是医患关系的主要影响者

医患关系的融洽程度取决于医患双方需要的满足情况。在医疗服务过程中,虽然双方的地位是平等的,但医生相对处于主导地位,因此医患关系的密切融洽程度主要取决于医生一方。如果双方在交往中需要得到了满足,则相互间产生并保持亲近的心理关系,例如,医务工作者在与患者接触时,能够理解患者的感受,并尊重关心者的体验和需求,在交往中就会满足患者的心理需要,双方就会建立良好的人际关系。相反,如果在医生与患者的人际沟通中,医生对患者表现不友好,不真诚,不尊重患者,不考虑患者的心理需求,就会引起患者的不安或反感,患者的心理需要得不到满足,双方就会产生疏远甚至产生敌对的关系。从患者的求医行为到疾病治疗结束,医患关系也经历了建立、发展、工作及结束。

(四) 医患关系有时限性

从患者的求医行为到疾病治疗结束,医患关系也经历了建立、发展、工作及结束的不同时期。与其他类型的人际关系比较起来,医患关系有一个明确的特点就是有时限性,也就是患者的疾病治疗结束后,医患关系也就不存在了。因此,医生在给患者提供医疗服务的过程中,不要为了个人私利与患者建立超出医患关系以外的人际关系。

三、医患关系的类型

根据患者的个体差异及所患疾病的性质,双方在医患关系中扮演的角色以及在双方的交往活动中所发挥的作用不同,美国学者 Szasyt 和 Hollander 提出医患关系的三种模式。

（一）主动 - 被动型（active-passive mode）

这是一种受传统生物医学模式影响而建立的医患关系模式。这种医患关系的特点是"医生为患者做什么"，模式的原型是"父母 - 婴儿"，在医疗服务过程中，医生处于主动的、主导地位，而患者完全处于被动的、接受医疗的从属地位。这种模式过分强调了医生的权威性，忽视了患者的主观能动性。但这种医患关系的模式可适用于某些特殊患者，如意识严重障碍的患者、婴幼儿患者、危重或休克患者、智力严重低下患者及某些精神疾病患者。

（二）指导 - 合作型（guidance-cooperation mode）

这是一种以疾病治疗为指导思想而建立的医患关系。这种医患关系的特点是"医生告诉患者做什么和怎么做"，模式的原型是"父母 - 儿童"。在医疗服务过程中，医生的权威性在医患关系中仍然起主要作用，但患者可以向医生提供有关自己疾病的信息，也可以向医生提出自己对疾病治疗的意见和观点。这种医患关系模式适用于急性患者的医疗过程。此类患者神志清楚，但病情较重，病程短，对疾病的治疗及预后了解少，需要依靠医生的指导以更好地配合治疗。

（三）共同参与型（mutual participation mode）

这是一种以生物 - 心理 - 社会医学模式为指导思想而建立的医患关系。这种医患关系的特点是"医生帮助患者自我恢复"，模式的原型是"成人 - 成人"。在医疗活动中，患者不仅是积极的合作者，而且能够积极主动地参与到自己疾病的治疗过程之中。这种模式适用于慢性疾病且具有一定文化水平的患者。

四、医患关系的影响因素

良好的医患关系可使双方保持积极的情绪状态，增强患者对医生的信任，提高患者对医嘱的依从性，减少消极情绪状态对疾病的不良影响，有利于患者疾病的治疗和康复，也有利于医生以积极的情绪状态从事临床医疗工作。医患关系的影响因素是多方面的，既有社会文化因素，也有医患双方的个人因素。

（一）医生对医患关系的影响

在医疗服务的过程中，虽然医患双方的地位是平等的，但医生相对处于主导地位，因此医患关系的密切融洽与否，医生负有更多的责任。

1. 医生的职业素养和人格对医患关系的影响 医生的职业素养对医患关系有着重要影响，如果医生情绪稳定、专业知识丰富、专业技能熟练、尊重患者又不失自信、诊断治疗细致又果断，可以取得患者的信任；同样，医生的人格对医患关系的影响也很明显，如医生自身缺乏安全感，易焦虑，表现在医患关系上，可能会出现更多的犹豫不决、紧张、回避责任等情况。如果医生自身容易情绪化或性格暴躁，也容易对医患关系产生不利的影响。

2. 医生的沟通态度对医患关系的影响 医患沟通是影响医患关系的重要因素。马斯洛的需要层次理论认为，人都有被尊重的需要，患者也不例外，而且进入患者角色后，这种需要往往会更为敏感。有的医生，在与患者的沟通、交流中，对患者缺乏共情，不尊重患者的隐私和人格，是引发医患矛盾的重要原因。

3. 医生个人应激性事件对医患关系的影响 医生既是社会角色，同时也具有其他角色身份。如果医生在个人生活中遇到严重的应激事件，自身情绪受到困扰，在工作中有可能对患者表现出忽视、冷漠、不耐烦，很有可能会影响到医患关系。

（二）患者对医患关系的影响

1. 疾病因素对医患关系的影响 不同的疾病可能使患者在医患关系中表现出不同的行为。如重病患者、长期慢性病患者，可能因为治疗效果的不理想，而把自己的愤怒投射到医务人员身上；还有的患者，因对疾病的过度担心和恐惧，希望得到医护人员更多的安慰和关注，如未得到满足，也会出现不配合治疗的情况。

2. 患者文化因素对医患关系的影响　患者的民族、职业、年龄、受教育水平等因素，都有可能影响到医患沟通，有时还会对医患关系造成影响，例如对医嘱的不理解，对疾病症状和体征的曲解等，作为医务工作者，需要从患者不同年龄和文化背景的角度，与患者进行沟通，了解患者对疾病的理解和治疗期待。

3. 患者权利意识对医患关系的影响　随着公众法律意识的提高，患者在就医过程中的维权意识增强，如果临床医生在给患者提供医疗服务过程中损害到了患者的权利，就有可能会发生医患矛盾和冲突。患者作为一个社会角色有其相应的权利与义务。患者的基本权利包括：免除一定社会责任和义务的权利；享受平等医疗、护理、保健的权利；知情同意的权利；隐私保密的权利；监督医疗权益实现的权利；自由选择的权利。

在一些医患冲突的案例报道中，有一部分是因为当事人缺乏对患者基本权利的认知，在不知情的情况下损害了患者的基本权利，这就需要对从业的医生加强相关法律宣传和教育；而另一部分案例显示医生在知情的情况下，损害了患者的基本权利，是由于医生缺乏职业道德造成的，因此需要加强从业医生职业道德的教育。

(三) 责任冲突对医患关系的影响

如果医患双方能有充分的信任和理解，就会化解许多矛盾和冲突。受社会环境因素的影响，在一些医生和患者之间缺少必要的信任和理解，一旦言语不和或期待愿望没有实现就导致激烈冲突。医患之间缺乏信任、缺乏理解，不能换位思考是导致这类冲突的主要原因。部分医生不能设身处地地替患者着想，而是较多地考虑医疗机构和自身的利益。而患者对医生也缺乏理解，不了解医学和疾病的复杂性。在医患交往过程中，医生不能只是抱怨患者不理解，而应坚持以患者为中心，多给患者一些人文关爱，多替患者着想，多与患者进行一些沟通与交流，才能形成和谐的医患关系。

(四) 社会背景对医患关系的影响

传媒作为现代社会的重要信息传播方式，具有快捷、影响面广、对大众的态度有导向性，如果媒体将偶然发生的个别负性医疗事件作为典型大肆报道，无疑会影响大众对医务工作者的信任；尤其是在缺乏医学常识、事件真相尚未明了时，更会误导大众的负面情绪。因此，媒体应承担起相应的社会责任，在促进医患关系健康发展方面起到积极的作用。

新冠肺炎疫情也给了医患关系带来了新的启示和冲击。新冠肺炎疫情发生以来，4万多医护人员第一时间支援武汉，全国无数医务工作者奋战在抗疫一线救治患者。他们被称为逆行者、英雄、白衣天使、勇士。医护人员一张张被口罩勒出血印的脸庞，身穿防护服负重前行的背影，震撼着人们的内心。很多患者对医生的信任感大大增强，医患之间的相互猜疑消失了，患者的遵医行为也提高了。从医护人员的角度看，患者的信任、尊重与友好，使自己的职业自豪感和荣誉感大大增强，减少了很多医疗工作中的顾虑，所以更加友善、耐心地对待患者。正常的医患关系应该是相互尊重、相互学习、相互信任的。医生在对患者的救治过程中也是在学习积累，提高技术水平。同时医务人员给患者提供治疗和帮助。医患之间，和则两利，伤则两败，医患双方都渴望并需要良好的人际关系。

五、医患沟通的技巧

沟通技巧是任何人际交往中的重要手段，建立良好的医患关系也不例外。

(一) 沟通的定义

沟通（communication）是信息的传递和交流的过程，是个体与个体之间信息的交流以及情感、需要、态度等心理因素的传递与交流,是一种面对面的直接沟通形式。

(二) 沟通的结构

沟通的结构包括:①信息源(指具有信息并且启动沟通的个体);②信息(可以是文字、声音、表情、姿势、动作等);③通道(指接受信息的渠道,主要是个体的各种感觉器官,其中视听器官常常为主要的通道);④信息的接受对象;⑤反馈(接受信息的个体在接受和理解信息以后对发出信息的个体输送信息,使沟通过程变成一个互动的过程)。

(三) 沟通的分类

1. 正式和非正式沟通　前者是按照一定的规范,在一定的场合,遵循一定的程序所进行的沟通。正式沟通所传递的信息准确。医生正式向患者或亲属交代有关疾病的诊断、治疗的情况并达到对方知情的目的就属于这种形式的沟通;非正式沟通内容多样,形式灵活,传递信息快速,但信息不一定十分准确。医患之间也存在非正式的沟通,主要是用于在医疗行为中交流个人的感受,了解各自的基本情况等。在医疗行为中主要注意的是应该分清楚什么信息必须通过正式沟通的形式传递,什么信息应通过非正式沟通的形式传递。

2. 上行沟通、下行沟通和平行沟通　这是按照信息流通的方向来进行的分类,上行沟通主要是针对下级对于上级信息的传递,而下行沟通则是上级对于下级所传递信息的方式,目前的医患沟通一般属于平行沟通,平行沟通指平行组织之间的信息交流。

3. 单向和双向沟通　一方始终作为信息的发出者,而另一方始终作为信息的接受者的沟通属于单向沟通;如果双方互相作为信息的发出者和接受者的沟通就属于双向沟通。如医生在公众场合向患者或患者亲属群体讲解有关健康或疾病的知识,医生向患者交代某些疾病的注意事项,或提出一些配合的要求等均属于单向沟通;而在进行许多类型的心理治疗或在其他一些要求患者参与的医疗行为中所进行的沟通则属于双向沟通。

(四) 沟通的功能

沟通的功能包括信息的获取,个体之间思想的交流和情感的分享,改善人际关系和协调特定群体内部的统一行动等。

(五) 医患沟通的途径

1. 情感沟通　医生以真诚的态度和良好的职业素质及从医行为对待患者,尊重、同情、关心患者,就会得到患者的信任,达到情感沟通的目的,这是建立交往的前提。

2. 诊疗沟通　医生用高超的医疗技术,通过认真诊断及治疗,可以促进良好的医患关系的建立,形成顺畅的沟通交流渠道。

3. 效果沟通　患者求医的最终目的是获得理想的疗效,通过医治使病情迅速好转或痊愈,是医患沟通交往的关键。

4. 随访沟通　医生对部分特殊病例,保持持久的联系及访问,可能获得对医学有价值的资料,并可增进社会效应,密切医患关系。

(六) 沟通态度与沟通技巧

1. 沟通态度　在与患者的沟通中,良好的沟通态度体现在尊重患者。尊重意味着把每个与自己沟通的人都作为有价值、有情感、有独立人格的人;尊重也意味着以一种开放的心态接受不同价值观的沟通对象;尊重还意味着一视同仁,医务人员的工作对象有各种各样的人,他们都是其工作的对象,都应予以尊重;尊重意味着以礼相待,与患者沟通时不说粗话、脏话,不对患者发脾气,即使患者的言语举止有些失礼,医务人员也应始终以礼相待。

2. 沟通技巧　有助于建立良好医患关系的沟通技巧包括:尊重、接纳患者,用同情的态度倾听患者及家属的谈话;聆听和共情的能力,医生应耐心而认真聆听患者的陈述,对患者的陈述给予恰当回应,站在患者的角度理解患者,并对患者的病痛和疾苦表达同感;医师应有沉着、自信、亲切、关注及认真的表情,避免紧张、无措、不自然的体态;用患者能理解的语言询问,用通俗易懂的语言交流,而不是直接用专业术语;切忌居高临下,以贬低的语句或行为来表达自己的能力与优越感。

在医患交往过程中,医生应坚持以患者为中心,多给患者一些人文关怀,多替患者着想,多与患者进行沟通与交流,才能形成和谐的医患关系。

学习小结

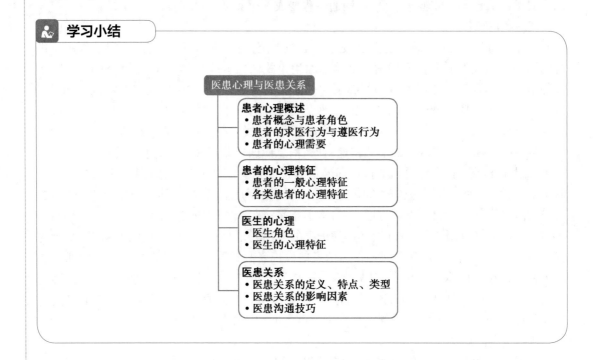

（唐清华　胡文彬）

复习思考题

1. 简述患者角色适应不良的表现。
2. 简述患者心理需要、影响患者求医行为和遵医行为的因素。
3. 简述患者一般心理特点,慢性病患者、癌症患者的心理特点及干预。
4. 简述医患关系类型、特点和医患关系的影响因素。
5. 请思考有助于建立良好医患关系的基本技能和方法。

笔记栏

PPT 课件

第十章

心 理 干 预

学习目标

1. 通过学习心理干预知识,使学生对心理问题与心理障碍以及心理评估的内容有更全面深入的理解,了解心理问题与心理障碍的解决策略,为临床心理实践提供技术指导。

2. 掌握心理干预、心理咨询与心理治疗的基本概念;心理咨询与心理治疗的原则与对象;精神分析疗法、行为疗法、认知疗法、求助者中心疗法、森田疗法、催眠疗法、生物反馈疗法的原理与常用技术。

第一节 心理干预概述

心理干预是医学心理学的核心内容之一,是解决心理健康问题的方法和措施。随着社会对心理健康的日益关注,心理干预也将与人们的生活发生越来越密切的联系。

一、心理干预概念

心理干预(psychological intervention)是指依据心理学理论与方法对特定对象的心理行为施加影响,以促使其向着预期的目标发生转变的过程。心理干预的概念有狭义和广义之分,狭义的概念是指心理咨询、心理治疗和心理危机干预;广义的概念还包括各种能够维护心理行为健康的方法和措施,即包括健康教育、健康促进以及构建和谐的人文环境等。本章所指的心理干预采用的是狭义的概念。

根据服务的对象和工作方式,心理干预可以分为个体干预和群体干预。个体干预主要是指一对一形式的心理干预,针对寻求心理帮助或存在心理行为缺陷的个体有计划地实施干预,干预的内容和方法须根据个体的需要以及存在问题的性质而定,干预中注重的是干预者与被干预者之间的关系。为了确保干预的有效实施,临床心理治疗中常常需要签订治疗协议或建立治疗联盟。心理咨询与心理治疗通常就是采用这种形式的心理干预。群体干预是指一对多或者多对多形式的干预,包括家庭、小组或者特定人群的干预。干预的内容和方法与个体干预有所不同,须把整个群体作为对象,寻找该群体的共同特征,干预的内容和方法取决于该群体共同关注的问题和群体特点,干预中注重的是群体中成员之间的相互关系,即成员之间的角色关系。同样,为了确保干预的效果,群体干预中常常需要制订条件和规则。团体心理辅导、家庭治疗通常就是采用这种形式的心理干预。

二、心理干预的基本技能

心理干预的基本形式是一种人际互动,通过人际互动推动患者的心理朝着健康的方向康复与发展。因此,善于构建良好的人际关系是临床心理工作者应具备的基本技能。构建心理干预良好关系的方法很多,其中最基本的技能是给予尊重、表达真诚、善于共情、积极关注。

1. 尊重 尊重是指对患者的生活现状、价值观念、人格和权益的接纳、关注和爱护。其意义在于可以给求助者创造一个安全、温馨的氛围,使其最大限度地表达自己;可使患者感到自己受尊重、被接纳,获得一种自我价值感;尊重本身就具有明显的助人效果,可以唤起对方的自尊心和自信心,起到拓展潜能的作用。

2. 真诚 真诚可以使患者切实感到自己被接纳、被信任和被爱护,有利于构建一个安全自由的氛围,能让其知道可以袒露自己的软弱、失败、过错、隐私等而无须顾忌;同时,医学工作者的真诚坦白能鼓舞患者坦然地表露自己的喜怒哀乐,宣泄情感,并因此发现和认识真正的自己。真诚是一种内心感受的自然流露,需要建立在对人有基本的信任和爱护的基础上。

3. 共情 共情是指体验别人内心活动的能力,即深入到他人的主观世界,了解其感受的能力;是一种设身处地地理解,并从他人的角度看待问题的技术。也称为"神入"或"同理心"。共情有助于准确把握材料、传递积极信息、增进心理干预效果。

4. 关注 关注是指对患者的言语和行为的积极面予以关注,从而使其拥有正向价值观。关注涉及对人的基本认识和基本情感,要求医学工作者必须持有一种信念——每个人都有积极的潜力,通过努力和帮助,每个人都会向积极面转变。医学工作者给予患者积极关注不仅有助于建立良好关系,促进沟通,还能增强干预效果,使者全面认识自己,树立信心,对未来抱有希望。

三、心理干预的一般流程

1. 建立关系 心理干预是在良好的人际关系基础上展开的,任何形式的心理干预、依据任何心理学派的理论与方法都必须以良好的人际关系为工作平台。建立良好的咨询关系不仅是心理干预的基础,也是保证资料和信息客观真实的前提,同时也是心理干预的核心和动力。心理干预最终是通过人际关系驱动的,离开良好的人际关系,任何方法和技巧都会失去意义。

2. 评估问题 通过对患者的心理行为表现及其影响因素等资料进行收集、整理、分析其心理问题发生发展的过程,判断其存在的心理问题性质及严重程度,为确立心理干预目标和制订干预方案提供依据。个案的评估通常需要了解当事人的基本背景信息(年龄、职业、婚姻、文化背景等)、心理社会应激因素、心理问题的表现及其严重程度和持续时间、个人成长与既往经历、当前的精神状态及社会功能、心理测评结果等进行综合分析。群体的评估需要了解该群体的基本特征、群体成员间的关系、行为表达方式,对整个群体的功能进行分析评估。

3. 解决问题 心理问题一旦明确,干预的目标也基本可以确定。干预方案的制订和实施主要是围绕心理干预的目标,充分运用医学心理学的原理和技术制订相应的心理问题解决方法和措施。干预方案的制订和实施过程着重于发掘支持性社会资源、拓展患者的心理潜能、提高其心理应对能力,促进心理健康水平提高。群体干预则借助群体的动力学特点,通过互动与交流,推动整个群体的成长与发展,以此带动其中每个成员心理健康水平的提高。

4. 总结巩固 在心理干预的实施过程中以及干预结束后均需要对干预效果进行总结分析。一方面总结分析能够促进领悟,巩固心理干预取得的效果,并为结束干预奠定基础;另一方面也能及时发现存在的问题,及时调整干预策略,或为下一阶段的进一步干预提供依据。

应对新型冠状病毒肺炎疫情,筑牢心理防线

新型冠状病毒肺炎(简称:新冠肺炎)疫情的全球大流行对人民群众的精神心理健康带来了冲击。联合国秘书长古特雷斯曾专门发布"新冠肺炎疫情与精神健康"政策简报,表示新冠肺炎疫情不仅攻击我们的身体,还增加了心灵上的痛苦,严重影响全社会的精神健康和福祉。

我国政府快速制定出精神卫生服务相关政策,心理健康工作者迅速响应,积极为人民群众提供心理援助,筑牢了抗击新冠肺炎疫情的心理防线。为应对疫情引发的心理问题,国家卫生健康委发布通知,指出要将心理危机干预纳入疫情防控整体部署,以减轻疫情所致的心理伤害、促进社会稳定。疫情影响地区的精神卫生、心理健康和社会工作等专业人员与对口支援的精神卫生专业人员组成服务队,面向重点人群通过"线上+线下"的方式提供心理教育、心理援助、心理干预等服务。全国多家医疗机构、高校和组织开展网络项目,为受新冠肺炎疫情影响的患者、家属、医务人员和公众提供心理咨询服务;各地、各机构积极组织,在全国开通了600多条免费心理热线,精神科医生、心理学家、社会工作者、咨询师和志愿者为有焦虑、抑郁、失眠等心理健康问题的人提供在线心理支持和干预,并开展互联网科普推广,注重群众心理健康教育。多家医院搭建网络精神心理咨询平台,为国内疫情的防控和疫情期间国民的心理健康提供保障,并为战"疫"一线医务工作人员开通免费网络咨询。众志成城,共筑强大的心理防线。

第二节 心理咨询与心理治疗

心理咨询与心理治疗都是心理干预的重要组成部分,从实践领域来看,两者都是解决人们心理问题、促进心理康复和提高心理健康水平的手段。

一、心理咨询

心理咨询(psychological counseling)是指受过训练的专业人员采用心理学原理和方法,通过良好的人际关系,借助语言、非言语的交流手段与求助者共同磋商,以提高认识、增强自信、发掘自身资源,达到个人成长与心理健康。从而更好地适应环境,保持身心健康。

(一)心理咨询的原则

为了确保心理咨询工作顺利进行并达到预期的目的,心理咨询中必须遵循以下基本原则:

1. 自愿原则 心理咨询是一项符合当事人主观需要的助人工作,必须建立在自愿基础上,只有得到当事人真诚的合作和参与才能取得预期的效果。因此,只有当事人自己感到烦恼、不适或痛苦,希望寻求他人的帮助来摆脱才能够通过心理咨询获得问题的解决。

2. 自主原则 心理咨询的基本理念是帮助当事人获得自我帮助的能力。当事人必须自己能够面对问题、自己解决问题,并对问题负责任。任何祈求他人代诉或代为解决问题的策略并不能真正让当事人获得澄清问题、解决问题的能力。同时,当事人有权根据自己的意

愿和条件选择适合的心理咨询方式和方法。

3. 中立原则 在心理咨询过程中医学工作者必须保持中立的态度,避免介入当事人的事件、情景和情感中。避免替当事人做判断、决定、选择和分析,尽可能减少当事人的回避和依赖。

4. 保密原则 保护当事人的隐私是医学工作者需要遵守的职业道德之一。在心理咨询中当事人的个人信息属于个人隐私,医学工作者有责任加以保护。涉及当事人的任何在法律许可范围内的事项未经当事人许可均不得随意传播。

（二）心理咨询的对象

心理咨询的基本对象是那些被现实问题困扰的人。当一个人面对升学、就业、婚姻家庭、社会适应等问题时,因面临选择的困惑和纠结而可能出现适应不良。心理咨询是从心理学的角度,向这类出现心理冲突的人提供帮助。然而并非所有的人都适合做心理咨询,心理咨询的对象一般需具备以下几个基本条件:

1. 智力正常 正常的智力水平是表述、理解、内省的基本条件,否则心理咨询无法顺利进行。

2. 内容合适、动机合理 并非所有的问题都适合做心理咨询,选择的内容必须是属于心理咨询范围的。

3. 人格基本健全。

4. 对咨询有一定的信任度。

（三）心理咨询的范围

心理咨询的范围主要有:

1. 心理适应和发展咨询 指心理咨询的对象基本健康,但生活中有各种烦恼和心理矛盾。其心理咨询的目的是帮助来访者排解心理烦闷、减轻心理压力、改善适应能力,更好地认识自己、认识社会,充分开发潜能,以促进人的全面发展。例如,儿童的早期智力开发、儿童的情绪障碍和品行障碍、青少年的性心理困惑、青年的成就动机、中年的人际关系调适、老年的社会角色再适应等人生各个阶段的适应和发展问题。

2. 心理障碍咨询 指非精神病性心理障碍、心理生理障碍、某些精神病早期的筛查和诊断、康复期精神病患者的心理指导等。其心理障碍咨询的目的是帮助患者寻找对策、控制症状、预防复发等。如各类神经症的咨询、心身疾病的心理调适、精神分裂症的康复期心理指导、伤残的心理咨询、性心理障碍咨询等。

（四）对心理咨询专业人员的要求

心理咨询要求从事这项工作的专业人员具有很高的专业素养与能力。因此,从事此项工作的人员必须经过系统的学习和长期的培训,才能具备必要的素养与能力。一般来说,对专业人员的要求包括以下几个方面:

1. 具有专业的知识和技能 包括对基本的心理学知识与技能的掌握,以及对医学、社会学等其他学科中一些必要知识和方法的掌握与了解。

2. 具有良好的心理品质 包括智力、精力、适应性、自我意识等品质。

3. 具有良好的职业道德 心理咨询是一种帮助和塑造人的事业,没有基本的职业道德是无法胜任这项工作的。

二、心理治疗

心理治疗（psychotherapy）又称精神治疗,是指受过训练的治疗者以心理学的有关理论为指导,运用心理学的技术和方法,谋求被治疗者的心理、行为以及躯体功能的积极变化,从而达到缓解和消除症状、促进其人格健康发展的目的。心理治疗是一种以助人为目的、专业性的人际互动过程。

（一）心理治疗的原则

心理治疗作为一项专业性很强的技术,在实际运用中,必须遵循以下一些基本原则:

1. 信任原则 在心理治疗过程中,治疗者与患者之间要建立彼此接纳、相互信任的工作关系,这是心理治疗能否顺利进行的前提条件。

2. 整体性原则 患者的任何一种心理和行为问题都是心理、生理和社会因素相互影响、相互作用的结果,因此,评估患者的心理问题时要做全面的考察和系统的分析。

3. 个性化原则 患者的心理活动受生物 - 心理 - 社会等多方面因素的影响,会表现出很大的差异,治疗需要考虑心理问题的一般规律,又要注意患者的具体情况,并根据患者的特点制订不同的治疗方案。

4. 保密性原则 是保障患者的合法利益,取得患者信任的重要因素。也是心理治疗工作中的一项基本职业要求。

5. 共同参与原则 在心理治疗中,治疗者与患者保持平等关系,共同协商和制订治疗方案、决定治疗目标以及共同努力促使治疗得到实施。

（二）心理治疗的对象和范围

心理治疗是从临床实践中发展起来的,因此其治疗对象和范围也十分广阔。

1. 心理应激障碍 各种心理应激因素引发的心理应激障碍,或患者因某些原因出现心理危机。

2. 慢性疾病患者的心理问题 一些慢性疾病病程长、无法全面康复,一般都存在较多的心理问题,并因此导致疾病症状复杂化。对这类患者应用心理治疗来改变其认知和行为,促进其慢性病的康复。

3. 心身疾病 心身疾病是心理社会因素在躯体疾病的发生、发展和转归中起重要作用的一组躯体疾病,因此,通过心理治疗可以消除致病的心理社会因素,或减轻、缓解这些因心理因素导致的心理应激反应,对重建心理和生理的平衡有着重要的作用。

4. 焦虑障碍 如广泛性焦虑、惊恐障碍、强迫症、恐怖症、疑病症、癔症以及自主神经功能失调。

5. 行为问题 进食障碍、睡眠障碍、成瘾行为(烟瘾、酒瘾)、口吃、儿童品行障碍、性心理障碍等,都可以进行心理治疗。

6. 社会适应不良 对社会环境适应困难,出现焦虑激越或退缩回避行为表现者也适用于心理治疗。

三、心理咨询与心理治疗的关系

心理咨询与心理治疗都属于心理干预的措施,在实际工作中两者密不可分,互有关联和重叠,是一对极易混淆的概念,两者既有相似之处,也有明显的差别。

（一）心理咨询与心理治疗的相似之处

1. 心理学理论与方法一致 心理咨询需要咨询师掌握各种心理理论与技术,心理治疗也同样需要这些理论与技术。

2. 工作对象相似 心理咨询师和心理治疗师都有可能会面对在人际关系、情绪障碍、婚姻家庭等方面出现问题的求助者,尤其是在医疗卫生机构,心理咨询服务的对象与心理治疗服务的对象几乎都是患者,两者极为相似。

3. 工作目标相似 无论是心理咨询还是心理治疗,都是希望通过施助者和求助者之间的互动,达到使求助者改变和成长的目的。

4. 施助者与求助者之间关系的性质一致 在工作中,无论是心理咨询还是心理治疗,均强调施助者与求助者之间良好的人际关系,以便实现自己的工作目标。

(二) 心理咨询与心理治疗的主要差异

1. 工作对象的侧重点不同 心理咨询的工作对象侧重于正常人、心理问题较轻者、已经复原或正在恢复的患者;而心理治疗的对象侧重于症状较重或有心理障碍的人。因此,工作中两者的称谓也不同,心理咨询中常称施助者为咨询师(counselor),称求助者为来访者或咨客(client);心理治疗中常称施助者为治疗师(therapist),称求助者为患者(patient)。

2. 工作内容不同 心理咨询的主要工作内容是正常人在日常生活中遇到的各种心理问题,如人际关系问题、职业问题、恋爱问题、婚姻家庭问题、子女教育问题等;而心理治疗针对的是各种严重的心理问题,如神经症、性变态、心理障碍、行为障碍、心身疾病以及康复期精神病患者等。

3. 疗程长短不同 一般说来,心理咨询历时较短,通常为一次或几次,少数可达十几次;而心理治疗常常历时较长,需几次、几十次不等,甚至要经年累月。

4. 从业人员不同 心理咨询的从业者主要是咨询心理学家,而心理治疗的从业者有精神病学家、临床心理学家、医学心理学家等。通常,心理治疗从业者接受的专业训练时间要比心理咨询从业者的训练时间长。

心理咨询与心理治疗的异同一直是存在争议的问题,但随着心理学理论和技术的进步与发展,越来越多的学者认为两者没有本质上明显的差别。因此,总的来说,两者存在差异又保持一致,共同服务于有心理需求的人,达到帮助其成长的目的,进而维护人类的心理健康。

第三节 心理干预的常用技术

心理干预依据的心理学理论主要包括精神分析理论、行为主义理论、认知主义理论以及人本主义理论等,各理论均有各自的治疗原理与技术方法。本节仅对常用的七种心理治疗技术进行介绍。

一、精神分析疗法

(一) 原理

精神分析疗法(psychoanalytic psychotherapy)也叫精神分析取向心理治疗,或精神动力取向心理治疗,是建立在精神分析理论基础之上的心理治疗技术,它聚焦于对来访者的无意识心理过程进行分析,进而探讨这些无意识因素对来访者心理行为的影响。

精神分析疗法的主要原理是通过运用自由联想、释梦、阻抗等技术方法,帮助求助者将潜意识中的矛盾冲突挖掘出来,使其转化为意识的、个体可以认知的内容进行再认识,最终使求助者领悟到心理问题的真正原因。精神分析疗法的目的不是单纯地消除患者的症状,而是注重人格的重建、思维模式和态度的转变以及解决早年的心理冲突,通过消除潜意识心理冲突的影响,最终启发求助者的自我意识,达到认知上的领悟和人格上的成熟。

(二) 精神分析疗法的常用技术

精神分析疗法的常用技术包括自由联想、释梦、阻抗、移情等。

1. 自由联想 自由联想(free association)是精神分析的基本技术手段。治疗者借助于自由联想,可使求助者绕过平时的心理防御机制,使其潜意识心理冲突被带入到意识领域,从而加深领悟,重建心理健康。

这种技术的具体操作方法是:让求助者在一个安静、光线柔和的房间里,坐或躺在沙发或长椅上,治疗者站或坐在其后方(避免与求助者目光接触)。然后鼓励求助者打消顾虑,尽可能地全身放松,随意进行联想,自由表达,把自己想到的一切都说出来。无论其内容与疾病相关与否,想到什么就说什么,无需加以任何修改和掩饰。治疗者承诺对其谈话内容保密,并笔录谈话内容,整个过程以求助者为主,治疗者不能随意打断,仅在必要时给予适当引导。之后治疗者对求助者所报告的材料进行分析和解释,特别是求助者所谈的内容出现停顿或避而不谈时,往往可能是关键之处,最有可能成为精神分析的突破口,并从中发现与病情相关的心理因素,直至治疗者和求助者都认为已找到疾病根源为止。

2. 释梦 释梦(the interpretation of dreams)是自由联想技术的延伸。弗洛伊德认为,梦是通向潜意识的一条迂回道路,是一种有价值、有意义的精神心理现象。他认为梦的内容主要有三个来源:睡眠时的躯体刺激、日间活动残迹的作用、潜意识的心理活动,其中潜意识的心理活动是最重要的内容。当睡眠时,自我意识的控制减弱,潜意识的作用趁机表现出来,但因精神仍处于一定的自我防御状态,所以这些潜意识通过化装变形后多进入意识成为梦象。因此,梦可以分为显梦和隐梦两部分。显梦指梦境中的实际内容,隐梦指梦境内容所代表的潜意识含义,多为受压抑的欲望。释梦就是对梦进行解析,通过梦者的显梦揭示其隐梦,来发掘梦者被压抑在潜意识中的心理矛盾。

在治疗过程中,让求助者叙述其梦境,并就梦中的重要内容进行自由联想并进行描述。治疗者在一旁协助探索,包括解释梦中要素的意义,从而挖掘出做梦者隐藏在潜意识中的心理冲突。由于梦境仅是潜意识心理冲突与自我监察力量对抗的一种妥协,并不能直接反映现实情况,因此不能孤立地对求助者的某一次梦进行分析,需结合治疗过程中其他资料加以综合分析和整体解释。

3. 阻抗 阻抗(resistance)是指治疗过程中,求助者会有意或无意地回避某些问题,或在行动上表现出不合作态度的现象。阻抗本质上就是求助者对于心理咨询过程中自我暴露与自我变化的一种抵抗。

弗洛伊德认为,阻抗是一种潜意识动力,是用以防卫受压抑的冲突进入意识层面时产生的痛苦与焦虑。阻抗可以表现为维护现状或是阻碍改变的任何想法或行动。当求助者出现阻抗时,往往是找到关键问题的信号。

心理咨询和治疗的过程,其实就是一个阻抗的产生与冲破阻抗的过程,所以分析与解除阻抗,就成为心理咨询和治疗的中心任务之一。治疗者需不断辨认并帮助求助者克服各种形式的阻抗,并通过相应解释,协助求助者明了阻抗产生的原因。若潜意识的所有阻抗都被逐一克服,大多数求助者就能在意识层面重新认识自己,这也表明这种心理分析治疗已接近成功。

4. 移情 移情(transference)是指求助者把对父母或对过去生活中某个重要人物的情感、态度转移到治疗者身上,并相应地对治疗者做出反应的过程。移情可表现为正移情或负移情,正移情表现为信任、依赖、友好、爱恋等情感;负移情则表现为不信任、疏远的感情。移情有两个特征:一是反应的强烈性和不相适宜性。例如,预期求助者对治疗者可能产生轻度的情绪,但求助者却反应强烈。二是反应的持久性。例如,对治疗者表现出的不现实、不相适宜的反应持续或一再发生。

移情技术是精神分析的重要技术,移情的出现标志着咨询和治疗进入新阶段。通过移情,治疗师可协助求助者了解其既往经历的事件,也可以理解其经历的表现。同时,当求助者以相当的情绪和感情投注于分析情境的时候,治疗者可恰当做移情分析,帮助求助者洞悉埋藏其内心深处对某个或某些重要人物的看法,并逐渐学会自我探索的技巧。

二、行为疗法

(一)原理

行为治疗(behavioral therapy)即行为疗法,它是以学习理论为理论指导,按规范的治疗程序,消除或纠正个体异常心理与行为的一种心理疗法,在西方心理治疗领域具有重要影响的治疗方法。

行为治疗将个体行为问题划分为两类:一类是行为表现过剩,如过度吸烟、酗酒、吸毒、赌博以及强迫行为等;一类是行为表现不足,如社交焦虑、广场恐怖等。行为疗法的主要目的是消除或改变个体不适应的行为或者塑造新的行为。为此,行为疗法的实施步骤一般可分为四步:第一步是确定目标行为;第二步是选择技术方法;第三步是实施治疗技术;第四步是评估与改进。

(二)行为疗法的常用技术

行为疗法的常用技术包括系统脱敏疗法、冲击疗法、厌恶疗法等。

1. 系统脱敏疗法 系统脱敏疗法(systematic desensitization)又称为交互抑制疗法,是由南非心理学家沃尔甫(J. Wolpe)在20世纪50年代末提出的一种行为疗法。该疗法主要是诱导求助者缓慢地暴露于导致焦虑或恐惧的情境,并通过放松心理状态来对抗焦虑或恐惧情绪,从而达到消除负性情绪的目的。其基本原理是:人的肌肉放松状态与负性情绪状态是一组对抗过程,一种状态的出现会对另一种状态起到抑制作用。

系统脱敏疗法包括三个步骤:设置恐惧或焦虑等级;放松训练;实施脱敏。

(1)设置恐惧等级

1)首先,找出所有导致求助者恐惧的事件,并报告出对每一事件感到恐怖的主观程度。此主观程度可用恐惧的主观感觉尺度度量,尺度一般为0~100,0为心情平静,25为轻度恐惧,50为中度恐惧,75为高度恐惧,100为极度恐惧(图10-1)。

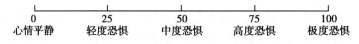

图10-1 恐惧的主观感觉尺度

2)将求助者报告的恐惧事件按等级程度由小到大的顺序排列。一般所建立的等级层次以6至10个左右为宜,最多不能超过20个。例如,一位害怕蛇的求助者的主观等级层次列表(表10-1)。

表10-1 一位害怕蛇的求助者害怕的主观等级层次

等级层次	害怕的内容	等级分数
1	闲谈中有人提及蛇	15
2	偶尔看见纸上画的蛇	30
3	观看电视画面上的蛇	45
4	在生活中接触到蛇加工产品	60
5	近距离观看玻璃柜中的蛇	75
6	在草地中看到游走的蛇	90

（2）放松训练：以全身肌肉能迅速进入松弛状态为合格，具体方法较多，常用杰克布松所创立的渐进性肌肉放松训练为主。具体操作程序如下：

1）准备工作：帮助求助者找到一个舒服的姿势，使之感到轻松、不紧张；可以靠在沙发上或躺在床上；要在安静的环境中进行练习，光线不要太亮，尽量减少无关刺激。

2）放松的顺序：手臂→头部→躯干→腿部。

3）放松方法：集中注意——肌肉紧张——保持紧张——解除紧张——肌肉松弛。

例如对手臂部的放松，治疗者对求助者可以发出这样的指示：伸出你的双手，握紧拳头，用力握紧，再继续用力……坚持一下……再坚持一下……好，放松……现在你会感到手部的肌肉很放松了。

当各部位肌肉都做完放松后，治疗者还可以继续给出指示：现在你感到很安静、很放松……非常安静、非常放松……全身都放松了……（间隔一些时间后）现在请睁开双眼。

（3）系统脱敏：当求助者全身肌肉放松后，就可开始实施系统脱敏。系统脱敏可分两种方法：一是想象脱敏，二是现实脱敏。想象脱敏是在治疗室内靠想象再现焦虑或恐惧情境；现实脱敏则是实地接触焦虑情境。也可以两者结合使用，如先让求助者逐级想象等级表的每个情境并放松，反复训练；当求助者对某情境不再出现焦虑，即可从想象脱敏转向现实脱敏，在现场重复上述等级情境。若求助者在现实情境中不再焦虑，其治疗即告完成。

两种方法也可单独使用，单独使用时选用哪一种方式要根据求助者的具体情况而定。现实脱敏的效果更为直观，但由于条件限制（如某种情境不易方便重现，或受到道德规范制约）现实脱敏往往不易做到。想象脱敏较便于实施，也较容易为求助者所接受，因而是治疗者经常采用的方式。另外，使用想象脱敏后，应要求求助者在现实情境中运用从想象脱敏学到的反应来应付实际刺激，这时才可认为疗效是稳固的。

2. 冲击疗法　冲击疗法（flooding therapy）也称满灌疗法，适用于有焦虑或恐怖倾向的求助者。这种疗法要求求助者直接接触导致其焦虑或恐怖的情境，坚持到紧张感觉消失的一种快速行为治疗法。此治疗一般在治疗室内采用想象的方式进行，一开始即让求助者进入最令其恐惧的情境中，鼓励求助者想象最令其恐惧的场面，或由治疗者在一旁反复、甚至不厌其烦地讲述他最感害怕情境中的细节，或用录像、幻灯放映其最恐惧的情境，以加深其焦虑程度，同时禁止求助者采用堵耳、闭眼、哭喊等任何躲避措施。治疗者鼓励求助者坚持，绝不退缩，直到不再恐怖。

冲击疗法实施前患者需先接受体检，以便排除心脑血管疾病、重型精神病及其他严重的躯体疾病，避免因强烈的心理刺激而诱发和加重其他疾病。同时应向求助者说明具体治疗方法，采取自愿原则，并签约为证。该疗法的缺点也是可能引起患者的痛苦，或加剧恐惧反应，为此存在伦理学争论。

冲击疗法与系统脱敏疗法的区别，主要在于前者直接呈现最强烈刺激，而后者从呈现最轻度刺激开始，二者在行为主义理论中合称为暴露疗法。

3. 厌恶疗法　厌恶疗法（aversion therapy）指将某种不愉快刺激与求助者喜爱但不为社会所接受的行为活动相结合，使行为者最终因厌恶而放弃其行为的一种技术。

厌恶疗法是利用条件反射的原理，把令人厌恶的刺激与求助者的不良行为相结合，形成一个新的条件反射，用来对抗原有的不良行为，进而最终消除这种不良行为，因此厌恶疗法又称为对抗性条件反射疗法。

厌恶疗法的针对性很强，治疗前需确定求助者打算弃除的不良行为和不能接受的厌恶刺激，其中不良行为的选择要尽量具体、单一，而厌恶刺激必须强度高，务必使求助者产生的不愉快感远远压倒平时的快乐；同时，还要求厌恶刺激必须安全无害。厌恶刺激有很多，例如适当的电击、催吐、疼痛、言语责备、社交剥夺、食物剥夺、恶臭、巨响等。每当求助者的不良行为出现，即同时或随后给予其选定的厌恶刺激，使其行为与不愉快的体验形成条件反射，促使求助者自动阻止或消除不良行为。

此法适用于露阴癖、恋物癖、酒精依赖、强迫症等，但治疗者不应过多地使用厌恶疗法，一般应在使用其他方法无效或不能用其他方法进行治疗时，才可以把厌恶疗法作为最后一种选择。

三、认知疗法

(一) 原理

认知疗法（cognitive therapy）是 20 世纪 60 年代在美国发展起来的一种心理治疗技术，它是根据认知心理学提出的认知过程影响情绪和行为的理论假设提出的一种改变患者不良认知的治疗方法。该理论认为外部世界的刺激并不直接引起个体的反应，它作为一种感觉信息，要经过人格结构和过去经验的折射以及思维过程对信息的评价后才能产生各种情绪与行为。因此，任何情绪与行为都有认知因素参与，并由认知发动和维持。当患者出现认知的局限和歪曲时，就可引起情绪的紊乱和行为的适应不良。因此要解决个体的心理问题就必须以个体的认知（认知偏差和失调）为干预对象和切入点，对患者的思维方式进行重新建构，即认知重建（cognitive restructuring）。

与患者深入的交谈是认知治疗的第一步。治疗师可以采用苏格拉底式问话法，不断地提出一些可供患者自由回答的开放性问题，在回答中找出他们的主要思维及其在患者生活中的意义，进而找出他们生活或为人处事的信念，并进行分析与判断。

(二) 认知疗法的常用技术

下面主要介绍艾里斯（A. Ellis）的理性情绪疗法和贝克（A. T. Beck）的认知疗法。

1. 理性情绪疗法　理性情绪疗法（rational emotive therapy）又称合理情绪疗法，其基本观点是：个体生来就具有理性和非理性两种倾向性，非理性的东西多表现为非理性思维，也就是不合理思维，正是它们引发了个体的情绪困扰和行为问题。换句话说，心理障碍或心理异常主要是由个体错误的观念导致的。因此，个体要学会改变不合理的思维方式，抛弃非理性的观念，并学会用合理的思维方式和理性观念取而代之，这样才能使自己的心理走向健康。

理性情绪疗法的基本原理可简称为 ABC 理论。人们通常认为某一外在诱发性事件（activating events，A）可引发一个人的情绪困扰和行为问题（emotional and behavioral consequences，C）。但艾利斯的 ABC 理论则指出，个体形成的情绪困扰和行为问题（C），其实并不是由某一外在诱发事件（A）直接引起的，而是由个体对这一事件的解释和评价，即对该事件的态度和看法（belief，B）所引起的。例如，同样是面试屡屡失败的甲、乙两人，因对该事件的认识不一样，两人的心境会截然不同。甲会认为人生不可能总是一帆风顺、事事如意，应查找失败的原因，不断努力完善自己，并继续寻求新的面试机会。乙则由面试失败想到交友、恋爱等其他方面的不如意，继而想到自己人生的失败，认为这个世界对自己不公平，并沉溺于失败的痛苦之中而不能自拔，甚至出现酗酒等不良行为。可见，同样的事件，由于个体的认知评价不同，会造成不同的情绪和行为反应的结果。所以，个体要处理类似的情绪和行为问题，必须改变其不合理的思维方式，重建合理的思维方式，以合理的信念取代不合理信念。

完整的理性情绪疗法，还要在治疗师帮助患者找到其不合理信念的基础上，还要借助辩论（disputing，D）等技术来帮助患者真正认清其原有观念的不合理，进而放弃这些不合理观念,建立起新的合理观念,来收到真正的治疗效果(effect,E)。因此,理性情绪疗法的完整过程与步骤,也被称之为 ABCDE 模型。

在这里将理性情绪疗法的四个实施过程介绍如下:

1)心理诊断阶段:治疗者与求助者建立良好的工作关系后,直接或间接地向求助者介绍 ABC 理论,帮助其认识到"境由心生"的道理,进而积极参与到干预过程中来。治疗者通过与求助者深入交谈后发现并指出求助者存在哪些不合理的思维方式和信念,解释其不合理信念与不良情绪的关系。

艾利斯指出,一切非理性信念具有三大特征。第一,绝对化的要求,即从自己的意愿出发,认为某事一定会发生或一定不会发生,通常与"应该""应当""一定要""必须"等强制性字眼联系在一起。例如,"我应该使所有的同事都喜欢我""我一定要成为一个成功的人""我必须尽善尽美"等。第二,过分概括化。即以某一具体事件、某一言行来对自己进行整体评价。如"我是个失败者,做什么都不行""我一无是处,谁都不会爱上我""我是家人的麻烦、负担"等。第三,糟糕至极论。即如果某一件不好的事情一旦发生,其结果必然是非常可怕、糟糕至极、灾难性的。如"高考失败,我这一辈子永无出头之日了"等。

2)领悟阶段:这一阶段治疗者和求助者一起,逐个分析和讨论诱发事件,充分挖掘求助者针对诱发事件所持有的信念,并进一步分析哪些信念是不合理信念,这些不合理信念又是怎样导致情绪困扰的。还要针对这些不合理信念来讨论其形成的原因,使求助者充分领悟到改变这些不合理信念,就能改变自己的情绪状态。

这一阶段求助者要达到以下三个方面的领悟:①自己的情绪不是由外界诱发事件直接引起的,而是自己的非理性信念所造成的;②自己的情绪状态之所以仍然存在,正是因为自己还沿用过去的非理性信念;③只有改变这些非理性信念,情绪困扰才能消除。

3)修通阶段:这一阶段治疗者主要采用辩论技术动摇求助者的非理性信念。治疗者通过与求助者的不合理信念进行反复辩论,帮助求助者认清其信念的不合理性,并决心放弃它;再帮助求助者学习以合理的思维方式代替不合理的思维方式,以避免重复过去的模式,导致症状重现。此阶段是理性情绪疗法最重要的阶段,治疗者还可结合布置认知家庭作业或进行合理情绪想象等其他认知与行为技术加以强化。

4)再教育阶段:治疗者在求助者发展出新的合理信念后,可要求当事人多次重复诵读该信念,并不断强化和暗示,使这些理性信念在求助者心理固着下来,内化成新的自我语言与行动,以获得最大的效果。

2. 贝克认知疗法　贝克认知疗法成熟于 20 世纪 70 年代的美国,贝克最初提出这种认知疗法是从治疗抑郁症开始的。在治疗过程中,他注意到抑郁症患者头脑中总是存在着大量的错误(消极)观念,这些观念导致他们消极看待自我与外部世界,于是提出了对认知进行干预的治疗模型。该模型不强调授予求助者理性思维,而是强调双方共同合作,采用言语质询和行为实验等方法检测当事人虚假的认知假说,从而纠正其原有的认知歪曲。

贝克认为,个体都有一种未被意识到的、自动化的信息加工过程,不良的过去经验或精神创伤可以导致功能失调的认知模式,它使个体倾向于对自己采取消极的评价方式,从而构成抑郁的易感性,并在某些重大事件发生时,使个体产生大量负性的自动思维,而负性自动思维的产生就会导致个体情绪的失落,后者又进一步助长和加强了前者的力量,如此循环往复,致使问题持续不止。

在实施认知疗法时应把识别和检验负性自动思维作为重点环节,具体要求如下:

1)要向求助者说明认知治疗的原理和对他采取认知治疗的理由,以调动求助者参与和配合干预的积极性。

2）识别与检验负性自动思维。负性自动思维的消极性主要表现在三个方面：一是消极看待自己，否定自己的成就、价值和能力；二是消极解释自己的经历和经验，设定目标过高，而现实估价过低，以自我挫败的方式来思考和解释问题；三是消极看待未来，认为不只是现在、过去，而且未来也只有失败等待着他。大多数求助者并不能意识到在不愉快情绪之前会存在这些想法。这些想法已经构成他们思维方式的一部分。因此，在治疗过程中求助者首先应学会识别其自动思维，尤其是识别那些在愤怒、悲观和焦虑等情绪之前出现的特殊想法。

贝克根据自己的经验，将自动负性思维常见的表现形式归纳为6种：

1）任意推断：即缺乏足够的事实依据，草率下结论，如"他刚才没有跟我打招呼，肯定是对我有意见"。

2）过度引申：即以偏概全，如"我这次考试不及格，我是个失败者"。

3）选择性概括：即依据个别细节下一般性结论，如"这个人的穿着有点邋遢，这个人肯定不学无术"。

4）夸大或缩小：即任意扩大自己的失误和缺陷，贬低自己的成绩和优点。

5）全或无思维：即将事情看成非黑即白、非对即错。

6）个人化归因：即认为一切不幸、事故等都是自己造成的，因而内疚自责。

在实施过程中，治疗者可用提问、指导想象或角色扮演等方式帮助患者识别自身存在的负性自动思维。

贝克的认知治疗除了识别与检验负性自动思维的技术外，还有识别与检验功能失调性假设、布置作业或制定行为计划等实用技术。

关于功能失调性假设，贝克划分为成就失调假设、人际接受失调假设、事物控制失调假设三类。例如，"我必须成功""我必须被人喜爱""事情必须依我的计划而发展"等。功能失调性假设的特点与负性自动思维差不多，但它更加一般、概括、抽象，更加隐匿于内心，因而也更加难以识别，它是负性自动思维的基础。因此在认知干预过程中，不仅要找到并检验负性自动思维，更要找到功能失调性的假设，只有这样才能从根本上解决问题。

而布置作业或制订行为计划，就是以鼓励当事人进一步检验其原有假设，并巩固其新的功能性假设，使其思维模式和信息加工过程得以矫正的一种技术。治疗者通过给求助者布置一定的家庭作业，让其反复练习，以巩固新的认知结构。例如，使用三栏笔记法进行个体心理行为记录，以重建合理的认知结构（表10-2）。

表10-2　三栏笔记法

事件	负性自动思维	理智的思维
一次面试失败	我是个失败者（过度引申）	这只是一次失败而已，应吸取教训，认真准备下一次面试
孩子考试不及格	我不是一个好母亲（个人化归因）	孩子考试不及格并非都是母亲的过错，应具体分析原因

四、求助者中心疗法

（一）原理

求助者中心疗法（client-centered therapy）是美国心理学家罗杰斯开创的人本主义心理治疗技术，它在西方心理学界的影响力很大，其中一些重要的思想，如人本倾向、强调咨访关系、自我概念等，已经被现代心理治疗体系所吸收，成为整个心理咨询与心理治疗学科的共同财富。

所谓求助者中心疗法，是指在人本主义治疗思想指导下的个别谈话治疗。在治疗中贯彻非指导性原则，讨论问题的思路由求助者主导，治疗过程中的中心人物是求助者而不是治疗者。

人本主义疗法主要强调治疗者与求助者之间关系的重要性,认为治疗者的态度第一,技术其次。强调要把指导、分析、质问、探究、诊断、收集个案史等降到最低程度。反之,治疗者要尽可能地积极倾听,做出情感反映和澄清。该疗法认为融洽的咨访关系是心理咨询和治疗获得进展的决定性因素,并提出了建立良好咨询关系的三种态度及形成技术。

(二)态度及形成技术

现将罗杰斯求助者中心疗法的三种态度介绍如下:

1. 真诚 求助者中心治疗中,"真诚"是三个基本条件中最重要的。要求治疗者要意识到自己内心的情感和态度,并毫无保留地表达出来,即使这些情感和态度有时并不是治疗者本人满意的。在治疗关系中,要做一个真诚一致的人,不掩饰自己,做到表里如一,真诚自然地以自己真正的形象与求助者相处。

2. 无条件的积极关注 治疗者要把求助者视为一个独立的个体,有特色的个体,允许有属于他自己的感受和经验,不管这些感受、经验是好的还是不好的;治疗者都应把求助者作为有价值的人而加以尊重,这种价值不受其条件、行为或情感的影响;治疗者还要接受和尊重求助者的态度,不管这种态度是积极的还是消极的,甚至与他之前的态度相矛盾,也不加以评估和判断,而是一概加以尊重。

3. 共情 要求治疗者要敏感地倾听和设身处地了解求助者的情感和思想,接受他们,也接受求助者,只有这样求助者才能放心自由地分析其被隐藏起来的过去经验。罗杰斯认为,设身处地就是暂时生活在别人的生活中,体贴入微,流连忘返,而不妄加批评。

若治疗者具备了真诚、无条件积极关注和共情的态度以及形成技术,治疗就会使求助者的内心体验发生一系列变化。罗杰斯把求助者内心体验的变化分为以下七个阶段:

1)求助者对自身和外界看法固定,觉察不出内心的直接体验,活得僵化而封闭,没有任何改变和进步的愿望,对治疗或咨询不抱希望。

2)求助者能对与自己无关的问题发表意见,有时把体验说成是过去的或不属于自己的。

3)求助者感到已经被治疗者完全接受,逐渐消除顾虑,更自由地谈论自己及相关体验,但通常都不是目前的体验,而是过去的或与目前相距甚远的,开始意识到自己的固有看法不一定就是事实。

4)把感受或体验移向当前的事,求助者能自主地探索或体验情感。

5)求助者在咨访关系中感到安全,对内心活动的发现不再震惊,并能自由地表达即时的感情,过去被意识拒绝的体验已十分接近,希望找到"真正的自我"。

6)求助者完全接受过去被阻碍、被否认的情感,并表现出生理上的变化,如叹气、流泪、浑身无力等;这是治疗过程中必然会发生的改变,求助者能把自己当成客体转变到把自我看成体验者本身,这是一个正在变化的过程,是转变的关键阶段。

7)咨询的趋势和最终目标。此时求助者对感情可以作直接的、充分的体验,不再感到是一种威胁;求助者愿意谈论当前的体验,借此对能自己深入地了解,知道自己的意愿和态度;能够接纳自己,相信自己的情感,认为每一个体验都有它本身的含义,而自我就是当前体验的主体,二者是协调一致的。

罗杰斯认为,经过以上七个阶段的转变,求助者可以变成一个对自我有更清晰的认识,一个懂得开放和追求协调一致的人。

五、森田疗法

(一)原理

森田疗法(morita therapy)又叫禅疗法、根治的自然疗法,是日本森田正马教授于20世纪初创立的心理疗法。"顺其自然、为所当为"是森田疗法的基本治疗原则。森田理论要求人们把烦恼、痛苦不安等当作人的一种自然的感情来顺其自然地接受和接纳它,而不要当作异物去拼命地排除它,否则就会由于"求不可得"而引发思想矛盾和精神交互作用,导致内心世界的激烈冲突。

如果能够顺其自然地接纳所有的症状、痛苦不安以及烦恼等情绪,默默承受和忍受这些痛苦,就可以从被束缚的机制中解脱出来,达到"消除或者避免神经质性格的消极影响,进而充分发挥其正面的'生的欲望'"的积极目的。森田疗法强调不能简单地把消除症状作为治疗的目标,而应该把自己从反复想消除症状的泥潭中解放出来,然后重新调整生活。不能指望也不可能立即消除自己的症状,而是学会带着症状去生活。

(二)森田疗法的实施技术

1. 准备阶段　先让患者阅读森田疗法的小册子。然后让治疗师与患者进行一次细谈,使他对自己的病症有本质上的认识,对森田疗法也有一个了解,以消除一些疑虑,加强治疗的信心。还可以采取签订合同的方法,以保证患者能按治疗人员的嘱咐去做,并能坚持做完全程治疗。

森田疗法的住院环境与一般医院有所不同。要求单人房间,房间布置得像家庭一样。患者在住院期间可以发现有许多与他类似症状的患者,他认识到并不是只有他才有这样的问题。

2. 治疗过程

(1)绝对卧床阶段:在这一阶段要求患者安静卧床一周。除了吃饭及去卫生间外不得起床。在这一阶段不允许参加任何其他活动,包括读书、看报、吸烟、谈话及娱乐等,也不准家属探视及书信往来。治疗师每天仅是短暂与患者会一次面,主要是了解患者的一些情况。由于所有分散注意力的方法均已被剥夺,导致患者直接面对焦虑。最初患者幻想回避焦虑,但往往不成功。这种恶性循环可使焦虑达到顶点,故症状会加重,所以治疗师须注意观察患者的进食及体重变化。持续一定时期后,患者终于逐渐接受了焦虑,使焦虑与自己融为一体。少数患者的恶性循环在这一阶段就可以奇迹般地被打破从而症状缓解,但绝大多数患者的改变是不大的。

(2)工作治疗阶段:这一阶段可分为两个活动期:

1)轻工作活动期:让患者带着症状参加一些轻体力的工作,如扫地、搞室内卫生等简单工作,时间约一周。

2)重工作活动期:患者可参加一些较为吃力的工作,如砍柴、种菜、培植花木、烹饪、喂养小动物等,时间也持续一周。

以上活动均要根据患者的具体情况由治疗师决定和安排。在这一阶段中不要求患者与其他病员谈论自己的症状,只要求患者专注于当前的工作生活。通过这样的实践与体验,患者的态度会逐渐发生变化,自然而然地不再与他的焦虑症状去做强迫性斗争。

(3)生活训练阶段:经过两周左右的工作活动期后,就可进入生活训练期了。这时可以允许患者外出,如去商店、图书馆等,或做一些其他工作。但40天以内不允许患者见家属、亲友,也不允许与他们通电话。

住院期通常为60~120天,也可短至45天。

在绝对卧床阶段后,要求患者每天晚上记日记。治疗人员每天要读他们的日记,还要写出意见,次日归还给患者。

在住院期间,患者不可避免地会诉说自己的症状及询问如何治疗他的疾病等。医护人员只是要他生活于现实之中,即使患者反复提问,也不做任何回答。这样患者会逐渐不注意自己的症状而把兴趣放于工作活动,这也叫"无回答疗法"。治疗过程结束后,患者尽管有些焦虑症状,但能够参加必要的日常生活和工作就可以出院,出院后可定期回院并交流经验。

六、催眠疗法

(一)原理

催眠疗法(hypnotherapy)是应用一定的催眠技术使患者进入催眠状态,并用积极的暗示控制患者的心身状态和行为,以解除和治愈患者躯体疾病或精神疾病的一种心理治疗方法(应该说催眠治疗也是一种暗示治疗)。催眠是一个极其复杂的现象,精神分析理论认为催眠是一种精神倒退的表现,是被催眠者将过去经历的体验中所产生的心理矛盾向催眠者投射,从而出现对催眠者的移情。因此,被催眠者就会在催眠状态下,呈现幼稚、原始的特征,像小孩一样富于模仿性和无条件顺从性。而且,通过催眠,易于使被催眠者回到早年生物本能或社会变化中被压抑在潜意识中的心理创伤阶段,使焦虑得到宣泄,从而治愈疾病。另外,在生理心理学理论中巴甫洛夫认为催眠是脑的选择性抑制,类似睡眠,给予一个单调重复的刺激,就会在大脑皮层产生神经性抑制,引起一系列生理心理的变化,从而使机体功能得到恢复。

(二)催眠治疗的实施技术

1. 充分掌握患者的背景材料,如家庭背景、个人学习、工作经历、社交活动、恋爱婚姻、幼年生活经历(包括正性与负性的经验)等。

2. 选择安静、温暖、舒适、昏暗的房间,尽量避免各种噪音、冷风、强光的刺激与干扰。

3. 进行暗示敏感性测试。暗示性测试为催眠治疗师提供一种方式来了解患者对催眠的接受程度及敏感度,催眠治疗师可以经由催眠暗示性测试来知道患者是否容易进入催眠,也可以让催眠治疗师有个初步的线索来找出催眠方式及催眠所需的时间。常用的暗示性测试方法包括雪佛氏钟摆、手臂升起和落下、酸柠檬测试及感官暗示性测试等。

4. 催眠诱导。催眠诱导的基本技术是语言诱导,因此,暗示性的诱导语言在任何时候都必须准确、清晰、简单、坚定。模棱两可、含糊不清的语言,只能使被催眠者无所适从,而难以进入催眠状态。

催眠诱导的方法很多,常用的有凝视法。凝视法是通过刺激被催眠者的视觉器官而使其注意力集中的方法。这种方法又可分为光亮法、吸引法和补色法。其中光亮法的具体操作如下:被催眠者平卧床上(或坐在舒适的沙发里),两手自然伸直置于身体两侧,不握拳,下肢自然伸直,足外倾。排除一切杂念,放松全身肌肉,调整呼吸,使之平缓。凝视催眠者手中的发光物体(如电珠、戒指、硬币、萤火涂料等),发光物体距被催眠者眼睛10cm左右。催眠者开始用单调低沉的语言进行诱导:"请你集中精力注视发光物体,要用双眼注视,把思想集中在发光体上。"催眠者可以微微左右摆动发光体,要有节奏。催眠者继续以低沉而有节奏的语言进行诱导:"一定要盯住发光体……你的眼睛开始疲倦起来,眼皮越来越重……你的眼皮更加重了,呼吸也越来越平稳了……发光体发出了奇异的光彩……你的眼睛已经睁不开了,想睁也睁不开了……你十分想睡,睡吧,好好睡吧……你一定会睡得很舒服。"被催眠者逐渐闭上眼睛后,撤掉发光体。继续用语言诱导,并可检查催眠的深度。可以通过面容、眼睑、口咽、颈部、四肢、呼吸、脉搏、感知觉、暗示性、交往等多项指标来观察其催眠状态的深度。

催眠诱导还可以采用倾听法(刺激听觉器官使其注意力集中)、抚摩法(刺激皮肤使其注意力集中)、观念运动法(通过体验某种观念并与身体某个部位运动相结合使其注意力集中,如食指紧贴法、双手并拢法、身体摇摆法等)。

5. 治疗的实施。催眠的目的在于解除症状去除疾病。因此在进入催眠状态后的治疗实施就更为重要。主要方法有直接暗示、引发想象、催眠分析、年龄回归等。此外在整个治疗法结束后要有催眠后的暗示语。在整个治疗中如何运用催眠休息也是十分重要的。

七、生物反馈疗法

(一) 原理

生物反馈(biofeedback)是借助电子仪器将体内一般不能被人感知的生理活动变化信息,如肌电、皮肤电、皮肤温度、血管容积、心率、血压等加以记录、放大并转换成为能被人们所理解的听觉或视觉信号,并通过对这些信号的认识和体验,学会在一定程度上有意识地控制自身生理活动的过程。生物反馈疗法(biofeedback therapy)就是个体运用生物反馈技术,结合放松治疗来控制和调节不正常的生理反应,以达到调整机体功能和防病治病目的的心理疗法。目前临床应用的生物反馈种类包括肌电反馈、皮肤电反馈、心率血压反馈、皮肤温度反馈、括约肌张力反馈以及脑电反馈等。

(二) 生物反馈疗法的实施技术

1. 生物反馈仪的选择 生物反馈仪所提供的反馈信息可分为特异性信息和非特异性信息两种。特异性信息的控制指标和疾病的病理变化一致,如原发性高血压的患者可选用血压反馈仪提供血压变化信息。非特异性信息的控制指标仅作为代表机体紧张程度或唤醒水平的标志,如肌电生物反馈中的肌电活动水平可以代表机体的唤醒水平,可通过改变肌电水平调节其他脏器的活动。

一般来说,在治疗过程中应尽量设法寻找特异性信息变量,但由于现有的生物反馈仪不能囊括所有生理活动,找不到特异信息变量时,可采用非特异信息变量。

2. 患者和环境的准备 选择患者时,应对患者疾病的性质及可能恢复的程度做出全面的估计。还应对患者视觉和听觉能力、智力水平、自我调节能力、暗示性、注意力、记忆力及个性心理特征等做全面的了解。

在进行生物反馈训练前,除了对患者做生理、生化检查外,还应让患者了解疾病与心理应激、情绪之间的关系,了解生物反馈训练的原理、必要性、优越性和安全性,使患者主动地参与训练,并告知患者成败的关键在于自己不断的训练。

另外,生物反馈治疗应具有一个安静、舒适的良好训练环境。可在一个单独的或与周围隔离的房间中进行,避免受外界的干扰。

3. 治疗过程 如以肌电反馈为例。记录肌电信息的电极安放部位因人、因病而异。既可安放在全身各部位或易放松的部位,也可按照解剖位置和根据体表标志放在靶肌的肌腹上。电极之间的距离将影响其接受电信号的范围和大小,电极间距离愈大,所接受的电信号范围也愈大,但过大的间距则影响精确度。电极安放前要用酒精棉球擦拭清洁皮肤,导电膏的用量要适当。

生物反馈训练在指导语的引导下进行。在训练的同时采用一些放松训练。选择患者所喜欢的信息显示方式。每次训练之前先测出患者的肌电基准水平值,加以记录以便参考和作疗效观察的依据。放松目标应循序渐进,目标不宜过高,并让患者回忆放松的体会和总结经验,靠自我体验继续主动引导肌肉进入深度放松状态,重要的是患者要将在诊室中学会的放松体验,每天在家中独自重复练习(23 次,每次 20 分钟),学会在脱离了仪器和特定训练环境的条件下也能够进行放松,并最终取代生物反馈仪。

生物反馈放松训练的一个疗程一般需要 4~8 周,每周 2 次,每次 20~30 分钟。

4. 生物反馈治疗的注意事项

(1)仪器的选择:选择性能稳定、灵敏度高、测试范围适当的仪器。最重要的是显示结果要直观、数量化,并能瞬时反映心理、生理的变化状态,以及准确反映受试者主观参与反馈控制信号过程。对这些数据可以记录与打印,或有软件系统与计算机联网。如进行两项或多项生理信号的反馈则需确保各项信号数据精确,且互不干扰。同时,受训者必须正确理解、认识这些生理反馈信号代表的意义,理解它们与自身之间的关系。

(2)强化的运用:操作性条件反射建立有两个重要环节,一是患者的感受,二是动机的强化。仪器上没有预先将信号设置在一个适当的水平上,调整声反馈后,在达到这个设定水平时,仪器将自动发出声音,受训者在听到此声后明白自己达到了标准要求,感觉与仪器的信号间建立了生物交流,随即产生一个心理上的强化反应,对控制和改变自己增强了信心,此后的训练或治疗将会更顺利地进行。

(3)训练与环境情境相结合:注意启发受训者将生物反馈训练中获得的量化参数与日常生活相结合。与生活事件或突出的情绪反应相结合,鼓励患者到曾经使他感觉紧张、焦虑、不适的环境中或情境中去练习,注意随着控制自己的能力逐步提高而减少训练时间,增加训练次数。

(4)患者的主动性:强调患者在整个治疗过程中的主动地位,强调指导语在整个疗程中的阶段性作用以及辅助作用,强调不能依赖指导语而失去或削弱注意自身的内部感受,更应该强调的是最终脱离仪器的帮助才是真正生物反馈治疗的目的。

(5)医生的作用:注意医生在患者生物反馈治疗的过程中是指导者的角色,甚至是知心朋友。医生加入其生物反馈回路,能有效地指导患者体验到某种精神状态、情绪反应、姿势、方法与生理变化(如血压低)之间的关系,利用"强化"的手段帮助患者尽快地建立起操作性条件反射,完成良好行为的塑造。通过这种治疗沟通了患者与医生之间的心理联系,并共同探讨治疗过程中的变化,更加有利于实施其他心理或行为治疗方案并获得成功。

综上所述,学习心理干预的常用技术,有助于医护人员理解患者产生心理行为问题的原因,并帮助医护人员在临床实践中选择和借鉴合适的心理干预技术,更好地解决患者遇到的心理行为问题,帮助患者早日康复。

学习小结

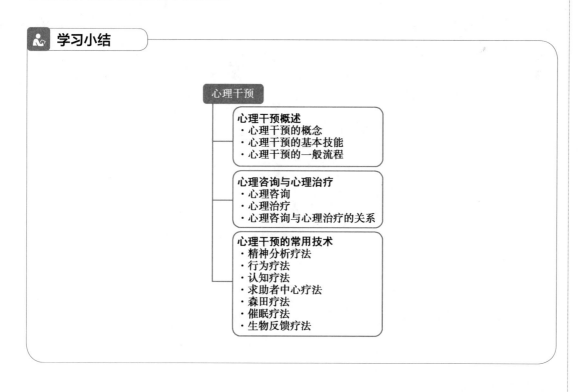

复习思考题

1. 心理干预的概念是什么？基本技能有哪些？
2. 简述心理干预的一般流程。
3. 试述心理咨询与心理治疗的关系。
4. 简述常用的心理干预技术。
5. 简述认知疗法的常用技术。

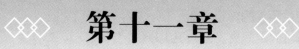

第十一章

公共卫生安全事件中的
心理干预和心理治疗

学习目标

1. 了解突发公共卫生事件的分级分类、突发事件引发的心理障碍及其干预措施。

2. 熟悉特别重大突发公共卫生事件的影响,突发事件急性期危机干预六步法。

3. 掌握突发公共卫生事件的概念,心理危机的概念和表现形式。

第一节 公共卫生安全事件概论

一、突发公共卫生事件的概念与界定

(一) 突发公共卫生事件的概念

我国将突发公共事件一般分为自然灾害、事故灾难、公共卫生事件以及社会安全事件等四大类。其中,突发公共卫生事件指的是突然发生,造成或者可能造成社会公众健康严重损害的重大传染病疫情、群体性不明原因疾病、重大食物和职业中毒以及其他严重影响公共卫生的事件。

公共卫生事件主要具有以下特征:

1. 突发性 突发是公共卫生事件的最基本特点。这类事件不可预测,突如其来,很难对其发生的时间、地点等作出准确预测和及时识别,如各种恐怖事件、自然灾害、重大食物中毒等,但其发生与转归具有一定的规律。

2. 群体性 突发公共卫生事件所危及的对象不是特定的个人,而是不特定的社会群体,在事件影响范围内的人都有可能受到伤害,具有公共属性。例如传染病呈现复杂的流行病学特点,范围广,波及面大,有时会在全国范围内流行,甚至超出国界。

3. 危害的严重性 由于突发公共卫生事件涉及范围广,影响程度高,可对公众健康和生命安全、社会经济发展、生态环境等造成不同程度的危害,这种危害既可以是即时性的严重损害,也可以从发展趋势看对社会造成延时性的严重影响。其危害可表现为直接危害或间接危害。直接危害一般为事件直接导致的即时性损害,间接危害一般为事件的继发性损害。突发公共卫生事件不仅是卫生事件,也是社会事件,会引起公众恐慌、焦虑等情绪,同时对社会、政治、经济、文化等方面产生重大影响。

（二）突发公共卫生事件的界定

符合下列情况时可界定为突发公共卫生事件：

1. 范围为一个社区（城市的居委会、农村的自然村）或以上。

2. 伤亡人数较多或可能危及居民生命安全和财产损失。

3. 如不采取有效控制措施，事态可能进一步扩大。

4. 需要政府协调多个部门参与，统一调配社会整体资源。

5. 必须动员公众群测、群防、群控。

6. 需要启动应急措施预案。

二、突发公共卫生事件的分类与分级

（一）突发公共卫生事件的分类

在我国，突发公共卫生事件可分为重大传染病疫情、群体性不明原因疾病、重大食物中毒或职业中毒以及其他严重影响公众健康的事件等四大类。

1. 重大传染病疫情　指的是传染病的暴发（在一个局部地区短期内突然发生多例同一种传染病）和流行病（一个地区某种传染病发病率显著超过该病历年的一般发病率水平），包括肺鼠疫、肺炭疽和霍乱的发生或暴发，动物间鼠疫、布鲁氏菌病和炭疽等流行，乙类传染病和丙类传染病暴发或多例死亡。

（1）常见的传染病暴发：在局部地区短期内突然发生多例同一种传染病。

（2）常见的传染病流行：一个地区某种传染病发病率显著超过该病历年的发病率水平。

（3）罕见的传染病或已消失的传染病再度发生。

（4）新发传染病的疑似病例或确认病例出现。

2. 群体性不明原因疾病　指的是一定时间内（通常两周左右），在某个相对集中的区域（如同一个医疗机构、自然村、社区、建筑工地、学校等集体单位）内同时或相继出现 3 例及以上相同临床表现，经县级及以上医院组织专家会诊，不能诊断或解释原因，有重症病例或死亡病例发生的疾病。

3. 重大食物中毒或职业中毒

（1）一次中毒人数超过 30 人，或发生 1 例以上死亡的饮用水或食物中毒。

（2）短期内发生 3 人以上或出现 1 例以上死亡的职业中毒。

4. 其他严重影响公共健康的事件

（1）医源性感染暴发：药品或免疫接种引起的群体性反应或死亡事件。

（2）严重威胁或危害公众健康的水、环境、食物污染。

（3）有毒有害化学品、生物毒素等引起的集体急性中毒事件。

（4）放射性、有毒有害化学品丢失、泄露等事件。

（5）生物、化学、核辐射等恐怖袭击事件。

（6）有潜在威胁的传染病动物宿主、媒介生物发生异常。

（7）学生中发生自杀或他杀事件，出现 1 例以上的死亡。

（8）突发灾害／伤害事件：①造成群死群伤或对居民生命财产和心理造成巨大威胁的天灾；②严重的火灾或爆炸事件；③重大交通伤害：如空难、海难、机车事故、地铁事故或特大道路交通伤害（包括桥梁断塌）；④工程（矿山、建筑、工厂、仓库等）事故；⑤公共场所、娱乐场所或居民区的骚乱、暴动；⑥恐怖活动，有组织的暴力活动，如暗杀、枪杀、袭击、劫持人质和邪教集体自杀等；⑦国内或国际恐怖分子的恐怖袭击。

（9）上级卫生行政部门临时认定的其他重大公共卫生事件。

笔记栏

（二）突发公共卫生事件的分级

根据突发公共卫生事件性质、危害程度、涉及范围,突发公共卫生事件可分为特别重大（Ⅰ级）、重大（Ⅱ级）、较大（Ⅲ级）和一般（Ⅳ级）四个级别。

1. 有下列情形之一的为特别重大事件（Ⅰ级）

（1）肺鼠疫、肺炭疽在大、中城市发生并有扩散趋势,或肺鼠疫、肺炭疽疫情波及 2 个以上的省份,并有进一步扩散趋势。

（2）发生传染性非典型肺炎、人感染高致病性禽流感病例,并有扩散趋势。

（3）涉及多个省份的群体性不明原因疾病,并有扩散趋势。

（4）发生新传染病或我国尚未发现的传染病发生或传入,并有扩散趋势,或发现中国已消灭的传染病重新流行。

（5）发生烈性病菌株、毒株、致病因子等丢失事件。

（6）周边以及与中国通航的国家和地区发生特大传染病疫情,并出现输入性病例,严重危及我国公共卫生安全的事件。

（7）国务院卫生行政部门认定的其他特别重大突发公共卫生事件。

2. 有下列情形之一的为重大事件（Ⅱ级）

（1）在一个县（市）行政区域内,一个平均潜伏期内（6 天）发生 5 例以上肺鼠疫、肺炭疽病例,或者相关联的疫情波及 2 个以上的县（市）。

（2）发生传染性非典型肺炎、人感染高致病性禽流感疑似病例。

（3）腺鼠疫发生流行,在一个市（地）行政区域内,一个平均潜伏期内多点连续发病 20 例以上,或流行范围波及 2 个以上市（地）。

（4）霍乱在一个市（地）行政区域内流行,1 周内发病 30 例以上,或波及 2 个以上市（地）,有扩散趋势。

（5）乙类、丙类传染病波及 2 个以上县（市）,1 周内发病水平超过前 5 年同期平均发病水平 2 倍以上。

（6）我国尚未发现的传染病发生或传入,尚未造成扩散。

（7）发生群体性不明原因疾病,扩散到县（市）以外的地区。

（8）发生重大医源性感染事件。

（9）预防接种或群体性预防性服药出现人员死亡。

（10）一次食物中毒人数超过 100 人并出现死亡病例,或出现 10 例以上死亡病例。

（11）一次发生急性职业中毒 50 人以上,或死亡 5 人以上。

（12）境内外隐匿运输、邮寄烈性生物病原体、生物毒素造成我境内人员感染或死亡的。

（13）省级以上人民政府卫生行政部门认定的其他重大突发公共卫生事件。

3. 有下列情形之一的为较大事件（Ⅲ级）

（1）发生肺鼠疫、肺炭疽病例,一个平均潜伏期内病例数未超过 5 例,流行范围在一个县（市）行政区域以内。

（2）腺鼠疫发生流行,在一个县（市）行政区域内,一个平均潜伏期内连续发病 10 例以上,或波及 2 个以上县（市）。

（3）霍乱在一个县（市）行政区域内发生,1 周内发病 10~29 例或波及 2 个以上县（市）,或市（地）级以上城市的市区首次发生。

（4）一周内在一个县（市）行政区域内,乙、丙类传染病发病水平超过前 5 年同期平均发病水平 1 倍以上。

（5）在一个县（市）行政区域内发现群体性不明原因疾病。

(6)一次食物中毒人数超过 100 人,或出现死亡病例。

(7)预防接种或群体性预防性服药出现群体心因性反应或不良反应。

(8)一次发生急性职业中毒 10~49 人,或死亡 4 人以下。

(9)市(地)级以上人民政府卫生行政部门认定的其他较大突发公共卫生事件。

4. 有下列情形之一的为一般事件(Ⅳ级)

(1)腺鼠疫在一个县(市)行政区域内发生,一个平均潜伏期内病例数未超过 10 例。

(2)霍乱在一个县(市)行政区域内发生,1 周内发病 9 例以下。

(3)一次食物中毒人数 30~99 人,未出现死亡病例。

(4)一次发生急性职业中毒 9 人以下,未出现死亡病例。

(5)县级以上人民政府卫生行政部门认定的其他一般突发公共卫生事件。

(6)县级以上人民政府卫生行政部门认定的其他一般突发公共卫生事件。

三、突发公共卫生事件的应急管理

应急管理是指政府及其他公共机构,在突发事件的事前、事发、事中和善后过程中,通过建立必要的应对机制,采取一系列的措施,应用科学、技术、规划与管理等手段,保障公众生命、健康和财产安全,促进社会和谐健康发展的有关活动。

主要包括预防、响应、处置和恢复四个阶段。公共卫生应急管理则是指为了预防和处置突发公共卫生事件或突发事件的公共卫生问题,运用应急管理的科学和技术手段,达到控制和减少危害的实践活动。

(一) 应急管理的主要流程

1. 事前——预防与应急准备阶段　预防指的是提高应对各种突发公共卫生事件的能力,以减少影响人类生命、财产的自然或人为风险,如颁布安全法规、建立预警系统、开展应急演练等。这一阶段需贯穿“预防为主”方针,在日常生活中采取必要措施,着力提高社会对突发事件的应对能力,为处理突发公共卫生事件做好充分准备。同时,对可能演变为突发公共卫生事件的风险、隐患进行预警,使社会公众在突发事件发生前采取必要的避险行动,尽量减少该类事件所带来的损失。

2. 事发——预警与应急响应阶段　响应是指突发公共卫生事件发生时所采取的行动,如研判信息,发布预警等。突发公共卫生事件发生时,应急管理者研判事件信息,启动应急预案,动员协调各方面力量开展应急处置工作。为了避免响应失当,迅速、准确的信息研判在这一阶段是至关重要的。

3. 事中——处置与应急救援阶段　处置是指采取措施以挽救生命、减少财产损失,如提供医疗援助、组织搜救等。突发公共卫生事件发生后,应急管理者需尽可能详细掌握事件整个情况,迅速按照应急预案的要求,采取有效的救援措施,防止突发事件扩大、升级。由于时间的紧迫性以及突发公共卫生事件的进展难以预测,除遵照应急预案,处置过程还需要大量的非常规、创新性决策。

4. 事后——评估与恢复重建阶段　恢复是指按照最低运行标准将重要生产生活支持系统复原的短期行为和推动社会生活恢复常态的长期活动,如恢复生产、提供灾害失业救助等。突发公共卫生事件处置工作完成后,应尽快恢复生产生活秩序,并组织各种力量,消除突发公共卫生事件对社会、经济、环境以及大众心理造成的影响。除此之外,应急管理者还需对应急管理的全过程进行全面的调查、评估,剖析应急管理工作中存在的问题,总结经验教训,从而提高预防突发事件和应急处置的能力。

（二）我国的突发公共卫生事件应急管理体系

我国的突发公共卫生事件应急管理围绕"一案三制"展开。"一案"是指应急管理预案，"三制"是指突发公共卫生事件应急管理体制、机制和法制。我国的应急管理体制是"分类管理、分级负责、条块结合、属地管理"。基本工作原则是"以人为本原则、预防原则、属地管理原则、依法原则、联动原则、科学原则"等。

1. 应急管理体制　应急管理体制是指突发公共卫生事件应急管理组织系统内部的组织机构设置、隶属关系、责权划分及其运作制度化的总称。它是国家管理突发公共卫生事件应急工作的主体结构，是以政府为核心，企事业单位、社会组织、公民个人等共同参与的有机体，可以起到预防和减少突发公共卫生事件的发生，控制、减轻、消除突发公共卫生事件引起的社会危害，维护人民生命健康安全和国家安全的作用。一切应急工作都是通过应急管理体制去组织实施并完成的，其合理性将直接关系到突发公共卫生事件应对的结果。

2. 应急管理机制　应急管理机制是指突发公共卫生事件应急管理制度和方法的具体运用流程、诸要素之间的相互作用和关系。我国主要突发公共卫生事件应急机制包括预防与应急准备机制、决策机制、组织协调机制、监测预警机制、分级负责和响应机制、信息发布与通报机制、应急保障机制、国际和地区间的合作交流机制、责任追究与奖惩机制、社会动员机制、恢复重建机制和调查督导评估机制等。

3. 应急管理法制　应急管理法制体系以宪法为依据，包括《中华人民共和国突发事件应对法》这一基本法，《中华人民共和国职业病防治法》《中华人民共和国食品安全法》《中华人民共和国传染病防治法》《中华人民共和国国境卫生检疫法》和《中华人民共和国动物防疫法》等单行法，《突发公共卫生事件应急条例》《重大动物疫情应急条例》《中华人民共和国传染病防治法实施办法》《公共场所卫生条例》等行政法规，以及一系列的地方法规、部门规章、预案、技术指南等支持性文件，为突发公共卫生事件的应急管理提供法律依据。

4. 应急管理预案　应急管理预案体系是我国突发公共卫生事件应急体系的重要组成部分，是针对可能发生的突发公共卫生事件以及其他突发事件中的公共卫生问题，为迅速、有序、有效地开展卫生应急与救援，降低事件造成的损失而预先制定的应急计划或方案。应急管理预案是加强突发事件预警、预测能力的基石，也是提高突发公共卫生事件应急能力的保障。

四、突发事件中心理干预的意义

1. 通过心理危机教育和宣传，增加民众对突发事件的了解和认知，提高其受挫能力。虽然突发事件无法预测，但心理教育的普及可以教会人们在突发事件发生前就做好心理准备，最大限度地减少人员伤亡和财产损失。

2. 通过心理干预进行适当引导，预防和减少突发事件后的心理危机和心理疾患。突发事件易引起个体情绪、行为、认知等多方面的改变，并导致急性应激障碍、创伤后应激障碍、抑郁障碍、焦虑障碍在内的各种心理疾病。及时进行危机心理干预，能协助遭受突发事件的人把握现状，正确认识突发事件造成的影响和后果，帮助他们尽快恢复心理平衡，顺利度过危机，并掌握有效的危机应对策略，避免造成更大的心理伤害。

3. 通过提供适时的心理介入，可以预防自伤、自杀或攻击他人等过激行为和不良社会事件，同时提高民众的心理承受能力，优化心理品质，恢复心理平衡与动力，尽早摆脱心理阴影，从而营造良好的社会环境，引导人们积极投入到突发事件的恢复过程中。

总的来说，在突发事件中进行及时有效的心理干预，可以做到心理问题早预防、早发现、早诊断、早应对，减少和尽量避免突发事件对人们正常工作、生活的影响，促进社会和谐稳定。

第二节 急性期心理危机干预

一、心理危机概述

心理危机是人们在重要生活目标遇到阻碍时,凭个人资源和应对机制无法解决,个体的稳定状态被打破,导致认知、情感、行为等方面的功能失调的状态。一般来说,确定心理危机应该具备三个条件:①存在具有重大心理影响的事件,例如洪水、地震、海啸等危及生命财产安全的自然灾害,亲人亡故、家庭暴力、婚姻破裂、疾病等人为事件;②引起急性情绪、认知、躯体以及行为等方面的改变,但又均不符合任何精神疾病的诊断;③当事人用惯常解决问题的手段暂时不能应对或应对无效。

危机事件发生后,危机者常常会出现一些身体和心理的反应。这些反应有些是正常的,有些是异常的,且存在明显的个体差异,主要表现在认知、情感、行为、个性和生理等方面。

(一) 情感改变

情感反应是心理危机最常见的反应,表现形式多样,有焦虑、恐惧、抑郁、愤怒等。例如感到担心、紧张、害怕,无法放松和控制自己,有较强烈的内疚感;感到内心痛苦、不安,产生明显的无助感和无用感;感到情绪低落、沮丧,有孤独感,对任何人或事都提不起兴趣;有时会伴有心悸、胸闷、失眠、食欲下降等生理表现。

(二) 认知改变

认知改变是心理危机常见的反应,可表现为感知觉能力下降,注意范围变窄,体验到非真实感,出现视而不见、听而不闻的现象;注意力不集中,记忆力减退,不能记起平时容易回忆的信息;思维迟缓,解决问题的能力严重下降,常常出现思维定式、思维局限;存在时空障碍,如有时觉得时间过得很快,有时又觉得时间很漫长;脑海中反复出现灾难的惨烈场面,挥之不去。

(三) 个性改变

平时性格开朗、生活态度积极乐观,出现危机时则相反,如果平时性格内向,则可能会加重;也可能性格变得暴躁、易怒,抱怨、怨恨一切事情,甚至认为社会对他不公等。

(四) 行为改变

伴随着情绪和认知反应,心理危机者会出现明显的行为反应。言语上表现为沉默少语、或语言本身带有令人费解的特定意义;产生明显逃避与回避行为,对他人采取回避的态度,不愿主动与他人交往;产生退化和依赖行为,做事情拿不定主意,不知如何是好,办事效率下降,处处依赖别人的关心和照顾而不去完成本该自己完成的事情;易激动、易怒,出现敌对、攻击等行为,攻击对象可能是人,也可能是物,可能针对他人,也可能针对自己;用暴饮、暴食或药物与精神活性物质来缓解内心的悲伤等。

(五) 生理改变

表现为入睡困难、夜间惊醒噩梦、早醒等睡眠问题;不安全感和高度警觉反应,对外界的各种刺激非常警觉,肌肉紧张;还有的表现为肠胃不适、恶心、呕吐、食欲下降、疲乏无力、呼吸困难、喉咙梗塞感等。

危机事件的心理影响并不是短时间内就能消除的,受到危机事件影响的个体会逐渐出现焦虑、抑郁、睡眠紊乱和躯体症状等,若不进行干预,则会发展成应激障碍、适应障碍等疾病,严重影响危机者的身心健康,因此需要对危机者进行及时有效的心理干预。

二、急性期心理社会干预策略

在突发的重大灾难面前,人们很容易出现焦虑、恐惧、愤怒、攻击、失眠、高度警觉、物质滥用等负面身心反应。通过心理危机干预可以起到缓解痛苦、调节情绪、塑造社会认知、引导正确态度、矫正不良行为等作用。突发公共卫生事件急性期的心理社会干预需要政府及相关部门、新闻媒体、专业人员以及社会大众等多方面的参与。

(一) 政府及相关部门需及时进行准确的信息传递

加强信息公开性和权威性,信息公开是政府进行民众心理干预的前提条件。在突发公共卫生事件发生时,如果民众没有得到权威发布的信息,很有可能会通过其他渠道获得消息,这就给谣言的传播制造了机会。保证信息的公开和准确权威,使民众对突发事件的程度和可能的危害情况作出正确估计,从而避免无端的恐慌。有了正规渠道的权威信息,谣言便不攻自破,这能起到稳定民心、赢得民众信任的效果,也给了民众明确的指引,以便人们能够从容、积极地应对突发事件。

(二) 充分利用媒体的力量

媒体的桥梁沟通作用是突发事件中社会心理干预的重要环节。面对突发公共卫生事件,媒体要发挥正面作用,利用危机公关来进行民众心理干预,采用多种方式,宣传应对突发事件的科学认识和积极有效的应对技巧。例如,秉持科学的精神向社会传递突发事件的情况和应对知识,有利于消除民众的过度恐惧心理;在信息传播过程中,对民众进行心理缓释,向公众呈现积极的方面,使民众的不良情绪得到缓解和释放;对民众进行心理引导,深入分析危机的原因和存在的问题,引导民众进行理智的分析和判断,从而减少或预防盲目恐慌等造成的心理问题;对民众进行心理抚慰,向民众传授正确对待危机的方法,消除人为造成的恐惧心理,增强民众克服危机的信心,从而维护社会稳定。

(三) 发挥社会组织的作用

突发公共卫生事件发生时,社会组织的参与在危机化解过程中往往起到举足轻重的作用。除了政府的和媒体的引导,受到突发事件影响的群体需要得到社会的支持,例如情感支持、信息交流、经验分享等。通过广泛动员社会组织,可以缓解突发事件在民众中产生的消极作用,帮助公众了解真相,缓解焦虑,起到稳定人心的作用。

(四) 专业人员的心理危机干预

面对突发公共卫生事件,社会公众普遍处于集体恐慌心理的阴影之中。危机事件发生后,应组建由专业人员组成的心理危机干预队伍,采用多种手段,有计划地开展心理应激培训和心理疏导工作。通过集体授课、小组辅导、个别咨询等方式进行系统的心理干预,减少民众不良心理,有效地缓解公众的负面情绪和非理性行为。突发事件如果导致了心理障碍的产生,那就更加需要专业心理干预团队的介入,尤其对存在急性心理危机和创伤后应激障碍的个体必须进行及时有效的危机干预。

三、急性期个体心理干预策略

经历危机事件的个体会发生一系列情绪、认知、行为等方面的改变,危机后一定程度的应激反应是正常现象,大多数人会逐渐从悲伤中恢复,回归正常生活。但当个体应激反应逐渐加剧或维持过久,影响到日常生活时,就需要进行相应的干预。在进行个体心理危机干预时,可以依据美国当代危机干预学家吉利兰和詹姆斯在《危机干预策略》中提出的危机干预六步法。这六个步骤分别是:确定问题;保证求助者的安全;重新找回控制并给予支持;提出并验证可变通的应对方式;制定计划;得到承诺。

（一）确定问题

心理危机干预的前提和基础是确定问题。心理危机干预工作者需从求助者的角度出发，采用倾听、询问等方式，理解、共情、尊重、接纳等态度探索和确定问题。需要注意的是，如果干预者所认识的主要问题与求助者所认识的不一致，并不为求助者所认同，那么干预者所采取的干预策略可能对求助者而言就收效甚微，甚至毫无价值。因此，在整个危机干预过程中，干预者力求达到与求助者对问题的一致认识。

（二）保证求助者的安全

保证求助者的安全是危机干预过程的首要目标，也是整个危机干预过程的主要目的。保证求助者的安全，是指把求助者对自己和对他人生理和心理危险性降低到最小可能。危机事件后安全措施越早落实，亲历事件者产生的应激反应就越轻微，安全感也有利于危机个体的心理重建。在此过程中，干预者需要做到积极接纳，主动倾听，保证求助者的合理宣泄以及为其提供安静、舒适的环境。

（三）重新找回控制并给予支持

这要求危机干预工作者给予求助者足够的支持，重点在沟通和交流，让求助者知道干预者是能够给予其关心帮助的人，从而建立起相互信任的关系。良好的支持是预防创伤后应激障碍的保护因素，个体对社会支持的满意度越高，创伤后应激障碍发生的概率就越小。这一阶段，干预者需要做到让求助者相信"这里有一个人确实很关心你"，同时发挥社会支持的作用，鼓励求助者与亲友接触和联系，减少孤独感。

（四）提出应对方式

此时的求助者大多处于思维不灵活甚至混乱的状态，不能正确认识到，在遇到危机时有许多适当的办法或途径可供其选择。干预者可以通过改变求助者的思维方式，帮助其正视危机、认识现状，从全新的角度诠释周围发生的一切。干预者要帮助求助者认识到，有许多可变通的应对方式可供选择，可以从中找出最适当的选择，寻求最好的应对方式。在此过程中，干预者可以从环境支持、应对机制、思维方式三个方面客观评价各种可变通的应对方式，给予求助者以极大的支持。

（五）制订具体计划

这一步从第四步自然、有逻辑地发展而来的，危机干预工作者与求助者共同制订出具体的行动计划，应注重在计划的切实可行和能够帮助求助者解决问题。计划的制订应该与求助者合作完成，让其感到这是他自己的计划，保证求助者在计划制定过程中充分发挥了控制性和自主性，使其建立起"我是有能力的"这一信念。除此之外，敦促求助者接受帮助和治疗，确定求助者能够理解和把握的行动步骤。

（六）获得承诺

这一步在前几步的基础上实施，如果制订计划完成得较好，得到承诺就比较容易。一般情况下干预者让求助者复述计划，如："我们已经商讨了你计划要做什么，下一步将看你如何做了。""你怎样控制情绪？如何不让情绪进一步升级？"在求助者复述的过程中，需要明确，求助者自愿按照计划去实施，也就是得到承诺。尽管这是最后一步，但危机干预工作者仍然不能忽略诸如评估、保证安全和给予支持的技巧，在危机干预结束前，干预者应该从求助者那里得到诚实、直接和适当的承诺。

四、心理危机干预的实施方法

危机干预适用于面临暂时逆境和挫折，但人格相对稳定的人；或可用于家庭问题、婚姻问题、儿童问题、蓄意自伤、自杀或意外等紧急情况。在危机干预工作中，一般将下述五类问题作为危机干预的首选。

1. 存在特定的诱发事件,且与当事人目前的失衡状态直接相关。

2. 有急性极度的焦虑、紧张、抑郁和失望等情绪反应或有自杀危险的当事人。

3. 暂时丧失解决或处理问题能力的当事人。

4. 有寻求改变的动机和可能,并有潜在能力改善的当事人。

5. 当事人在没有适应不良行为前即来求助。

危机干预的实施一般可按照以下几个步骤进行。

第一步,确定干预对象并迅速建立关系。干预者应充分利用条件与干预对象快速建立关系,鼓励其描述危机的发生过程及感受,通过沟通取得干预对象的信任。

第二步,危机评估和确定干预问题。首先对危机事件进行评估,包括事件性质、严重程度,对干预对象的影响程度等,了解干预对象的背景资料、自身的应对能力、习惯性的应对方式及相关的支持系统。其次评估干预对象受危机事件的影响程度,包括情绪反应、认知改变、思维方式、行为改变和躯体症状等,通过分析明确干预的问题及严重程度。

第三步,制订危机干预方案。根据干预对象的应对能力和可以取得的支持系统,制定符合干预对象实际情况的方案,来解决目前的危机或防止危机进一步恶化。干预方案要考虑到干预对象的自主性,应做到限时、具体、实用及灵活可变。同时根据干预对象的情况,制定切合实际的、操作性强的干预目标。

第四步,实施危机干预。按既定实施方案,使用各种干预技术,帮助干预对象学会并掌握解决危机所需要的技巧。在干预过程中开展心理疏导、支持性心理治疗、认知矫正、放松训练、晤谈技术等,必要时适当应用镇静药物。具体措施可包括:向干预对象解释情绪是对危机的正常反应;鼓励其讨论目前感受;帮助其理智的面对现实;提出应对的策略等。

第五步,危机干预结束。当干预对象情绪稳定达到危机前的程度、行为正常、认知能力改善、自我保护意识加强时,可以考虑及时结束干预。结束干预时应注意进一步强化干预对象的应对技能并处理干预对象对干预者的依赖。

病案分析

病案实例:

王某,女,56岁,家庭主妇,在新冠肺炎疫情爆发期间,因看到新闻上报道全国确诊病例及死亡病例不断增多而感到担心、慌张,害怕自己及家人感染,害怕因感染而去世。起初经家人安慰后尚能够恢复平静,后逐渐发展为持续的恐慌,终日紧闭门窗,害怕病毒进入家中,反复消毒,不断向家人确认本市及本小区是否出现确诊病例,不愿走出房门,情绪低落,经常独自流泪,睡眠时间明显减少,或因梦到自己感染了病毒而惊醒,听到或看到"肺炎""病毒"等词就感到心慌、呼吸不畅。

分析:

根据王某的表现,不难发现她因为新冠肺炎疫情的爆发而出现了心理危机,在进行干预时,首先要做的是倾听她的心理诉求和担忧,王某对感染的担心加上全国范围内病例不断增加导致了其严重的应激反应。在明确问题后,可以通过认知行为疗法、支持性疗法、放松训练等手段对她进行心理调节,指导她从客观角度看待问题和接纳自己的情绪,并积极寻求社会支持,帮助她建立起疫情可防可控的信念,从而缓解焦虑,增强应对的信心。

第三节　心理危机的后期处理

一、创伤后应激障碍的处理

创伤后应激障碍是指由于受到异乎寻常的威胁性、灾难性的心理创伤,导致延迟出现和长期持续的心理障碍。主要表现为:反复发生闯入性的创伤性体验重现、梦境、或因面临与刺激相似或有关的境遇,而感到痛苦和不由自主反复回想;持续的警觉性增高;持续的回避;对创伤性经历的选择性遗忘;对未来失去信心等。其中,闯入体验、回避和警觉性增高是创伤后应激障碍的核心症状。

其临床特征有:

1. 遭受异乎寻常的创伤性事件。

2. 反复重现创伤性体验,可表现为反复发生侵入性创伤体验的重现,反复出现内容清晰的、与创伤经历有关的噩梦,反复出现错觉、幻觉,接触与创伤事件有关的场景或线索,出现强烈的心理痛苦和心理反应。

3. 持续的警觉性增高,如入睡困难或睡眠不深、易激怒、注意集中困难、过分担惊受怕。

4. 回避刺激相似或有关的情景,表现为极力避免与创伤性经历有关的人或事,避免参加能引起痛苦回忆的活动,或避免到引起痛苦回忆的地方,不愿与人交往,兴趣爱好范围变窄,但对与创伤经历无关的某些活动仍有兴趣,对与创伤经历有关的人和事选择性遗忘,对未来失去信心和希望,持续地不能体验到正性情绪等。

5. 精神障碍发生于遭受创伤后 3~6 月内。

心理治疗和药物对创伤后应激障碍均有效。在治疗的初期主要采用危机干预的技术,侧重于提供支持,帮助患者接受所面临的不幸与自身反应,鼓励他们面对事件,表达、宣泄与创伤性事件相伴随的情感。帮助患者认识其所具有的应对资源,学习新的应对方式。心理治疗中可以采取针对创伤的认知行为治疗,包括对创伤后应激障碍症状的解释、理解、焦虑处理训练、对病理信念的认知治疗、对创伤性事件的想象和情境暴露,其中暴露疗法是认知行为治疗中的核心,对改善创伤后应激障碍的症状具有良好的效果,可以增强个体对创伤性事件的适应和耐受能力。眼动与脱敏再加工是认知治疗加上眼球运动的一种疗法,让患者想象一个场景,同时眼睛追踪治疗师快速移动的手指,经过反复训练,移动眼球过程中,患者在治疗师指导下产生的正性想法能与恐怖场景联系起来,使警觉反应降低。团体心理治疗同样适用,在和有类似经历的人分享以及相互理解的过程有利于患者的信心重建。心理治疗外,药物也是重要的干预手段,必要时可对症使用小剂量药物,如抗抑郁药、抗焦虑药、抗惊厥药等。

二、其他心理障碍的处理

(一) 适应障碍

适应障碍指在紧张性生活事件的影响下,由于个体素质及个性的缺陷而导致对刺激因素不能适当的调试,从而产生较明显的情绪障碍、适应不良的行为障碍或生理功能障碍,使适应环境的社会功能(正常工作和人际关系)受损。适应障碍一般在紧张性刺激因素作用下 1~3 个月内发生,持续一般不超过 6 个月。

其临床特征有:

1. 有明显的生活事件诱因,精神症状开始于这些事件发生后 1~3 个月内。

2. 事件发生前,当事人一般适应能力水平正常,但存在一定的个性缺陷或不足,有理由推断适应障碍与生活事件以及当事人的易感个性、人格基础有关。

3. 以抑郁、焦虑等情感症状为主;也可表现为适应不良的行为问题,如退缩、不注意卫生、生活无规律等;以及生理功能问题,如睡眠、食欲的改变。

4. 正常社会功能受损,如不能正常地学习、工作,或以往的适应功能水平降低,人际关系受到不同程度的影响,如不愿与人交往。

5. 症状持续 1 个月以上,一般不超过半年。

适应障碍的病程一般不超过半年,其症状可能随着时间推移自行缓解,或转化为其他精神障碍。适应障碍治疗的最终目的是帮助患者提高处理应激境遇的能力,早日恢复到病前的功能水平,防止病程恶化或慢性化。治疗过程以心理治疗为主,首先评定患者症状的性质和严重程度,了解其诱因、人格特点、应对方式等,可根据情况选用适合的疗法,如支持性心理疗法、短程动力疗法、认知行为疗法等。在治疗中应注意消除或减少应激源,改变患者对应激事件的态度和认识,提高其应对能力,消除或缓解症状。药物治疗仅用于情绪异常明显的患者,以低剂量、短疗程为宜。

（二）延长哀伤障碍

延长哀伤障碍是指由亲近的人去世引发的病理性哀伤反应,病程往往超过 6 个月,并且难以随着时间的推移而缓解。主要表现为亲近的人离世而表现出持续的、强烈的痛苦体验,不愿接受亲人离世的事实,沉浸在对逝者的缅怀之中,与外界隔离,在生活中找不到自己的定位,对未来生活不抱希望等。

其临床特征有:

1. 由挚爱的人离世引起。

2. 持续思念逝者。

3. 出现持久而弥漫的强烈哀伤,例如悲伤、愤怒、拒绝承认事实、自我定位下降、感受不到积极的情绪、情感麻木、难以信任他人、觉得生活没有意义等。

4. 症状严重到影响正常的社会功能。

5. 症状持续时间至少在亲人离世后的 6 个月以上。

对延长哀伤障碍的治疗要表现出针对性,具体包括帮助患者接受亲人离世的事实以及恢复正常生活,可以采用暴露疗法、认知重建、团体心理治疗等心理疗法,可能对减轻患者症状有所帮助,但目前心理以及药物治疗对延长哀伤障碍的疗效仍不明确。

（三）分离障碍

分离障碍是一组由创伤性刺激,如重大生活事件、内心冲突、暗示或自我暗示等作用于易感个体所导致的心理障碍。表现为部分或完全丧失了对过去的记忆、身份意识、躯体感觉以及运动控制四个方面的正常整合,如自我身份不连续,不能用病理生理性解释的记忆丧失。

其临床特征有:

1. 多起病于青少年,急性起病,症状复杂多样。

2. 起病与明显的心理社会因素有关,可由压力、刺激、暗示或自我暗示诱发。

3. 表现形式多样,例如分离性神经症状障碍、分离性遗忘、人格解体、分离性身份障碍等。

4. 部分患者具有表演型人格特征或表演型人格障碍。

5. 患者对疾病缺乏自知力,不主动求治,但关注他人对其疾病态度。

6. 常与边缘型、表演型人格障碍、焦虑障碍、抑郁障碍等共病。

分离障碍的发作通常与明显的心理社会因素相关,病情的持续程度与心理社会因素的变化有关。在治疗上首先要给予患者足够的关注,寻找诱发患者症状的心理社会因素并实施干预,帮助患者增强对生活事件的应对能力,恢复正常生活。心理治疗上,暗示疗法是分离障碍的经典疗法,适用于急性发作而暗示性较高的患者,另外催眠、行为治疗、家庭治疗等同样在这类疾病的治疗中具有明显的效果。药物治疗有一定的价值,可以缓解患者焦虑、抑郁、失眠等症状。

三、心理危机的防范

现实生活中各类危机事件是普遍存在和难以避免的。注重危机防范可以帮助人们在危机事件发生时积极应对,减少不良后果。

(一) 预防性危机干预

在危机事件发生前,政府和媒体等部门可以通过宣传教育、派发危机应对手册等措施让人们了解各类事件的危害,提高公众预防心理危机的意识。通过一系列的心理健康教育及各种措施帮助公众树立心理健康意识,造就积极的心理品质,增强心理调适能力和心理承受能力,预防和缓解心理问题。危机事件前通过日常的心理健康教育和挫折教育,增强人们应对突发事件的心理准备。

(二) 心理应激预防训练

由于知识背景、训练水平、心理素质等的不同,人们在面对危机事件时会有不同的反应。精神世界充实、有明确目标的人,在面对挫折和危机时,能更快地恢复心理平衡。一个公民了解得越多关于突发事件的知识,或接受过相应突发事件方面的训练,就能更好地认识危机,保持情绪的稳定,理智有效地应对危机。这一过程可包括以下几个方面:①让公众理解应激反应的本质,强调出现恐惧、害怕、紧张、退缩等消极心理和行为,属于正常心理反应,而非心理障碍;②学习放松训练以减轻焦虑,缓解急性期心理应激的紧张度,降低心理危机的反应水平;③组织学习心理应激控制和心理调适的各项技能,利用各种缓解压力的技巧帮助心理应激者适时减轻心理压力,如想象性放松、深呼吸等方法,以释放压抑的情绪,还可适时安排减压、分享报告、危机干预等心理干预方法。个体在暴露与应激情境时,一旦成功地学会处理程度轻微的应激性事件,对应激情境的认知和应对能力就会得到发展或提高,渐渐地就能承受越来越强的应激情境。

(三) 正确对待挫折

对于个体而言,提高心理素质、正确对待生活中的挫折、避免强烈而持久的应激状态,是最根本的自我保护措施。个体在日常生活应保持规律作息,适当运动,运动不仅对身体健康有益,也能转移个体对应激的注意力,帮助其减轻焦虑、抑郁等负性情绪。当遇到危机事件时,个体可以积极运用自身资源加以应对,同时注重寻求社会支持,例如亲属、朋友在精神和物质上的支持,这能有效地减轻危机事件所造成的影响。当危机事件造成了持续的困扰,影响正常的工作和生活,个体应及时寻求专业人员的帮助,避免进一步发展为心理危机。

课堂互动

在遇到危机(负性生活)事件时,有哪些措施可以帮助我们有效应对、预防心理危机,请结合实际谈谈你的看法。

📖 **学习小结**

公共卫生安全事件中的心理干预和心理治疗

公共卫生安全事件概论
- 突发公共卫生事件的概念与界定
- 突发公共卫生事件的分类与分级
- 突发公共卫生事件的应急管理
- 突发事件中心理干预的意义

急性期心理危机干预
- 心理危机概述
- 急性期心理社会干预策略
- 急性期个体心理干预策略
- 心理危机干预的实施方法

心理危机的后期处理
- 创伤后应激障碍的处理
- 其他心理障碍的处理
- 心理危机的防范

（陶　明）

复习思考题

1. 什么是突发公共卫生事件,其具有哪些特点?
2. 心理危机会对个体造成哪些影响?
3. 简述个体心理干预的策略。
4. 创伤后应激障碍的临床特征有哪些?
5. 如何有效防范心理危机?

◇◇◇ 第十二章 ◇◇◇

中医心理学理论与实践

▶ 学习目标

1. 通过学习中医心理学的概念、发展脉络、基本理论、情志疾病、中医心理养生常用方法等,了解和掌握一定的本土化医学心理学知识,熟悉常见的中医心理学养生方法。

2. 掌握中医心理学基础理论与内涵;中医情志疾病的特点与病机;中医心理学养生常用方法。

中医典籍中并无中医心理学一词,但在中医学中却蕴含着丰富的中医心理学思想,中医学中的"七情"更是和现代西方心理学中的"知、情、意"三大内容体系中的"情"大体一致。中医学中强调"形神合一""心身合一",心与身密切相关的思想始终贯穿中医的病因、病机、治疗和养生。这里就涉及现代心理学中的核心问题:心身关系。

中医心理学是在中医学理论指导下,结合当代心理学理论体系,根植于本土文化,研究人的心理活动规律及心理活动在疾病发生、发展、诊断、治疗、养生等过程中的作用的一门学科。

中医心理学一词最早出现于1985年在成都召开的首届中医心理学学术会议,多年来,中医心理学学科在不断发展中前行,经过老一辈专家学者的努力,已形成了初步的学科内容体系,中医心理学相关的研究论文、论著、教材大量增加,相关的国家级课题数量也在不断上升。学科本身也得到了原卫生部、国家中医药管理局等国家部委的重视。2009年,中医心理学被国家中医药管理局人事教育司纳入中医药学的二级学科(培育学科),这是中医心理学得到国家认可的一个重要标志。2012年,国家中医药管理局人事教育司又立项了8个中医心理学重点学科,这使得中医心理学科得到了国家的进一步扶持。2018年国家卫健委、中央政法委等十个部门联合发布了《关于印发全国社会心理服务体系建设试点工作方案的通知》,通知中鼓励中医医疗机构开设中医心理等科室,支持中医医师在医疗机构提供中医心理健康诊疗、咨询和干预等服务,该通知首次提出了开设中医心理科室,提供中医心理健康服务。2020年国家卫健委、国家发改委等七部门联合发布了《关于印发加强和完善精神专科医疗服务意见的通知》中进一步提到鼓励中医医疗机构加强中医心理科建设,中医心理学从学术研究逐步走进了国家层面的文件,中医心理学的理论和实践必将得到进一步的发展和推进。

第一节　中医心理学发展源流

一、萌芽时期

西方心理学家艾宾浩斯曾说过一句名言："心理学有一个漫长的过去,却只有一个短暂的历史。"这句话用来概括中医心理学的发展源流也非常合适。中国著名心理学家潘菽教授也曾说:"在我国二三千年文化科学的历史中,虽然没有形成'心理学'这样一门独立的学科,但在许多思想家遗留下来的著作中,却有许多关于心理学的思想,其中还有不少是光辉无比、灿烂如新的。就像一处丰富、宝贵的矿藏,有待于我们去发掘、利用。"这其中就有中医心理学的思想。

中医心理学思想的起源,可以追溯到远古时期的巫祝现象。陈邦贤先生在《中国医学史》中指出:"中国医学的演进,始而巫,继而巫和医混合,再进而巫和医分立。以巫术治病,为世界各民族在文化低级时代的普遍现象。"在远古的巫祝活动中,蕴含着丰富的心理学思想,在当时被巫医广泛采用的祝由术,运用语言和行为等心理暗示,为患者疗病去疾,可以看作是中医心理学的萌芽。

远古时期的人们对自身疾病缺乏正确的认识,往往认为是神灵惩罚或魔鬼作祟,因此治病一方面祈求神灵的宽恕和保佑,另一方面辟邪驱魔,驱离恶鬼。巫祝们用语言、行为、舞蹈等方式祈祷上苍、驱邪避鬼。用言语祝说疾病的缘由,所以称为祝由。《灵枢·贼风》中分析了祝由术有效的原因,曰:"其祝而已者,其故何也? 岐伯曰:先巫者,因知百病之胜,先知其病之所从生者,可祝而已也。"以现代医学心理学的视角来看祝由,这种方法类似精神分析对心理疾病过去缘由的探寻,祝说出疾病的由来,即找到了病因,"先知其病之所从生者"。然后用语言、行为、舞蹈等仪式行为对患者加以心理暗示,其实质应该是安慰剂作用,旨在提升患者战胜疾病的信心和自主性,能够起效的疾病更多的应是心身疾病及一些自愈的疾病。

二、形成时期

春秋战国时期形成的儒、道、墨、法、名、阴阳等各家学派,在学术思想上都不同程度地涉及了中医心理学的内容,特别是儒道两家。儒家代表作《中庸》认为人的情绪状态:"喜怒哀乐之未发,谓之中;发而皆中节,谓之和。"认为节制和适度才是最好的,过犹不及。孔子以自己为例,指出:"吾十有五而志于学,三十而立,四十而不惑,五十而知天命,六十而耳顺,七十而从心所欲,不逾矩。"很好地概括了人在不同年龄阶段的社会心理发展。荀子是儒家思想的集大成者,在《荀子》一书中,蕴含了丰富的中医心理学思想。书中从唯物一元论的角度提出了"形具而神生"的形神观,认为形是神的物质基础,神,即人的精神心理现象,不能脱离形体而存在。道家的一些理论观点对于中医心理学的理论体系形成的影响尤为深刻。道家创始人老子提出修炼心性的方法是"致虚极,守静笃"。认为给人带来烦恼的是心中的种种贪念,因此必须"虚其心",将心中的欲念和困扰统统放下,虚心静气,清静无为。只有虚静合一,才能调神养心。

《黄帝内经》的成书可以看作中医心理学思想形成的标志。《黄帝内经》博采众长,确立了整体观念在中医学中的指导性地位,提出了藏象、经络学说,阐发了病因病机,制定了诊治术法,确立了辨证论治,构建了中医学的基本理论框架体系,而且也蕴含了极其丰富的中医心理学思想,书中从中医心理学的基本理论到临床实践均有涉及。《黄帝内经》提出了"形、

笔记栏

神、意、志、魂、魄、心、脑"等一系列中医心理学概念,对形神合一、心主神明、五脏情志、人格体质等方面的论述奠定了中医心理学的基本理论框架。临床实践上,对心理疾病的病机、诊断、治疗以及心理养生等都有原则性阐释。《黄帝内经》的这些成就标志着中医心理学思想理论体系雏形已初步形成。

三、发展时期

历代医家在《黄帝内经》的基础上,对中医心理学思想进行了丰富和发展。三国时期的名医华佗提出了"医心"的重要性,他指出:"夫形者神之舍也,而精者气之宅也,舍坏则神荡,宅动则气散。神荡者昏,气散则疲,昏疲之身心,即疾病之媒介,是以善医者先医其心,而后医其身。"在《华佗神医秘传》中则概括了情志的相应疗法:"忧则宽之,怒则悦之,悲则和之,能通斯方,谓之良医。"认为要想成为一名高明的医生,必须善于分辨患者不正常的情志状态,并相应地给予治疗。《三国志·魏志·华佗传》中记载华佗曾治疗一久病的郡守,就是用了情志相胜的心理疗法,使之盛怒,"吐黑血数升而愈"。

东汉末年著名医学家张仲景,在系统学习研究《黄帝内经》的基础上,广泛收集医方,总结治法治则,写出了传世巨著《伤寒杂病论》。该书中同样蕴含着丰富的中医心理学思想,在其中的杂病部分——《金匮要略》中提到了百合病、脏躁、惊悸、失眠等常见的心身疾病,并对这些疾病的理、法、方、药有完整的叙述。脏躁是张仲景首次提出的病名,其详细描述了该病的症状:"喜悲伤欲哭,象如神灵所作,数欠伸。"指出脏躁患者无故悲伤欲哭,常常打哈欠,伸懒腰,犹如"神灵附体"一般(较为类似现代心理学中的癔症)。还对其病因进行分析认为多与情志刺激有关,并创立了甘麦大枣汤来进行治疗该病。

隋唐时期的巢元方和孙思邈均对推动中医心理学的发展起到了重要作用。隋朝巢元方的《诸病源候论》在《黄帝内经》关于个体身心发展阶段理论的基础上,首先提出了少儿身心发展的"变蒸"学说,指出:"小儿变蒸者,以长血气也。变者上气,蒸者体热。"三十二日为一变,六十四日为一蒸,用"变蒸"学说来概括出生后五百七十六天以内的婴幼儿的身心发展规律。唐朝孙思邈在《备急千金要方·少小婴孺方》中进一步概括:一变时"应和人",二变时"能咳笑",八变时"知欲学语"。观察可能与事实存在一定的出入,但相对还是比较客观的。孙思邈在《备急千金要方·心脏脉论》中将一些心理活动变化纳入脏腑辨证的体系,指出:"心气虚则悲不已,实则笑不休。""愁忧思虑则伤心,心伤则苦惊、喜忘、善怒。"在治疗上,他在《备急千金要方·心虚实》中指出:治"心实热,惊梦喜笑,恐畏悸惧不安"用竹沥汤方。

宋金元时期是中医心理学思想发展的高峰期,这一时期的名医陈无择提出了著名的"三因论",将各种致病因素概括为"内因、外因、不内外因"三种,其中"内因"即"七情(喜、怒、忧、思、悲、恐、惊)"。并在此基础上提出了"七情学说",详细列举了七情致病的各种病证,认为内因"七情"和外因"六淫"可交互致病。另一著名医家刘完素在阐释《素问·至真要大论》时指出:"五脏之志者,怒、喜、悲、思、恐也……若五志过度则劳,劳则伤本脏,凡五志所伤皆热也。"名医张从正在其代表作《儒门事亲》中专辟"九气感疾更相为治衍"一节,集中体现了他的中医心理学思想。在《儒门事亲》中他指出:"然善治小儿者,当察其贫富贵贱治之……贫家之子,不得纵其欲,虽不如意而不敢怒,怒少则肝病少。富家之子,得纵其欲,稍不如意则怒多,怒多则肝病多矣。"

"补土派"名医李东垣认为脾胃为元气之本,"百病皆由脾胃衰而生",治疗上应以温补脾胃为先。他把脾胃受损的主要原因归纳为饮食不节、寒温不适、劳役过度及情志因素所致,其中情志因素往往为先导。他在《脾胃论·安养心神调治脾胃论》中说:"凡怒、忿、悲、思、恐、惧,皆损元气。夫阴火之炽盛,由心生凝滞,七情不安故也。"在分析病因病机时,他认为:"饮食失节,寒温不适,脾胃乃伤。此因喜、怒、忧、恐,损耗元气,资助心火。火与元气不两立,火胜则乘其土位,此所以病也。"可见其对心理因素的重视。

明清时期,中医心理学思想有了进一步发展,其重要标志之一就是对心理活动的物质基础——大脑的认识较前人有了很大进步。李时珍在《本草纲目》中有"脑为元神之府"的说法;清代王清任在《医林改错·脑髓说》中提出"灵机记性不在心在脑"的观点,并指出脑与各器官之间的联系及脑髓生长与智能发展的关系。

明代张景岳明确提出了七情致病说以及治疗方法,在《景岳全书·里证》里记载:"七情内伤,过于喜者,伤心而气散,心气散者,收之养之;过于怒者,伤肝而气逆,肝气逆者,平之抑之;过于思者,伤脾而气结,脾气结者,温之豁之;过于忧者,伤肺而气沉,肺气沉者,舒之举之;过于恐者,伤肾而气怯,肾气怯者,安之壮之。"在治疗上,他还提出了"以欺治欺"法治疗诈病。明清时期著名医家傅青主擅长妇科,他对妇女的心身特点很熟悉,认为妇女情志病较多,尤其是在妇女"七七"49岁左右的更年期阶段,情志致病尤为多见。清代陈士铎所著《石室秘录》当中提出了许多颇具匠心的心理治疗方法,如"意治法""神治法""劳治法""逸治法"等。

中国古代医学中的中医心理学思想不断丰富发展,较好地奠定了中医心理学的理论框架,促进了中医心理学理论体系的形成。

四、现状与展望

自20世纪初至新中国成立前的近半个世纪里,几乎没有中医心理学的相关研究,零星有一些工作,如董华农的《中国古代心理卫生学》论著及在一些报刊杂志上发表的"论符禁咒治病""祝由与由祝""中国历代心理疗法"等文章。

中华人民共和国成立后,一些研究者在学习苏联心理学的基础上,对中医心理学进行了积极探索。1956年,中国中医研究院(现为中国中医科学院)的薛崇成教授从中医理论出发,系统研究了中医的气质学说,并在《中华神经精神科杂志》上发表"中医的气质学说与辩证唯物的神经类型学说及唯心的和机械唯物性格类型学说的比较"一文,受到广泛关注。1964年,为进一步研究人的气质类型与针灸效应的关系,他制定了一个测验量表,对患者进行观察,结果发现,个体气质类型、患者当天的神经机能状态与针灸效应关系密切,这为后来编制第一个基于中医心理学理论的标准化、本土化的心理测量量表"五态性格测验"奠定了基础,可视为当代中医心理学的奠基之作。

20世纪80年代初,心理学相关研究工作如雨后春笋般在全国各地陆续开展起来,中医心理学的研究也逐渐兴起。1985年,"首届全国中医心理学学术研讨会"在成都中医学院召开,会上王米渠教授作了主题为"中医心理学新学科的提出"的学术报告,正式提出了"中医心理学"这一新兴学科的概念。同年,王米渠教授出版《中医心理学》,较为系统地提出了中医心理学的学科体系和主要内容,成为我国首部中医心理学专著。经过先驱者们和广大学者持续不懈的努力,中医心理学相关的理论研究和临床实践都在大踏步地向前发展。

中医心理学吸引了一批当代学者的研究兴趣,学者们纷纷从各个不同的角度对中医心理学的相关问题展开理论探索和临床实践。理论上,学者们对中医学理论中蕴含的心理学思想进行挖掘整理;对中国古代著名医家的中医心理学思想进行概括和提炼;对古代医经、医籍、医案中记载的心理学相关内容进行深入分析,与现代心理学相关理论进行对比研究;在中医学的理论指导下,参照现代西方心理学,进行中医心理学学科体系的构建。实践上,学者们积极开展中医心理学的临床实践、临床研究工作。中医心理学独具特色的实践模式使其在临床应用方面得到快速发展,在治疗一些心身疾病上有着独特的临床疗效,展现出了一定的比较优势。在全国范围内,一些中医院建立了中医心理科、神志病科、中医心身疾病专科等临床科室,中医心理学在治疗一些中医常见的神志疾病(如癫、狂、郁、痴、不寐等),以及内外妇儿等各科的情志疾病方面均发挥着越来越重要的作用。随着中医心理学的学术研究和实践工作的深入,相关的学术活动也日益繁荣、人才培养也在蓬勃发展。

第二节 中医心理学理论体系

一、形神合一论

形神合一的唯物生命观是整体观念在中医心理学中的具体体现,奠定了中医心理学的心理生理整体观。形,指人的形体结构和物质基础,包括构成人体的脏腑、经络、五体和官窍等形体结构,以及运行或贮藏于其中的精、气、血、津液等基本物质。神有广义和狭义之分。广义的神是指人体生命现象的总括,即一切生命活动的外在表现。此处"神"的含义主要是指狭义之神,即人的意识、思维和情感等精神活动。形神合一论认为,人是形体与精神的有机统一整体,形为神之质,神为形之主,形神不可分离。

形为神之质表现为"神本于形而生"和"神依附于形而存"两个方面。《黄帝内经》认为,神依赖于形而产生,神最初的产生有赖于父母先天之精的结合。《灵枢·本神》说:"故生之来谓之精,两精相搏谓之神。"张景岳的《类经》释之说:"两精者,阴阳之精也……故人之生也,必合阴阳之气,媾父母之精,两精相搏,形神乃成。"这是从先天的角度阐明神形成的物质基础。神以精、气、血、津液为后天活动的物质基础,水谷精气的滋养,血脉运行的和畅,是神正常活动的前提。《素问·六节藏象论》说:"五味入口,藏于肠胃,味有所藏,以养五气,气和而生,津液相成,神乃自生。"脾为后天之本,是气血生化之源。脾胃生理功能良好,同时饮食供给充足,便能很好地将水谷精微化成为气血而濡养后天之神,使人保持神气充沛、生机勃勃。神以形为物质基础,除表现在精气的化生作用之外,还体现为神对形体的依附性。《黄帝内经》认为,神不能离开形体而独立存在,神的功能也必须要在形体健康的情况下才能正常行使。《素问·上古天真论》说:"形体不敝,精神不散。"张景岳在《类经》中说:"形者神之体,神者形之用。无神则形不可活,无形则神无以生。"因此,神本于形而生,神离不开形而独立存在,神与形之间有着密不可分的辩证统一关系,正所谓"形健则神旺,形衰则神疲,形病则神病"。

神是在形的基础上产生并存在着的,但同时神对形具有主宰作用。后天水谷之所以能转化为精气,是在神的主导之下机体气化作用的结果,是由各脏腑器官相互协调共同运动来完成。如果机体失去神的主宰,则会出现脏腑功能紊乱、气化功能失常,人体生命活动的基本物质的化生则会出现障碍,甚则导致生命活动终止。故《素问·移精变气论》说:"得神者昌,失神者亡。"神对形具有主宰性、决定性的作用,尤其表现在心神对脏腑的主导作用上。心藏神,为"精神之所舍",具有主宰生命活动的重要功能。《灵枢·邪客》说:"心者,五脏六腑之大主也,精神之所舍也……邪弗能容也,容之则伤心,心伤则神去,神去则死矣。"人体各脏腑组织器官的功能活动是由神来支配和调节的。神一旦失去了这一调节和主宰作用,则会影响五脏六腑的功能,导致脏腑气血功能紊乱,从而发生相应的病变。如病情继续发展,则可影响整个生命甚则形体衰亡。

《黄帝内经》认为,形神合一是生命健康的根本保证。形神相合,则生机蓬勃;反之,形神相离,则生机不存。《素问·上古天真论》说:"故能形与神俱,而尽终其天年,度百岁乃去。"《灵枢·天年》说:"百岁,五藏皆虚,神气皆去,形骸独居而终矣。"因此,形体与精神是正常生命活动的两大要素,两者相互依存又相互制约。形与神俱是中医生命观的重要内涵,生命形体与精神心理状态的高度和谐平衡状态,是生命活动的基本特征,也是生命存在的重要前提。

二、心主神明论

心主神明论以中医学"形神一体"的辩证唯物观为指导,是运用中医藏象学说阐述人体复杂生命活动规律的学说。心主神明,又称"心藏神"或者"主神志",是指心具有统率全身脏腑、经络、形体、官窍的生理活动和主司精神、意识、思维和情志等心理活动的功能。这里的"心"是指中医的藏象之心,"主"即主宰、统率之意,包含直接和间接主管的含义。"神明"既包括泛指一切生命活动的广义之神,又包括精神、意识、思维活动的狭义之神。心主神明论认为,"心"是生命活动的最高主宰,人体的生理活动和心理活动都是统一在"心神"之下的。

《黄帝内经》认为,心主血脉是心主神明实现间接影响的基础。《灵枢·本神》说:"心藏脉,脉舍神。"《灵枢·营卫生会》说:"血者,神气也。"心主血脉,一方面通过经脉联系各脏腑器官组织,使之成为一个有机统一整体。另一方面,通过营运血液将营养物质输送到机体各个部位,发挥营养和滋润脏腑形体官窍的作用,从而维持五脏六腑的生理功能活动的正常运行。在生理上,表现为心脉充盈,血气充盛,则精神充沛、神志清晰,感觉灵敏,思维敏捷。在病理上,表现为心血不足或血行失常,则会出现精神疲惫、健忘、失眠、烦躁、惊悸,甚至神志恍惚、谵妄、昏迷等心神失常的病证。

《黄帝内经》认为,心主藏神而位居五脏六腑之首,具有统帅、核心的地位。只有在心神统领下,才能形成完整和谐的藏象体系,维持机体的和谐统一。《素问·灵兰秘典论》说:"心者,君主之官也,神明出焉……故主明则下安……主不明则十二官危,使道闭塞而不通,形乃大伤。"神对形的主宰和调节作用的中枢是心,而联络各器官组织的通路是经络。一旦心或者经脉发生病变,视其轻重,可出现不同程度的脏腑功能失调,从而产生生理或心理的异常。《灵枢·口问》说:"故悲哀愁忧则心动,心动则五藏六府皆摇。"当外界过激的或者消极的情志损伤心神时,心神就会动荡不安,其神对五脏情志活动的统摄、调节功能也会减弱乃至丧失,那么由五脏六腑之气所化生的情志活动就会出现异常。心主神明论充分论述了心与神的关系,强调了心在五脏中的主导地位,形成了完整的理论体系,长期有效地指导着中医临床。

三、心神感知论

心神感知论是在"心主神明论"的基础之上,阐述心神主导人对客观世界感知活动的过程。《灵枢·本神》说:"所以任物者谓之心。"《说文解字》说:"任,符也。"心的任物功能,即是指心能符合、反映客观事物,担任与外界事物相接触,并从外界获得信息的功能。正因为神舍于心,心神是人类感知活动的中枢,所以藏象之心才能成为反映所感知客观事物的处所。目、耳、鼻、舌、身等五官是五种重要的感觉器官,据此可把感觉分为视、听、嗅、味、机体觉五种,其中机体觉又包括痛、触、温三种。五官与五种感觉分别与五脏相对应,成为五脏生理功能正常的一种表现。故《黄帝内经》认为:心开窍于舌,能辨五味;脾开窍于口,脾和则口能知五谷矣;肝开窍于目,能辨五色;肺开窍与鼻,能知香臭;肾开窍于耳,能闻五音;皮者有分部,凡十二经络脉者,皮之部也。只有当五脏阴阳平衡、气血冲和时,五官才能具备感知

笔记栏

功能。

人的感知活动并不是由相对应的感官及其脏腑各自产生的孤立活动,而是五官将其所接收的客观世界的相关刺激反映至心,在心神的主导和统合作用下形成感知。中医学认为,虽然五官各由五脏所主,其功能发挥与五脏的生理活动密切相关,但五官的功能活动还必须在心神的作用下从而产生各种感知觉。《灵枢·邪气脏腑病形》说:"十二经脉,三百六十五络,其血气皆上于面而走空窍,其精阳气上走于目而为睛,其别气走于耳而为听,其宗气上出于鼻而为臭,其浊气出于胃,走唇舌而为味。"而"心主身之血脉",此处不仅阐明了各种感官感知功能的物质基础是气血,而且也提示了感知活动的中枢(心神),与感觉器官(五官)之间的联系通路是经络系统。

四、五脏情志论

五脏情志论是在"形神合一论"的整体观的基础之上,阐述人的情志活动与脏腑功能活动之间关系的学说。情志,在中医学中是七情五志的统称。"七情"是指喜、怒、忧、思、悲、恐、惊七种正常的情志活动,是人体脏腑生理和精神活动对内外环境变化所产生的情志反应。《黄帝内经》在五行学说的影响下,用"五志"来概括人的复杂情感过程的基本状态。"五志"即是指由五脏精气所化生的喜、怒、思、悲、恐五种情志变化,从广义上也泛指人类的全部情绪情感活动。五脏情志论认为,五志活动以五脏精气作为物质基础,五志活动也可以反过来影响五脏六腑的生理功能。

中医学认为,情志活动的产生和维持有赖于脏腑的功能活动,以五脏所藏精气作为其物质基础。《素问·阴阳应象大论》说:"人有五脏化五气,以生喜怒悲忧恐。"此处指出了"五志"的产生是以五脏正常的脏腑生理功能活动为前提的。故《灵枢·平人绝谷》说:"故气得上下,五脏安定,血脉和利,精神乃居。"五志与五脏相应,具体表现为心在志为喜,肝在志为怒,肺在志为悲,脾在志为思,肾在志为恐。情志活动是脏腑气血功能活动的表现形式,当脏腑失调时也会导致情志的异常变化。如《素问·调经论》说:"血有余则怒,不足则恐。"《灵枢·本神》说:"肝气虚则恐,实则怒……心气虚则悲,实则笑不休。"

情志活动以脏腑生理为基础,其变化也可以反过来影响内在脏腑的功能。生理状态下的五志是机体适应外界各种刺激的正常反应,一般情况下不会使人发病。但是,过于突然、强烈或持久而无法缓解的七情反应,超越了人体生理和心理的适应和调节能力,就会导致脏腑精气损伤、机能失调,这种情况下七情则成为病因,中医称之为"七情内伤"。《素问·阴阳应象大论》认为"怒伤肝,喜伤心,思伤脾,悲伤肺,恐伤肾"。七情对内脏的直接损伤,主要是通过影响脏腑气机,导致气机升降失常,气血功能紊乱,进而成为内伤疾病的重要致病因素。正如《素问·举痛论》所说:"怒则气上,喜则气缓,悲则气消,恐则气下……惊则气乱……思则所结。"总之,五脏情志论不仅指出脏腑气血是情志活动的生理病理基础,更强调了情志对脏腑的反作用,临床上灵活运用七情内伤致病的原理和规律,对于指导临床防治工作具有重要意义。

五、人格体质论

人格体质论是在阴阳五行学说的基础上建立起来的独特的人格学说,是将人格与体质结合起来,讨论各类人格所对应的形体、生理特点以及病理特点和相应的治疗原则的学说。人格是个体在先天生物遗传素质的基础上,通过与后天社会环境的相互作用而形成的相对稳定而独立的心理行为模式。体质是人体秉受于先天,受后天影响,在生长发育过程中所形成的与自然、社会环境相适应的人体形态结构、生理功能和相对稳定的固有特征。人格是心理学概念,而体质是属于生理和病理学范畴。中医学将人格特性与体质因素放在一起讨论,以人的体态形色和身体素质为前提,以阴阳五行为基础,形成体质、体态、心理、行为等生理病理诸因素共同讨论的思维,体现了形神合一的理念,表现出与现代西方心理学的人格学说的不同之处。

中医认为,一定的人格与一定的体质存在某种关联,因此《黄帝内经》中也有很多篇章讨论了人格问题。如《灵枢·通天》说:"凡五人者,其态不同,其筋骨气血各不等。"阴阳五态人格分类根据个体自然禀赋的不同,以体内阴阳之气多少的差异为基础,把人群划分为太阴、少阴、太阳、少阳、阴阳平和等五种不同类型。这五种类型的人,他们的外在特征、形态结构、功能活动、心理特征、人格气质等方面各有差异,因而在治病和防治中也因人施治,各有其诊断方法和治疗法则。《灵枢·阴阳二十五人》说:"先立五形金木水火土,别其五色,异其五形之人,而二十五人具矣。"阴阳五行人格分类按五行属性,根据人的肤色、形体、举止、性格及其对气候的耐受能力等方面的差异,总结出木、火、土、金、水五种类型。在此基础上,又将五种类型的每一型根据禀气之偏正而分成一个具有典型特征的主型和四个亚型,共计得出二十五种类型。根据中医人格特质学说,不同的人在身体特性、心理特性、环境适应能力、病机特点、虚实补泻治则等方面都存在显著差异,因而表现出明显的临床实用性。

六、阴阳睡梦论

中医学对睡眠与梦这一基本生命现象的认识,从唯物的观点出发,运用阴阳、脏腑、营卫气血、邪正盛衰的理论对睡眠与梦的形成进行阐发,后世医家又在此基础上结合临床实践,不断地加以补充和完善,形成了具有中医特色的阴阳睡梦论。中医认为,睡眠与觉醒出入交替的规律,是人类长期进化过程中适应天地自然阴阳消长规律而产生的结果。《灵枢·口问》说:"阳气尽,阴气盛,则目瞑;阴气尽而阳气盛,则寤矣。"《类证治裁·不寐论治》说:"阳气自动而之静,则寐。阴气自静而之动,则寤。"自然界有昼夜晨昏的固有规律,有阴阳盛衰的不同变化。人体的睡眠与觉醒亦是一个阴阳消长平衡的过程,白昼时自然界阳气旺盛而阴气衰减,人体阳气出于阴分而旺盛于外则觉醒;黑夜时自然界阴气旺盛而阳气衰减,人体阳气入于阴分则睡眠。

中医学认为,人的睡眠和觉醒与营气卫气的运行有密切关系。营气和卫气的周期性运行,是人体阴阳出入的物质基础。卫气属阳而主表,营气属阴而主里。营气在脉中运行,卫气在脉外运行,两者营运周流不息。卫气的运行与睡眠觉醒更为密切,它随着昼夜的阴阳消长变化而潜藏出入,形成寐寤交替的过程。卫气在白昼行于阳分二十五周次,夜间行于阴分二十五周次。正如《灵枢·口问》说:"卫气昼日行于阳,夜半则行于阴,阴者主夜,夜者卧。"卫气运行于阳分时,人就觉醒而起床活动;卫气运行于阴分时,人就进入睡眠休息的状态。

中医学认为,梦是特殊的神志活动,梦与人体自身的阴阳消长变化、脏腑气血、营卫运行密切相关。由于身体素质、机体状况或者疾病等原因,导致人体阴阳出现盛衰的不同变化,就会形成相应的梦境。当机体处于阴阳协调的生理状态,则脏腑气血调和,营卫运行正常,寤寐有序,多发"正梦"且醒后即忘。若阴阳失调,则脏腑气血紊乱,营卫运行失常,可造成"淫邪发梦",从而出现与阴阳失调密切相关的梦境。故《素问·脉要精微论》云:"阴盛则梦涉大水恐惧,阳盛则梦大火燔灼,阴阳俱盛则梦相杀毁伤。"因此,中医常把梦的内容作为诊断疾病的参考,对失眠、多梦甚或噩梦病证亦多从调理脏腑阴阳入手。

第三节 中医常见情志病证

中医情志学说,是中医心理学的重要内容,是在中医基础理论指导下研究情感和情绪活动规律,揭示其生理基础以及情绪和疾病相互关系和作用规律的学说。中医学的情志,也称为七情五志,是指人的喜、怒、忧、思、悲、恐、惊,内涵与现代心理学的情绪接近;是人们对内外环境变化产生的心理、生理的复杂反应,包括情志体验、情志表情和相应的生理和行为的变化。

七情这一概念最早是南宋的陈无择在《三因极一病证方论》中提出来的,一直为后世医家所遵循。七情分属五脏,以喜、怒、忧(悲)、思、恐(惊)为代表,称为五志。

一、情志致病的特点

七情调和,则身体安康。如《素问·移精变气论》指出:"往古人居禽兽之间,动作以避寒,阴居以避暑,内无眷慕之累,外无伸宦之形,此恬惔之世,邪不能深入也。"认为上古的人们深处恬惔之世,疾病不能深入;反之,情志异常变化的累积则可导致疾病的深入发展,《灵枢·寿夭刚柔》指出:"忧恐忿怒伤气。气伤藏,乃病藏。"七情损伤脏腑气机,怒则气上,恐则气下,思则气结,悲(忧)则气消,喜则气缓,惊则气乱。气机升降失常又导致脏腑发生一系列病理改变,使脏腑失养,气血紊乱,"忧恐喜怒,五脏空虚,血气离守"(《素问·疏五过论》),最后使得诸病丛生。

二、情志致病的病机

(一)情志疾病和五脏失和

《素问·阴阳应象大论》指出:"肝生筋……在志为怒""心生血……在志为喜""脾生肉……在志为思""肺生皮毛……在志为忧""肾生骨髓……在志为恐",又云:"人有五脏,化五气,以生喜怒悲忧恐。"然而,五脏化五气,离不开气的温煦、推动,血的营养、濡润,精的补充、支援,一旦脏腑功能紊乱,精气血不足,或气机升降出入失调,则会引发多种情志病变。如《备急千金要方》指出:"心实热,惊梦喜笑,恐畏悸惧不安""心气不足,善悲愁恚怒,衄血,面黄,烦闷,五心热,或独语不觉,喉咽痛,舌本强,冷涎出,善忘,恐走不定。"《杂病源流犀烛》云:"惊者,心与肝胃病也。""悲者,心肝两虚病也。凡人心气虚,神失所守,肝虚又不能生之,则志不能伸,已无畅遂之致,而金来乘木,肺气复与相并,肺本主悲,故遂生悲病也。""恐者,心肾肝胃病也。心藏神,神伤则心怯而恐,火伤水也。胃属土,肾属水,土邪伤水则为恐。肝者,肾之子,水强则胆壮,水衰则血虚,故易恐。而恐者,又肾之情志,故心肝胃三经,皆有恐病,其原莫不由于肾也。""喜者,心肺二经病也。凡人心有所乐则动,动而其气达于外为喜。其气,即肺气也,肺气舒邑,喜迺以成,然是喜也。""怒者,肝胆病也。""忧者,肺与脾病也。肺居华盖之顶,下通心肝之气,心有所愁苦而不乐,则上搏乎肺而成忧,故忧为肺病。肺与脾同称太阴,同行气以给众脏,肺既成忧病,则闭结不解,气固于内而不通,气不通,则大小便闭而伤脾,故忧又为脾病。""思者脾与心病也。"

心为五脏六腑之大主,精神之所舍,心主血脉。若心气不足,心神失养,则见精神恍惚,语无伦次;或因心神不安而常怀恐惧,或见悲伤欲哭等。故《灵枢·本神》云:"心藏脉,脉舍神,心气虚则悲,实则笑不休。"《素问·调经论》亦云:"神不足则悲。"《金匮要略·五脏风寒积聚病脉证并治》则指出:"心气虚者,其人则畏。"沈明宗《沈注金匮要略》认为:"心气虚,则神识不敛,其人善畏。"若心血不足,神不守舍,则见多梦易惊,怵惕不安等,如《诸病源候论》曰:"心藏神而主血脉,虚劳损伤血脉,致令心气不足,因为邪气所乘,则使惊而悸动不定。"《景岳全书·不寐》亦指出:"血虚则无以养心,心虚则神不守舍,故或为惊惕,或为恐畏,或若有所系恋,或无因而偏多妄思,以致终夜不寐,及忽寐忽醒,而为神魂不安等证。"

肝藏血,主疏泄,性喜条达而恶抑郁。当肝之疏泄不及时,易使肝气抑郁不畅,气机郁结,每见精神抑郁,闷闷不乐,胁肋胀痛,嗳气,咽中如有炙脔,不欲饮食,女性患者则可出现心中懊恼、月经不调、痛经、闭经等;若肝气升发有余,疏泄太过,或肝郁化火,乘脾犯胃,则见面红目赤,急躁易怒,眩晕,头胀头痛,甚则呕血、咳血,昏厥不省人事,故《灵枢·本神》指出:"肝藏血,血舍魂,肝气虚则恐,实则怒。"又谓:"胆病者,善太息,口苦,呕宿汁,心下淡淡,恐人将捕之。"《症因脉治·痹证论》亦云:"逆春气则肝气怫郁,恼怒伤肝,则肝气逆乱,惊动魂魄,则肝气不宁,皆成肝痹之症也。""肝痹之症:即筋痹也。夜卧则惊,多饮数小便,腹大如怀物,左胁凝结作痛。"

脾为后天之本,气血津液生化之源,主运化水谷及水湿,系气机升降之枢纽。若脾虚不能运化水谷精微,气血不能上奉于心,心神失养,则见精神恍惚,心神不宁,多疑易惊,悲忧善哭,或喜怒无常;脾失健运,气机郁滞,痰气交阻,则见精神抑郁,胸部闷塞,胁肋胀满,咽中如有物梗阻,吐之不出,咽之不下等。故《灵枢·本神》曰:"脾愁忧而不解则伤意,意伤则悗乱,四肢不举,毛悴色夭,死于春。""脾藏营,营舍意,脾气虚则四肢不用,五藏不安,实则腹胀经溲不利。"

肺主气而司呼吸,为五脏之华盖,位居上焦,在五行属金,主治节而为相傅之官,气为血之帅,肺朝百脉,主藏魄。肺气虚不能治节,可出现"百脉一宗,悉致其病"的百合病,临床常表现为悲忧不解,精神恍惚不安,"意欲食复不能食,常默默,欲卧不能卧,欲行不能行,欲饮食,或有美时,或有不用闻食臭时,如寒无寒,如热无热,口苦,小便赤,诸药不能治,得药则剧吐利,如有神灵者,身形如和,其脉微数"(《金匮要略·百合狐惑阴阳毒病脉证治》)。魏念庭《金匮要略方论本义》指出:"百合病者,肺病也。肺主气,肺病则气病,气病则脉病,可以递言也,百脉一宗,言周身之脉,皆一气为之宗主而已。气既病,则脉焉有不悉致其病者乎。"

肾为先天之本,"肾藏精,精舍志"(《灵枢·本神》),若先天禀赋不足,或后天调摄失宜,房劳伤肾,则见记忆不力减退,思维混乱,语无伦次等,故《灵枢·本神》又云:"肾盛怒而不止则伤志,志伤则喜忘其前言。"《备急千金要方》亦有"肾热,好怒好忘,耳听无闻,四肢满急,腰背转动强直"的症状描述。

(二)情志疾病与气机失调

1. 喜则气缓　喜为心志,心神愉悦时则表现为喜。经云:"喜则气缓"(《素问·举痛论》),其"缓"字,包括缓和紧张情绪和心气涣散两个方面。在生理状态下,喜是一种积极的情志,可以使人心情舒畅,气机调和,营卫畅达,愉悦而高效地学习、工作和生活。尽管喜乐的表现形式及程度因人而异,但都具有缓和紧张情绪,促进营卫气血和调通畅的作用。故《素问·举痛论》云:"喜则气和志达,荣卫通利。"喜而有节,在欢乐中保持平和的心态,有利于健康长寿。

然而,若卒逢意外快事、喜庆团圆或梦寐以求的夙愿终于实现时,往往导致喜志过度,大喜尤其是突然狂喜,不能自控者,则会使心气散乱弛缓。轻则运气无力,心神失养,出现心悸怔忡、乏力、精神不能集中、失眠等,甚则使心神浮越,神不守舍,以致喜极而泣,哭笑无常,象如神灵所作;若暴乐暴喜,阳气不收,则致昏厥、癫狂之疾。故《素问·阴阳应象大论》曰:"暴喜伤阳。"《素问·疏五过论》云:"暴乐暴苦,始乐后苦,皆伤精气,精气竭绝,形体毁沮。"由于多笑则神伤,神伤则�悒悒不乐,恍惚不宁;多笑则脏伤,脏伤则脐腹痛,久为气损。"大呼大笑,耗人元气"(《老老恒言》),"是以善摄生者……宜抑喜以养阳"(《备急千金要方·养性序》),因此忌过喜、狂喜,以免导致气耗神散。

2. 怒则气上　怒,是遇到挫折而气愤不已或情绪激越。七情致病惟怒最甚,故《老老恒言》曰:"怒心一发,则气逆而不顺,空而不舒。伤我气,即是伤我身。"若事悖己愿,郁怒伤肝,疏泄不及时,则木郁土变,见胁肋胀痛或窜痛,郁闷不乐,急躁易怒,女性患者可见经期紊乱、乳房胀痛等。若郁怒伤肝,持续不解,壅郁化火,则头晕、耳鸣、烦躁、口苦、不寐、胸胁满痛,如费伯雄所云:"怒甚则胁痛,郁极则火生,心烦意躁,筋节不利,入夜不寐。"若"其拂逆而心相背,受其污辱而气相犯"(《养生四要·慎动第二》),以致暴怒、证怒者,其气逆不下,血随气逆,火载血上,错经妄行,越出上窍,则使呕血、中风、暴聋、暴盲、昏厥等危证丛生,故《黄帝内经》云:"大怒则形气绝,而血菀于上,使人薄厥"(《素问·生气通天论》);"怒则气逆,甚则呕血及飧泄,故气上矣"(《素问·举痛论》)。肺主一身之气,主宣发,亦主肃降,郁怒伤肝,肝气上逆犯肺,肺失清肃之权,则见咽痛声喑,咳引胁痛,呛咳不已;气滞痰凝,结于咽喉,则见咽中如有炙脔;积聚于颈项可致瘿瘤;若木火刑金,肺络受损,则致咳吐鲜血,或痰中带鲜红血丝等。

孙思邈在《备急千金要方·养性序》强调:善养生者,当"忍怒以全阴"。唐容川在《血证论·劳复》中也特别指出:"怒气伤肝,相火暴发,而血因奋兴",并感叹到:"吾临血证多矣,每有十剂之功败于一怒。病家自误,医士徒劳。"

3. 忧则气郁　忧,指忧虑担心,是预感到不顺心的事件有可能发生,而表现出的一种忧心忡忡,难以排解的低落消沉情绪状态,常与愁同时存在。忧则气郁,肺气不利,则胸闷、短气,善太息,临床可表现为终日愁眉苦脸,郁郁寡欢,闷闷不语,意志消沉,独坐叹息。甚则悲伤欲哭,脘腹胀满,按揉则舒,频繁嗳气,或伴呕吐等。故《医醇賸义》云:"忧愁太过,忽忽不乐,洒淅寒热、痰气不清。"

人体之气机,贵舒而不贵郁,气为血之帅,气行则血行,故气舒则周身血脉畅利,气郁则百脉愆和。凡过度忧虑者,易使气机变滞,故《灵枢·本神》曰:"愁忧者,气闭塞而不行。"元代李鹏飞在《三元参赞延寿书·地元之寿·忧愁》中指出,"忧伤肺气,闭塞而不行",若"遇事而忧不止,遂成肺劳,胸膈逆满,气从胸达背,隐痛不已"。

4. 思则气结　思,字面意思为思考,是集中精力运用智慧思虑问题时的精神状态,《养生四要·慎动第二》将思定义为:"人之思者,谋望之事未成,探索之理未得,乃思也。"在《黄帝内经》中,"思"有时被称为"思虑",如《灵枢·本神》云:"心怵惕思虑则伤神。"又云:"因志而存变谓之思,因思而远慕谓之虑。""思虑"的主要表现为:精力高度集中于某一事物,苦思冥想,难以排解,对其他事物视而不见,充耳不闻,达到废寝忘食的程度。

思则心存不放,念久难释,故易使气机壅滞不行,即所谓"思伤脾""思则气结"。"其病也,为不嗜食,口中无味,为嗜卧,为躁扰不得眠,为心下痞,为昏瞀,为白淫,女子不月,为长太息,为健忘"(《养生四要·慎动第二》)。临床上,百合病、脏躁、梅核气、郁证、胁痛、胃脘痛、月经不调、痛经、闭经等,多与思虑气结有关。故《医醇賸义》云:"思虑太过,心烦意乱,食少神疲,四肢倦怠。"《三元参赞延寿书·地元之寿·思虑》亦云:"思虑则心虚,外邪从之。喘而积气在中,时害于食……思虑伤心,为吐衄,为发焦。"此外,若思慕女色,所愿不遂(如失恋),气机郁结,日久化火,火热下扰精室,则遗精。

5. 悲则气消　悲,即悲伤,是因丧失而产生的痛苦情绪。万全《养生四要·慎动第二》认为:"人之悲者,或执亲之丧,而惨切于中,或势位之败,而慨叹于昔,乃悲也。悲则哽咽之声不息,涕泣之出不止,而气消矣。其病也,为目昏,为筋挛,为肉痹,为胸中痛。男子为阴缩,为溺血;女子为血崩。"肺在志为悲,若过度悲伤,可使上焦心肺之气不得宣通,营卫之气不得布散,肺气不利,则喘息、胸闷、胸痛;哀号哭泣,使肺气受损,则见意志消沉、语声低怯、四肢无力,故《素问·举痛论》云:"悲则心系急,肺布叶举,而上焦不通,荣卫不散,热气在中,故气消矣。"临床上可见于因情志刺激而引发的心绞痛等。

《素问·痿论》中有"悲哀太甚,则胞络绝,胞络绝则阳气内动,发则心下崩,数溲血也"的论述,认为悲伤太过则耗气,气虚不能摄血,可致崩漏、尿血等多种疾患。《医醇賸义》亦云:"悲则气逆,膹郁不舒,积久伤肺,清肃之令不能下行。"则见气短、喘息、胸痛等证。

6. 恐则气下　恐,即恐惧,是人们对威胁生存的外界事物所产生的一种紧张害怕情绪。如万密斋所云:"人之恐者,死生之际、躯命所关,得丧之时,荣辱所系,乃恐也。恐则神色俱变,便溺遗失而气下矣。"恐与惊虽属同类,却有所不同,因恐为自知,惊则往往难以预测。如《景岳全书·杂证谟》所言:"盖惊出于暂,而暂者即可复;恐积于渐,而渐者不可解,甚至心怯而神伤,精却则阴痿,日消月缩,不亡不已。"

恐为肾志,肾藏精,开窍于前后二阴。恐惧过度则伤肾,肾气不固,则气泄于下,表现为肢冷、汗出、大小便失禁,甚则导致痿软、晕厥、滑精等症。故《灵枢·本神》云:"恐惧而不解则伤精,精伤则骨痠痿厥,精时自下。"《灵枢·经脉》曰:"肾足少阴之脉……气不足则善恐,心惕惕如人将捕之。"《素问·举痛论》亦云:"恐则精却,却则上焦闭,闭则气还,还则下焦胀,故气不行矣。"

7. 惊则气乱　惊,是指受到外界突发事件的刺激,如骤遇险恶事物,耳闻骤响等,使心无所倚,神无所归,虑无所定。导致惊的原因,《济生方》列举有:"或因事有所大惊,或闻虚响,或见异相,登高涉险,惊忤心神,气与涎郁,遂使惊悸。"

惊恐皆为肾志,过度惊恐,会使肾气受损,封藏失职,则见大、小便失禁,或遗精、滑精等。心为五脏六腑之大主,精神之所舍,卒受惊吓,神不归宅,则见慌乱无措,心悸不宁;或因神无所附,而见沉默呆痴,语无伦次,哭笑无常的癫证;亦可见狂言骂詈,躁扰不宁的狂证。

三、常见情志病症

七情不舒,气血不和,周流受滞,则生百病。归纳起来有如下几种七情导致的病症:①七情致痰。此种痰之状"状如破絮,或如梅核在咽喉之间,咯不出,咽不下。"此种痰为气郁水滞所成,着而不去,上下不得。②七情致泄泻。此种泄泻,为七情病甚,以致脏腑气机壅塞不通,正气耗散,水谷不能运化而致泄泻。③七情可致胎动不安。气血和,则胞胎固;气血因情志而逆乱,胞胎则易受损。④七情可致妊娠心腹痛。七情致中焦气机升降失和,出现腹满、呕逆、腹泻。⑤七情可致产后血晕。产后诸脉空虚,气血受激后易于蒸腾,人素易于发怒,则气逆上,则头目眩晕。⑥七情失和可致产后下痢。⑦七情可致妊娠吐血。妊娠吐血者,为忧、思、惊、怒,皆伤脏腑。⑧七情伤可致卒中。⑨七情伤可致晕厥。为因情志所致气机逆乱,心神失主而设。

不同的情志引起的病症分述如下:

(一) 怒

恚怒则气逆,随气机逆行之部位,临证表现多端。气逆则血逆,逆于腰腿,则遇经行时腰腿痛重,过期即安也。逆于头、腹、心、肺、背、胁、手足之间,则遇经行时,其证亦然。

若怒极伤肝,而有眼晕、胁痛、呕血、瘰疬、痈疡之病,加之经血渗漏于其间,遂成窍穴,淋沥无有已也。凡此之时,中风则病风,感冷则病冷,久而不愈,变证百出,不可言者。"即病于随气血所逆之处,症状轻者仅不舒、疼痛,甚至结积成块。肝气上逆,迫血妄行,可导致多部位的出血证候。如鼻衄,《妇人大全良方·妇人鼻衄方论》:"夫妇人鼻衄者,由伤动血气所致也……凡鼻衄,虽多因热而得此疾,亦有因怒气而得之者。"怒则气逆于上,逆于鼻,气血壅

笔记栏

盛过度而血溢脉外而鼻衄。再如呕血,《妇人大全良方·妇人吐血方论》:"夫妇人吐血者,皆由脏腑伤损所致……又怒则气逆,甚则呕血;然忧思、惊恐、内伤气逆上者,皆吐血也。"又如血崩,《妇人大全良方·产后血崩方论》:"血崩不是轻病,况产后有此,是谓重伤。恐不止,咸酸不节,而能致之多。因惊忧恚怒,脏气不平。"

怒可致痔疾。怒则气急,心火炽盛,影响到下焦气血运行,气血瘀阻,致痔疾。《妇人大全良方·妇人痔方论》记载:"仆尝治一妇人,久病心焦多怒,遂成痔疾。状如莲子、热肿而痛。"

怒可致妊娠期大小便不通。怒则气逆,或充斥于膀胱,腹痛腹胀,四肢浮肿,喘息气急,大便困难。如:"治胎前诸疾。或因怒,中气充子脏,或充胂脉,腹急肚胀,腰腹时疼,不思饮食,四肢浮肿,气急时喘,大便忽难,小便忽涩,产门忽肿。"(《妇人大全良方·妊娠大小便不通方论》)

同时,女子自"二七天癸至"后,任脉通,太冲脉盛,月事以时下。若怒不能自制,则易导致经行异常。

(二) 忧思

忧思则气结,郁而不行,可患多种气滞血瘀的疾病,随病所在,表现各异。忧思结而经闭,忧思容易损伤心神,而心主血脉,所以心神伤可致阴血暗耗以致匮竭,终导致闭经。明朝宋林皋的《宋氏女科撮要》指出"有室女童男,积想在心,思虑过度,多致劳损,男子即神色失散,女子则月水先闭。"

忧思气结导致心腹刺痛,忧思气结,气滞则血液运行迟缓成瘀,结于心腹则刺痛难忍。《妇人大全良方·调经门》中记载:"若经候顿然不行,脐腹痛,上攻心胁欲死。或因不行,结积渐渐成块,脐下如覆杯,久成肉癥,不可复治。由惊恐、忧思,意所不决,气郁抑而不舒,则乘于血,血随气行,滞则血结。以气主先之,血主后之,宜服桂枝桃仁汤。不瘥,宜地黄通经丸。已成块者,宜万病丸。"

忧思可致淫浊,思虑过极,致脾运化水湿失常,清浊相混,而成白浊。《妇人大全良方·妇人白浊白淫方论》中有:"若因思虑过当,致使阴阳不分,清浊相干而成白浊者,然思则伤脾故也。"

忧劳亦可导致蓐劳,"妇人因产理不顺,疲极筋力,忧劳心虑。致令虚羸喘乏,寒热如疟,头痛自汗,肢体倦怠,咳嗽痰逆,腹中绞刺,名曰蓐劳。"(《妇人大全良方·产后蓐劳方论》)。指产后气血津液两伤,出现疲乏倦怠,伴有寒热时作,喘憋咳嗽,腹痛等病状。宜自将养为上,不可操劳忧虑,致气血失和受损致劳。

(三) 恐惊

惊可致儿癫疾:若孕妇受到强烈的惊吓,则会惊动胎气,引起胎动不安,或令子病颠疾,"心气大惊而癫疾。"(《妇人大全良方·气质生成章》)。《素问·奇病论》称颠疾为胎病,认为"此得之在母腹中时,其母有所大惊,气上而不下,精气并居,故令子发为颠疾也"。这种看法虽异于当代精神病学的观点,也未必正确,但其对妊娠期母亲的心理状态的重视值得肯定。

惊致经乱,经行之时,若受惊可致经停,瘕瘕等疾,或生虚热,或生疼痛。"若遇经脉行时,最宜谨于将理。将理失宜,似产后一般受病,轻为宿疾,重可死矣。盖被惊则血气错乱,经脉斩然不行,逆于身则为血分、瘕瘕等疾。若其时劳力,则生虚热,变为疼痛之根。"(《妇人大全良方·月经绪论》)

惊恐可致阳痿,《景岳全书·阳痿》记载:"凡惊恐不释者,亦致阳痿……又或于阳旺之时,忽有惊恐,则阳道之痿,亦其验也。"惊恐伤肾,肾失封藏,宗筋不举,精关不固,可致阳痿、早泄等。

（四）悲

悲伤导致郁证，指情志不舒、气机郁滞所致的一类病证。以心情抑郁、心神不宁、胸部满闷、胁肋胀痛，或易怒善哭，或咽中如有异物梗塞等症为主要临床表现。明代虞抟在《医学正传》中首次采用"郁证"这一病名，沿用至今。张景岳认为："凡五气之郁，则诸病皆有，此因病而郁也；至若情志之郁，则总由乎心。"提出了"郁由乎心"等观点，把情志致郁作为郁证主要内容。

（五）其他

因情志导致的疾病，典型的如梅核气，指因情志不遂，肝气郁滞，与痰互结于咽喉所致，以咽中似有梅核阻塞，咯之不出，咽之不下，时发时止为主要表现的一种病证。临床以咽喉中有异常感觉，但不影响进食为特征。本病多发于成年人，女性多见。宋代杨士瀛首次在《仁斋直指方》提出"梅核气"病名，说："七情气郁，结成痰涎，随气积聚，坚大如块，在心腹间，或塞咽喉如梅核粉絮样，咯不出，咽不下，每发欲绝，逆害饮食。"《黄帝内经》最早记载梅核气症状，咳则心痛，喉中如梗，甚则咽肿的病症。明孙一奎《赤水玄珠》："梅核气者，喉中介介如梗状""痰结块在喉间，吐之不出，咽之不下是也。"

情志失调也可导致不寐，也即失眠，主要表现为睡眠时间、深度的不足，轻者入睡困难，或寐而不酣，时寐时醒，或醒后不能再寐，重则彻夜不寐，严重影响人们的正常工作、生活、学习和健康。喜怒哀乐等情志过极均可导致脏腑功能失调，而发生不寐病证。不寐的情志原因大致有如下几方面：情志不遂，肝气郁结，肝郁化火，邪火扰动心神，心神不安而不寐。或由五志过极，心火内炽，扰动心神而不寐。或由喜笑无度，心神激动，神魂不安而不寐；或由暴受惊恐，导致心虚胆怯，神魂不安，夜不能寐。东汉时期张仲景对于此类疾病的称谓有不得眠、不得卧、不能卧等。《金匮要略·血痹虚劳病脉证并治》曰："虚劳虚烦不得眠"；唐代医学文献如《备急千金要方》和《外台秘要》等，亦有眠卧不安、寝卧不安、起卧不安、卧不安席等名称。

第四节　中医心理养生方法

中医心理养生是以中医学的"整体观"和"形神一体观"为指导，在中医治未病思想的影响下，结合现代心理学的研究成果，着重研究维护和增进身心健康的原则和方法。《素问·上古天真论》说："形与神俱，而尽终其天年，度百岁乃去。"形神互养、综合调摄是中医养生的基本原则。中医学自古以来就注重形神的统一和谐，重视情志调摄在维护和增进人体健康中的作用。《淮南子·泰族训》说："治身，太上养神，其次养形。神清意平，百节皆宁，养生之本也。肥肌肤，充肠腹，供嗜欲，养生之末也。"《古今医统大全》说："神静而心和，心和而形全。神躁则心荡，心荡则形伤。将全其形，先在理神。"正所谓"养生先养心"，心理养生对于增强体质、预防疾病、延缓衰老等方面具有十分重要的意义。中医心理养生源远流长，理论与实践内容十分丰富，几千年来中医典籍对各类心理养生方法并没有统一的称谓。这里结合现代研究将这些方法总结为清静养神法、四气调神法、平和安神法、以德养神法、怡情畅神法、运动健神法而加以介绍。

一、清静养神法

在中国传统文化中，道家主张养生应"致虚极，守静笃"，遵从中庸之道的儒家有静坐养性之说，佛家通过修禅寻求禅定亦强调了静的重要性。而中医关于"清静养神"的论述与观点也受到了传统文化的影响，《黄帝内经》秉承道家"清静无为""少私寡欲""返朴归真"等思想主张，从医学的角度提出了清静养神、节欲守神这一防治疾病的方法。《素问·上古天真论》说："夫上古圣人之教下也，皆谓之虚邪贼风，避之有时，恬惔虚无，真气从之，精神内守，病安从来。"神气只有保持清静的状态，才易于内守而不致耗散，从而充分发挥其主宰生命活动的功能，使精气充盛，形体健壮，真气和顺，那么人体的正气就可以抵御病邪。《灵枢·本神》中说："所以任物者谓之心"，人体的一切生命活动均由心神所主宰，心神常常处于动而难静的耗损状态。如果心神过于躁动，神不内守，必然扰乱脏腑，耗气伤精，容易招致疾病，甚至促人衰老，减短寿命。故《素问·痹论》说："静则神藏，躁则消亡。"《素问·至真要大论》说："清静则生化治，动则苛疾起。"明代医家万全《养生四要》提出"慎动"的养生观，他认为"人之性常静，心常清静则神安，神安则精、神皆安，以此养生则寿。"当然，中医强调静以养神并非指绝对的神静不用，而是要做到适度原则。司马迁就说过："精神不用则废，用之则振，振则生，生则足。"神气的保养应当动静合一，既要清静以养神，又要用神以振神，而其中的关键在于心神专一而不杂乱。只要排除事累，心神专一不杂，就能做到神静不躁，即所谓神虽动而犹静也。

　　《黄帝内经》主张清静养神，还要求人们保持思想的娴静，没有过分的欲望，倡导节欲守神的观点。《素问·上古天真论》说："是以志闲而少欲，心安而不惧，形劳而不倦，气从以顺，各从其欲，皆得所愿。"《素问·阴阳应象大论》说："是以圣人为无为之事，乐恬惔之能，从欲快志于虚无之守，故寿命无穷，与天地终，此圣人之治身也。"这就要做到心情宽松、平静，少存邪欲之念，不要患得患失，保持思想纯平、清心寡欲的状态。生活中每个人都有基本的需求，正当合理满足自身需要是保持身心健康的前提条件。但是，个体的需求和愿望应与社会现实和自身条件环境相适应，不要做过分的奢求，要遵循"勿汲汲于所欲""心无妄念"的态度，做到知足常乐。正如孙思邈在《备急千金要方·道林养性》中说："故善摄生者，常少思少念，少欲少事，少语少笑，少愁少乐，少喜少怒，少好少恶，行此十二少者，养性之都契也。"

二、四气调神法

　　顺应自然是中医养生的基本原则。人们总是生活在一定的自然环境中，自然界四季气候的变化、昼夜晨昏的交替、地域分布的差异等，都会对人体的生理和病理产生直接的影响。因此，人的精神、起居、饮食、运动和防病都要因时、因地而变化，从而达到人体内环境与外环境相适应的目的。故《灵枢·本神》说："故智者之养生也，必顺四时而适寒暑，和喜怒而安居处，节阴阳而调刚柔，如是则僻邪不至，长生久视。"即是说人的生活起居及情志活动都应顺应自然界的运动变化规律和特点，以达到防病强身、益寿延年的目的，这就是中医所讲的"四时调摄""四季养生"。《黄帝内经》首先提出了四气调神的方法，《素问·四气调神大论》专章论述，强调人们要顺从大自然"春生、夏长、秋收、冬藏"的四时规律来积极主动地调摄自己的精神情志，做到春季"使志生"，夏季"使志无怒"，秋季"使志安宁……无外其志"，冬季"使志若伏若匿，若有私意，若已有得"。

　　顺应自然包括两方面的内容：一是遵循自然界正常的变化规律，二是慎防异常自然变化的影响。《素问·生气通天论》中指出："苍天之气，清净则志意治，顺之则阳气固，虽有贼邪，弗能害也，此因时之序。故圣人传精神，服天气，而通神明。失之则内闭九窍，外壅肌肉，卫气散解，此谓自伤，气之削也。"说明了人体顺应自然界阴阳消长变化的重要性。人能保持与自然界相适应、相协调，就能"志意治""阳气固"，身心健康，虽有致病因素，亦不能为害。反之则"内闭九窍，外壅肌肉"，致使阳气遭受损害，成为邪气伤人的依据。四季的不同心理差异和情志变化，亦是由于自然界阴阳消长的不同变化，影响体内脏腑气血所致。比如,春季阳长阴消,易致阳气升发太过,肝气亢急而怒;秋天阴长阳消,肃杀零落之气易使肺气耗伤,意志消沉而多忧善悲。尤其是异常剧烈的气候变化,更易对人的情绪发生明显的影响,需要及时调摄。

顺应自然规律,并不是要被动的适应,而应掌握自然变化的规律,采取积极主动的态度调节心身,以防御外邪的侵害。中医认为,春属木,与五脏中的肝相对应,肝在志为怒。应保持恬静、乐观、舒畅的心理状态,避免恼怒或生闷气所致肝气郁结,使得肝气与春天生发、条达之气相通应。夏属火,与心相对应,心在志为喜。要保持积极喜悦的情绪,避免忿怒烦恼,做到神清气和,以养心气。秋属金,内应于肺,肺在志为忧。应适应秋季收敛、平和之性,收敛神气,戒躁戒郁,以养肺气,减缓秋季肃杀之气对人体的影响。冬属水,对应的是肾,肾在志为恐。应顺应万物闭藏之性,保持情志的安静和节制,使内心安静若处子,以养肾气,确保来年生机勃勃。人们只有适时调摄情志,注意饮食起居运动等各方面的综合调摄,使得心身与自然界协调统一,方能有效地养生防病,实现健康长寿。

三、平和安神法

中医常被称之为一门和谐医学,中国传统"和"文化尤其是儒家中庸思想的"中"与"和"的内涵广泛地渗透于中医学理论体系中,形成了中医中和观。中庸之道除其"适中"原则之外,还被引申为"和谐、协调和统一",这一思想对中医养生学的形成和发展起到不可忽视的作用。《中庸》说:"喜怒哀乐之未发,谓之中;发而皆中节,谓之和。"这就是说人的喜怒哀乐的情绪情感能够正常地表现出来并且其表达是有节制的、合乎法度的,这个就叫中和。即要保持情志的中正平和,做到"和喜怒、去悲忧、节思虑、防惊恐",才能使得心神宁静,脏气和顺。故《灵枢·本脏》曰:"志意者,所以御精神,收魂魄,适寒温,和喜怒者也。""志意和则精神专直,魂魄不散,悔怒不起,五脏不受邪矣。"说明在平和的志意的统摄下,有利于保持精神心理的和谐状态,内心没有各种情绪的失衡或者矛盾冲突,能够起到提升机体抗病能力,达到抗邪防病等作用。中医认为,情志过极,首伤心神。《灵枢·口问》说:"悲哀愁忧则心动,心动则五脏六腑皆摇。"除了通过破坏心神的统摄作用来影响五脏六腑的功能,异常情志刺激也会损伤本脏,如过怒伤肝,过喜伤心,思虑伤脾,悲忧伤肺,惊恐伤肾。情绪波动对个体身心健康有着直接的影响,不良情绪会引发耗损气血,引发脏腑气机失调,进而又反过来导致五脏所主情志活动的异常。因此,坚持平和养性,保持心神安适平和,对于维护健康、延年益寿具有重要意义。

历代医家提出了许多平和养性的方法。如陶弘景在《养生延寿录》中提出:"养性之道,莫大忧愁大哀思,此所谓能中和,能中和者必久寿也。"人要善于调节情志,心情平静中和才能长寿。葛洪在《抱朴子·养生论》中言:"且夫善养生者,先除六害,然后可以延驻于百年,何者是邪? 一曰薄名利,二曰禁声色,三曰廉货财,四曰损滋味,五曰除佞妄,六曰去沮嫉。六者不除,修养之道徒设耳。"告诫人们要适度控制自己的欲望,远离谗佞虚妄,不诽谤嫉妒他人,不然其他的养生的努力都是无用的。而《医醇賸义》一书则说:"夫喜怒忧思悲恐惊,人人共有之境。若当喜而喜,当怒而怒,当忧而忧,是即喜怒哀乐发而皆中节也。此天下之至和,尚何伤之有? 惟未事而先意将迎,既去而尚多留恋,则无时不在喜怒忧思之境中,而此心无复有坦荡之日,虽欲不伤,庸可得乎? "这是说喜怒哀乐乃人之常情,但不可太过,过则伤身,善于节制、善于调和方能维护健康。

四、以德全神法

中国传统文化中一直将道德修养视为养生的重要内容之一,道德的日渐完善是维护身心健康、提升人格层次的必然途径。如儒家主张以"仁"作为最高的道德标准和道德境界，孔子提出了"仁者寿""德润身""修身以道，修道以仁""大德必得其寿"等"仁"与"寿"紧密联系的观点。明代思想家吕坤则进一步将孔子的思想发挥为"仁可长寿，德可延年，养德犹养生之第一要也。"受中国传统文化影响，修德在中医养生中被放在了重要位置，甚至被看作是"养生之根"。《素问·上古天真论》论及圣人教导之养生时说："所以能年皆度百岁而动作不衰者，以其德全不危也。"并进一步指出，"中古之时，有至人者，淳德全道，和于阴阳，调于四时……"此处即强调了修德养生、德者寿的思想。在中医学来看，道德修养与脏腑阴阳协调具有内在的联系，即"修身修德，则阴阳气合"。

古今医家学者历来推崇以"仁"为养生之法、养心之道。唐代药王孙思邈在《备急千金药方·养性序》中指出："性既自善，内外百病皆悉不生，祸乱灾害亦无由作，此养性之大经也。善养性者，则治未病之病，是其义也。故养性者，不但饵药餐霞，其在兼于百行，百行周备，虽绝药饵足以遐年。德行不克，纵服玉液金丹，未能延年。"他进一步指出，"道德日全，不祈善而有福，不求寿而自延。此养生之大旨也。"所以说，调摄情志、修养德行是保健养生统摄全局的重要方法，这种心理养生可以说是深层次的、更为根本的养生方法。清代养生家石天基言："善养生者，当以德行为长，而以调养为佐。"而清代郑观进一步在《中外卫生要旨》中指出了"仁者寿"的具体内涵和表现。"常观天下之人，凡温和者寿，质之慈良者寿，量之宽宏者寿，言之间默者寿。盖四者，仁之端也，故曰仁者寿。"国医大师邓铁涛曾提出，"养生必先养德，大德方得其寿；养生必重养心，心宽方能体健。"现代医学心理学研究亦表明，对他人、对世界的怜悯之情能让人身心获益。慈悲心不仅会增强人们对幸福、感恩、愉悦的感受，减少自恋、耻辱感、自卑感，对缓解内心的焦虑与痛苦有显著效果，而且经过慈悲训练的人心肺功能和免疫系统都更为强大。

思政元素

国医大师，医者仁心

有这样一群人，他们已是耄耋之年，却仍然耳聪目明、思维敏捷、睿智豁达，无私地奉献在临床一线，为人们解决疾患和痛苦。他们就是德艺双馨的国医大师，在他们的身上充分地展现了中医药学"仁心""仁术""仁寿"的高度统一。古往今来，人们总是用"医乃仁术"来诠释我国传统中医药学的精神气质。早在一千三百余年前，唐代医家孙思邈写下千古名篇《大医精诚》，指出医者不仅要"先发大慈恻隐之心，誓愿普救含灵之苦"，更要"用心精微""博极医源""精勤不倦"。历代医家用孜孜不倦的行动，秉承和践行着"大医精诚"的伟大精神，他们以仁心施仁术，全心全意为百姓解除疾苦，铸就了中医药学"仁、和、精、诚"的核心价值观。今天的我们担负着传承创新中医药事业的时代使命，不仅要充分发挥自己的聪明才智，努力成为博大精深的中医药知识技术的传承者和创新者，更要立德修身、磨砺心志，立志做中医药文化核心价值观的弘扬者和践行者。

五、怡情畅神法

中国有句俗话叫"笑一笑，十年少。愁一愁，白了头。"保持心态乐观、精神愉快，对于预防和战胜疾病很有帮助。清代张英曾说："人常和悦，则心气充而五脏安，昔人所谓'养欢喜神'。"《素问·举痛论》说:"喜则气和志达,荣卫通利。"适度喜乐则意和气疏,营卫舒畅,有助于心气推动血脉运行,从而濡养五脏六腑和四肢百骸,达到气血充盛、精神饱满的状态。《证治百问》说:"人之性情最喜畅快,形神最宜焕发,如此刻刻有长春之性,时时有长生之情,不惟去病,可以永年。"所以说,喜悦、欢乐、和畅的情志是最佳的营养品,能使人身心健康,人际关系和谐融合,达到健康长寿的目的。中国传统文化中的"四艺"——琴棋书画,一直被视为是适合于中国人思想行为的心理养生调理方式。通过调琴瑟,闲素心;对棋弈,增智慧;练书法,修情操;舞丹青,通精神。中国历代医家、士大夫、名士等多涉猎琴棋书画,其中不乏精通者。如明代医家王履编撰《医经溯洄集》等医著,其画作《华山图册》现藏于故宫博物院。清代医家薛雪著有《湿热条辨》,其山水画《仿黄鹤山樵》现藏于四川大学博物馆。现存最早的围棋书谱《忘忧情乐集》,最早的象棋书谱《梦入神机》,这两部书都是以调理情绪、畅达心智为命题,贯穿了棋艺研究与心理养生的思想。

怡情畅神法的方法多种多样,比如通过锻炼体魄、广交朋友、寄情山水等多种方式都可以达到移情易性,通过转移注意力达到缓解和消除消极情绪的目的。明代高濂在《遵生八笺·起居安乐》中写道:"知恬逸自足者,为得安乐本;审居室安处者,为得安乐窝;保晨昏怡养者,为得安乐法;闲溪山逸游者,为得安乐欢;识三才避忌者,为得安乐戒;严宾朋交接者,为得安乐助。"此处从情志、起居、运动、交友等各方面讲述了保持安和愉悦情志的方法。清代李渔在《闲情偶寄》中则提出生活中凡事皆有乐趣的观点:"行乐之事多端,未可执一而论。如睡有睡之乐,坐有坐之乐,行有行之乐,立有立之乐,饮食有饮食之乐,盥栉有盥栉之乐。即袒裼裸裎,如厕便溺,种种秽亵之事,处之得宜,亦各有其乐。苟能见景生情,逢场作戏,即可悲可涕之事,亦变欢娱。"宋代陈直在《养老奉亲》中以《述齐斋十乐》一篇描述了将高雅情趣贯穿于日常生活所得乐趣:"读义理书,学法帖字,澄心静坐,益友清淡,小酌半醺,浇花种竹,听琴玩鹤,焚香煎茶,登城观山,寓意弈棋。"纵观历代养生家从不同角度提出的怡情畅神的方法,无论雅俗或是易难,其要旨都在于在条件允许的情况下做到"顺情从欲",顺应自己的心志和爱好,保持对生活积极向上和接纳开放的态度,善于从日常生活中汲取养分护卫心神。

六、运动健神法

中医养生在强调动的同时,并不忽视静的一面,主张动静结合、动静相宜。人体生命运动始终保持着动静和谐的状态,维持着动静对立统一的整体性,从而保证了人体正常的生理活动功能。中医运动养生以天人相应观、整体恒动观、形神相因观等为理论基础,坚持形神共养、动静结合等为理论指导原则,包括了导引、气功、太极拳等中国传统保健运动,亦涵盖了鸣天鼓、梳头、叩齿、明目、提肛、摩腹等以微运动或局部运动为特征的诸多养生方式。运动健神法是中医运动养生在情志调摄方面的具体体现。清代养生著作《一览延龄》言,"动中思静,静中思动,皆人之情也。更如静中亦动观书,动中亦静垂钓,无论动静,总归于自然。心情开旷,则谓之养生……最静之人,食后亦直散步,以舒调气血。好动之人,亦宜静坐片时,以凝形神。"动与静是辩证统一的关系,坚持动中求静,静中求动,也是中医"中和养生"思想的体现。正如《吕氏春秋·尽数》所言:"流水不腐,户枢不蠹,动也。形气亦然,形不动则精不流,精不流则气郁。"因此,强度适宜的运动,可以起到鼓舞正气、舒缓情志,促进气血流畅,强健人体肌肉筋骨,促使脏腑功能旺盛的作用,动静结合才是科学、合理的健康长寿之道。

中国传统保健运动如导引术、太极拳以及五禽戏、八段锦、易筋经、六字诀等气功运动等,都具有动静相宜、形神共养的特点。这些中医养生运动讲求调心、调息、调身三者相统

笔记栏

一,它并不要求在短期内使机体剧烈运动,而是强调锻炼过程中要精神内敛、意识引领意气相依,内外相应,用意不用力,将形体动作和静思、吐纳有机结合起来,实现"外动而内静"的辩证统一。而多种微运动或者局部运动也具有养心、健心的功效。比如凝耳法,锻炼时保持静坐姿势,调整好呼吸,让呼吸保持细长、均匀,然后两手掩住耳朵,低头、仰头 5~7 次,长期坚持可使头脑清净,去除杂念,还可以清除头风,治疗头痛头晕等病证。又如闭口调息法,即舌尖自然轻抵上腭,闭口用鼻呼吸,保持呼吸的均匀、和缓,经常锻炼可以起到排除杂念、帮助入静的作用。总之,中医心理学以其独特的养生思想和丰富的养生方法,为中华民族的心理卫生保健事业作出了巨大的贡献,对于后世中医药事业的传承创新发展以及中国心理学的本土化具有很大的启示。

学习小结

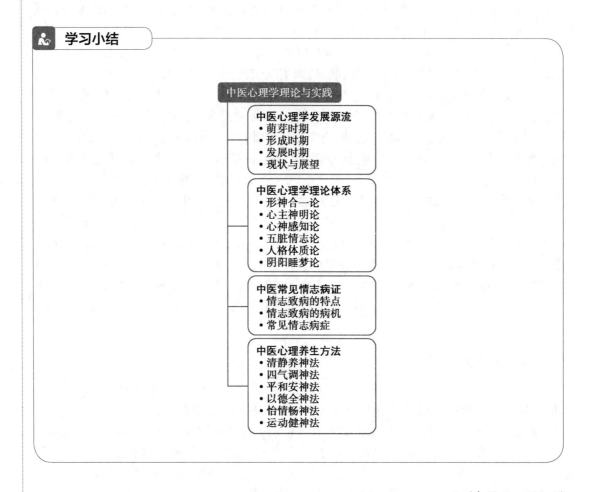

（申寻兵　陈　洪）

复习思考题

1. 中医心理学是如何发展形成的?
2. 中医心理学基本理论有哪些? 简述五脏情志论的基本内容。
3. 在古代典籍中情志可以导致哪些疾病?
4. 中医心理养生的方法有哪些? 请就其中一种养生方法的内涵和机制加以详细阐述。

主要参考书目

［1］范从华 . 突发公共卫生事件理论与实践 [M]. 昆明 : 云南科技出版社 , 2020.

［2］冯正直 , 王立菲 . 医学心理学 [M]. 2 版 . 北京 : 人民卫生出版社 , 2017.

［3］何清湖 , 司银楚 . 中医与中国传统文化 [M]. 北京 : 人民卫生出版社 , 2018.

［4］黄国伟 , 姜凡晓 . 突发公共卫生事件应对和处置 [M]. 北京 : 北京大学医学出版社 , 2016.

［5］姜乾金 . 医学心理学 [M]. 3 版 . 北京 : 人民卫生出版社 , 2015.

［6］孔军辉 . 医学心理学 [M]. 2 版 . 北京 : 人民卫生出版社 , 2016.

［7］刘红宁 , 申寻兵 . 中医心理学 [M]. 北京 : 中国中医药出版社 , 2019.

［8］孙广仁 , 郑洪新 . 中医基础理论 [M]. 北京 : 中国中医药出版社 , 2012.

［9］徐光兴 . 心理咨询与治疗——临床心理学的理论与技术 [M]. 3 版 . 上海 : 上海教育出版社 , 2017.

［10］姚树桥 , 杨艳杰 . 医学心理学 [M]. 7 版 . 北京 : 人民卫生出版社 , 2018.

［11］张晓玲 . 突发公共卫生事件的应对和管理 [M]. 成都 : 四川大学出版社 , 2017.

［12］张孝娟 , 黄小玲 . 中医临床心理学 [M]. 北京 : 中国医药科技出版社 , 2006.

［13］朱凤才 , 沈孝兵 . 公共卫生应急——理论与实践 [M]. 南京 : 东南大学出版社 , 2017.

［14］庄田畋 , 王玉花 . 中医心理学 [M]. 3 版 . 北京 : 人民卫生出版社 , 2019.

复习思考题
答案要点

模拟试卷